Dr. med. Franziska Rubin
Anna Cavelius

DIE BESSERE MEDIZIN FÜR FRAUEN

KNAUR
MENSSANA

Die in diesem Buch vorgestellten Rezepte und Anwendungen wurden von der Autorin und vom Verlag sorgfältig geprüft und haben sich in der Praxis bewährt. Da jeder Mensch für sich besonders ist, können wir allerdings Ergebnisse nicht garantieren. Der Verlag und die Autorin schließen jegliche Haftung für Gesundheits- und Personenschäden aus.

Besuchen Sie uns im Internet:
www.mens-sana.de

Aus Verantwortung für die Umwelt hat sich die Verlagsgruppe Droemer Knaur zu einer nachhaltigen Buchproduktion verpflichtet. Der bewusste Umgang mit unseren Ressourcen, der Schutz unseres Klimas und der Natur gehören zu unseren obersten Unternehmenszielen. Gemeinsam mit unseren Partnern und Lieferanten setzen wir uns für eine klimaneutrale Buchproduktion ein, die den Erwerb von Klimazertifikaten zur Kompensation des CO_2-Ausstoßes einschließt. Weitere Informationen finden Sie unter: www.klimaneutralerverlag.de

FSC www.fsc.org MIX Papier aus verantwortungsvollen Quellen FSC® C043106

Originalausgabe 2021

Redaktion: Ralf Lay
Covergestaltung: ZERO Werbeagentur, München
Coverabbildung: Susanne Schramke
Alle Fotos von Franziska Rubin: Susanne Schramke außer S. 21: PixxWerk® | Helmut Henkensiefken, München
Alle Illustrationen von Franziska Rubin: Antje Kahl
Alle übrigen Abbildungen von Shutterstock.com
Layoutgestaltung und Satz: Veronika Preisler, München
Druck und Bindung: Grafisches Centrum Cuno GmbH & Co. KG, Calbe
ISBN 978-3-426-65868-0

1 3 5 4 2

Dr. med. Franziska Rubin
Anna Cavelius

DIE BESSERE MEDIZIN FÜR FRAUEN

Ganzheitlich und individuell –
der Schlüssel zu Ihrer Gesundheit

KNAUR
MENSSANA

INHALT

FRAUEN SIND KEINE PATIENTEN

So grundsätzlich finde ich es ja klasse, eine Frau zu sein. Ich mag es, bunter sein zu dürfen, ob mit Schminke oder Klamotten, meine Gefühle rauslassen zu können, zu laut zu lachen oder zu weinen, wenn mir danach ist. Ich finde es toll, Kinder bekommen zu können und viele Freundinnen an meiner Seite zu haben, mit denen ich alles teile. Mich zu sorgen und zu lieben an vorderster Front. Aber ich fühle auch oft die Herausforderung, die das Leben als Frau mit sich bringt, vom alltäglichen Leben manchmal voll überfordert durch Arbeit plus Kinder, mit Homeoffice, Heim und Herd. Frau sein ist spannend, aber manchmal nicht einfach.

Wo mir aber regelmäßig der Kragen platzt, ist die Ungerechtigkeit, die uns Frauen immer noch durch dieses Leben begleitet. Neben der empfundenen Hauptverantwortlichkeit für die Familie, schlechteren Bedingungen im Job, anhaltender Gewalt gegen Frauen und vielem anderen gibt es auch eine medizinische Ungerechtigkeit, die mich dazu geführt hat, dieses Buch zu schreiben.

Obwohl wir fast die Hälfte der Weltbevölkerung ausmachen, werden wir bei der Entwicklung und Testung von Medikamenten, Diagnoseverfahren und Therapien weitestgehend ignoriert, und es wird wenig erforscht, dass wir sogar andere Symptome haben, unsere Organe etwas anders gebaut sind oder warum uns manche Erkrankungen häufiger treffen als Männer.

Dabei ist es nicht selten, dass Frauen anders krank sind als Männer. Wir haben häufiger Autoimmunbeschwerden, sind anfälliger für Knochenerkrankungen oder Alzheimer, ein Herzinfarkt zeigt sich eventuell ganz anders. Trotzdem werden wir in der Grundlagen- und Arzneimittelforschung wie auch in der Behandlung oft immer noch wie ein »Max Mustermann« behandelt, auch wenn wir eigentlich Anna oder Franziska heißen.

Manchmal ist der Körper großzügig und hält auch Diagnosen aus, die nicht so ganz richtig sind, in anderen Fällen kann es für eine Frau gefährlich werden. Das dramatischste Beispiel hierfür ist der Herzinfarkt. Viele Frauen erkennen die bei ihnen manchmal anderen Symptome nicht, da das berühmte »Kribbeln im linken Arm« fehlt. Sie trauen sich nicht, den Notarzt zu rufen. Aber selbst wenn eine Frau nun die 112 wählen sollte, kann es passieren, dass auch das medizinische Personal die Symptome nicht richtig einordnet und wertvolle Zeit verloren wird. Weiter geht's dann mit Schwierigkeiten in Therapie und bei der Nachsorge, sodass weit mehr Frauen am Herzinfarkt versterben als Männer in der gleichen Situation.

Erst 2007 wurde an der Berliner Charité das bis heute einzige Institut in Deutschland für Geschlechterforschung in der Medizin gegründet. Mit dem Ziel, zu erforschen und zu veröffentlichen, welche Unterschiede es gesundheitlich mit sich bringt, ein Mann oder eine Frau zu sein.

Weltweit wird der Ruf lauter, dass Forschung, Wissenschaft und jeder Arzt im Blick haben sollte, was besonders an einem Patienten und was speziell an einer Patientin ist. Aber es ist noch ein langer Weg.

In diesem Buch finden Sie die häufigsten Volkskrankheiten und die bisher dazu erforschten Fakten aus der Gendermedizin. Sie werden erstaunt sein, wie sehr sich Männer und Frauen medizinisch unterscheiden, wenn dies gut untersucht wurde.
Vielleicht erleichtert es Ihnen, Ihre Symptome besser zu deuten oder Medikamente zu wechseln, die nicht so gut wirken bei Frauen. Wertvoll ist auch zu wissen, welche Risikofaktoren Sie besonders im Auge behalten müssen, da sie bei Frauen schwerere Konsequenzen haben.

Doch dies ist nur der erste Teil der »besseren Medizin«, der zweite ist die Kraft der Natur, die Ihnen hilft, gesund zu werden oder zu bleiben.
Denn die Naturheilkunde bietet einen riesigen Schatz an Behandlungsmöglichkeiten. Meine Erfahrung ist, dass »die bessere Medizin« die Kombination ist: zum einen aus einer Hochschulmedizin, die uns als Individuen sieht (und dazu gehört eigentlich selbstverständlich unser Geschlecht), und zum anderen der naturheilkundlichen, ergänzenden Medizin aus aller Welt.
Mit beiden schaffen wir es, dass auch chronische Erkrankungen ausheilen und schwierige Eingriffe und Therapien gut vertragen werden. Die Naturheilkunde unterstützt den Körper, sich selbst zu heilen. Deshalb habe ich für jede Erkrankung meine Favoriten aus den verschiedensten Bereichen der Naturheilkunde zusammengestellt. Für manche Therapien brauchen Sie einen erfahrenen Behandler, der Sie unterstützt, viele andere Tipps können Sie auch allein umsetzen.
Naturheilkunde wird immer beliebter, zu Recht, denn sie hilft, gesund zu werden, aber auch einen Lebensstil zu finden, der uns einfach guttut. Körper, Seele und Geist. Und das gefällt vor allem Frauen, die besonders positiv ansprechen auf ganzheitliche Therapien.
Also, versuchen Sie es einmal! Ich hoffe, dass Sie viele für Sie hilfreiche Tipps finden, wie Sie Ihre eigene Erkrankung verabschieden oder zu einem Weggefährten machen, der Ihr Leben trotzdem so kraftvoll, kreativ und glücklich werden lässt, wie es eben möglich ist.

Viel Erfolg und alles Gute!

Ihre

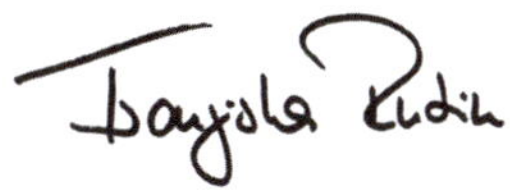

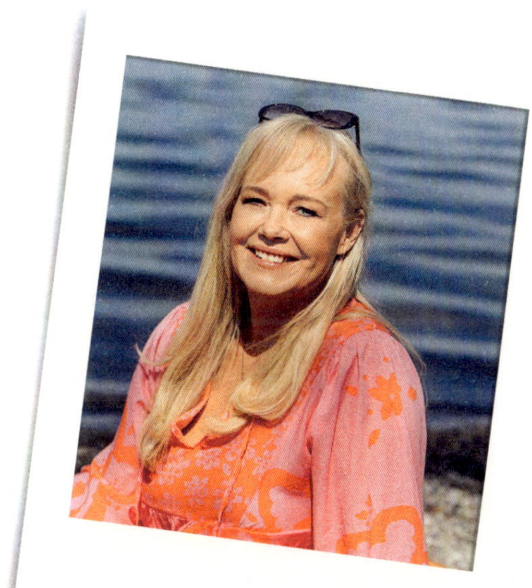

Ein bisschen Theorie (muss sein) oder

FRAUEN GESUNDHEIT

Das sagt die Wissenschaft

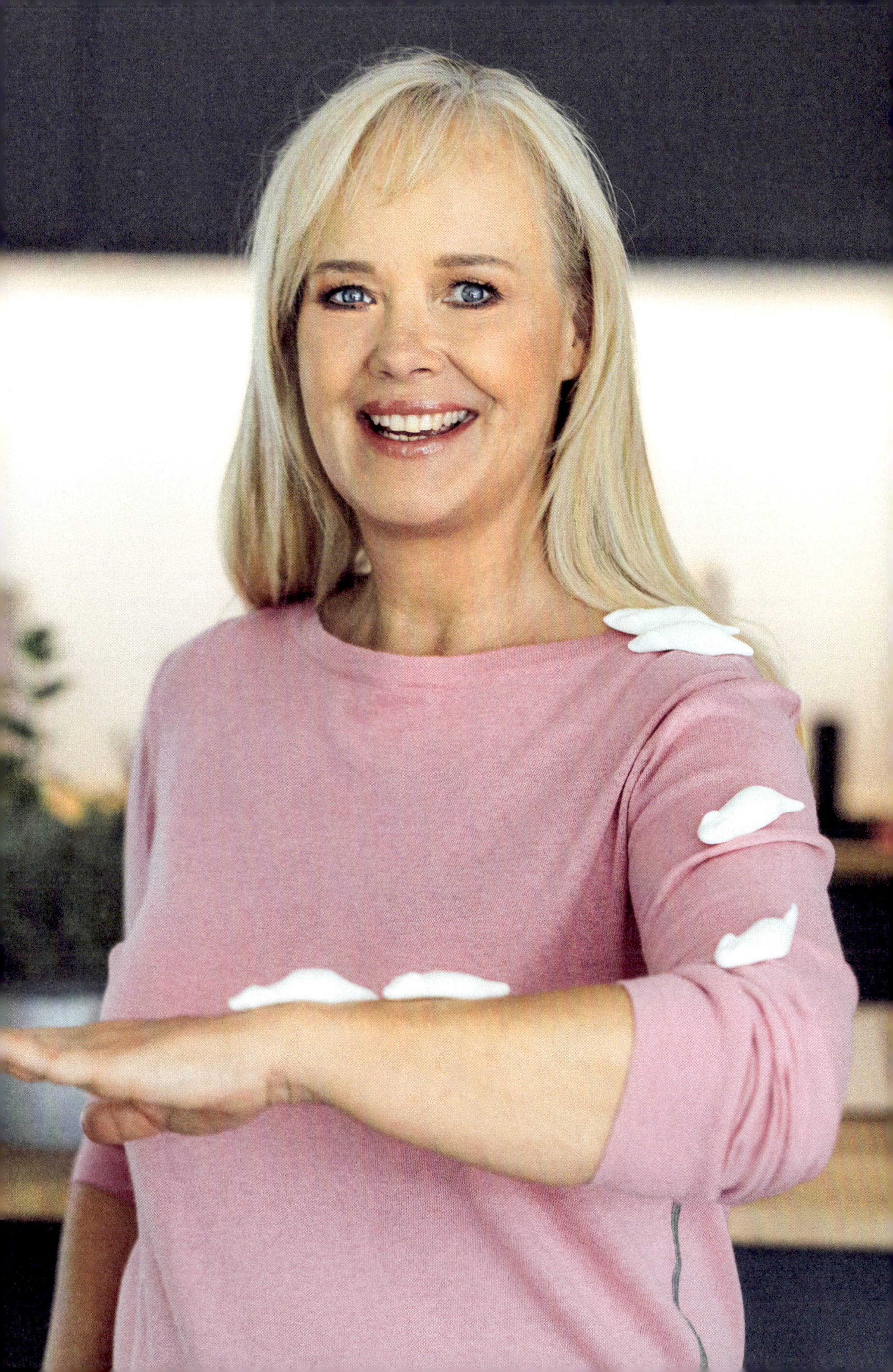

GENDERMEDIZIN – DAS LICHT AM ENDE DES TUNNELS?

Bei den meisten Sportarten ist ganz klar: Männer und Frauen treten in getrennten Gruppen an. Wir Frauen sprinten, springen und boxen zwar in fast allen Sportarten mit. Trotzdem haben wir weniger Muskeln und Kraft als Männer. Das liegt vor allem daran, dass wir viel weniger Testosteron im Blut haben, das männliche Sexualhormon, welches die dicksten Muskeln baut. Außerdem haben wir im Vergleich zu Männern ein kleineres Herz, kleinere Lungen und weniger Blut oder Knochenmasse im Körper. Kaum zu glauben: Was im Sport klar getrennt ist, wurde in der Medizin bisher kaum beachtet. Frauen sind anders als Männer in vielen Dingen.

Das fängt schon bei der Geburt an, wie ich bei meinen eigenen Kindern erfahren habe: Frühgeborene Mädchen haben einen deutlichen Überlebensvorteil gegenüber den kleinen Jungen. Die männlichen Neugeborenen sind anfälliger für Infektionen und sterben häufiger. Die Erklärung muss hier in den Genen liegen, denn diese Neugeborenen waren noch keinen Umwelteinflüssen ausgesetzt, und sie wurden noch nicht gesellschaftlich »geformt«. Allein ihr Geschlecht macht hier den Unterschied.

Das starke Geschlecht ist weiblich

Unsere Erstausstattung ist vor allem ein Set von Genen und darin die Info, welche Hormone für unsere weitere Entwicklung sorgen. Ob wir als Mädchen oder Junge zur Welt kommen, steht schon mit dem Zeitpunkt der Befruchtung fest: Sie erinnern sich? Eine befruchtete Eizelle, aus der einmal ein Mädchen wird, hat zwei X-Chromosomen. Die, aus der später ein Junge wird, besitzt nur ein X-Chromosom und ein Y-Chromosom. Spannend: Letzteres ist viel kleiner. Es trägt auf 86 Genen viel weniger Erbinformationen als das X-Chromosom, das etwas mehr als tausend Gene zu bieten hat. Die Gene auf dem Y-Chromosom stoßen vor allem die Entwicklung in Richtung Mann an. Auf dem X-Chromosom liegen dagegen auch Informationen, die nichts mit der Entwicklung des Geschlechts zu tun haben, sondern unter anderem das Immunsystem und die Gehirnentwicklung beeinflussen. Frauen haben also zahlreiche genetische Informationen doppelt. Viele davon werden deaktiviert, um nicht zu stören. Ein Teil von 15 bis 20 Prozent der doppelten Gene bleibt aber aktiv, was einen Riesenvorteil bietet: Unser weiblicher Körper kann manchmal aussuchen, welches Gen aktiv ist und welches lieber nicht.

Das bietet vor allem einen Überlebensvorteil, wenn auf einem X-Chromosom Gene für Erbkrankheiten liegen. Bekannt in den europäischen Königshäusern ist beispielsweise die gefährliche Bluterkrankheit (Hämophilie), die bei kleinen Verletzungen schon zu unstillbaren Blutungen führen kann. Von ihr sind aufgrund der Gene vor allem die männlichen Familienmitglieder betroffen.

Genetisch im Vorteil

Durch die zwei X-Chromosomen stehen Frauen auch mehr Informationen zur Verfügung, und man vermutet sogar ein größeres Anpassungsvermögen.

Im Falle von COVID-19 beispielsweise wurde beobachtet, dass Frauen bei der Bekämpfung des Virus einen Vorteil haben. Die wissenschaftliche Erklärung dafür ist verblüffend: Die weiblichen Immunzellen tragen wie alle anderen Zellen auch zwei (unterschiedliche) X-Chromosomen. Auf einem liegen womöglich Gene, die das Virus besonders gut erkennen können, auf dem anderen solche, die es wirkungsvoll bekämpfen. Man geht von doppelt so viel spezialisierten »Detektiv«-Eiweißen aus, die Viren als Eindringlinge erkennen können wie bei Männern.

Deshalb erkranken Frauen weniger schwer, und es sterben auch nicht so viele an COVID-19. Zudem weiß man, dass das weibliche Geschlechtshormon Östrogen unsere Abwehr stärkt. Genetisch bedingt, ist das weibliche Immunsystem also robuster.

Das zeigt sich auch beim gern belächelten Männerschnupfen. Da Testosteron das männliche Immunsystem unterdrückt, haben Erkältungsviren bei Männern ein leichteres Spiel, und es erwischt sie tatsächlich schneller und härter. Den Männerschnupfen gibt es also wirklich. Zudem sind Männer anfälliger für Komplikationen, so müssen sie auch bei Grippe öfter in die Klinik als Frauen gleichen Alters.

Das weibliche Immunsystem lernt außerdem schneller, sodass sich bei Frauen ein besserer Impfschutz durch eine ausgeprägtere Antikörperbildung aufbauen lässt. Sogar gegen Krebsvorstufen geht das weibliche Immunsystem aktiver vor. Die Kehrseite der Medaille: Krankheiten fühlen sich für Frauen erschöpfender an, denn eine starke Immunreaktion stresst den ganzen Körper. Und noch fataler: Sie sind anfälliger für Autoimmunerkrankungen.

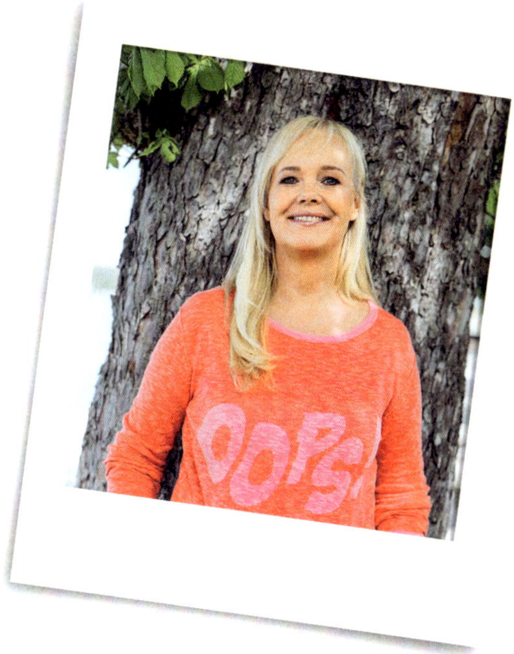

Weibliche Superkräfte

Für die genetische Überlegenheit zahlen Frauen also manchmal einen sehr hohen Preis. Schwere allergische Reaktionen wie ein anaphylaktischer Schock sind häufiger sowie viele andere Autoimmunerkrankungen: Beim Lupus erythematodes, einer Erkrankung aus dem rheumatischen Formenkreis, kommen neun weibliche auf nur einen männlichen Patienten. Multiple Sklerose trifft viermal mehr Frauen als Männer.

Erstaunlicherweise haben Frauen in jedem Alter vermutlich durch ihre zwei X-Chromosomen trotzdem eine längere Lebenserwartung als Männer. Allerdings heißt das nicht unbedingt, dass ein langes Leben auch mit einer guten Gesundheit einhergeht. Bei COVID-19 zum Beispiel haben Frauen zwar bessere Chancen, die Krankheit zu überleben, aber sie entwickeln doppelt so häufig Spätfolgen in Form von neurologischen Beschwerden oder einem Fatigue-Syndrom, das sich in ständiger Erschöpfung und Abgeschlagenheit bemerkbar macht. Womöglich handelt es sich also beim sogenannten »Long-COVID« auch um eine Autoimmunkrankheit.

DIE KEHRSEITE DER MEDAILLE

Mittlerweile geht man von mehr als 80 Autoimmunerkrankungen aus, die überwiegend Frauen treffen. Spitzenreiter ist die chronische Entzündung der Schilddrüse, die Hashimoto-Thyreoiditis (siehe Seite 151). Andere häufige Autoimmunerkrankungen tragen interessante Namen, aber dahinter verbirgt sich viel Leid: wie die perniziöse Anämie, Multiple Sklerose, Rheuma, Lupus erythematodes oder Zöliakie.

Die Unterschiede im weiblichen und männlichen Immunsystem zeigen sich sogar im Gehirn auf Zellebene, zumindest bei Mäusen. Das ist einer »Zufallsentdeckung« von Forschern am Max-Delbrück-Centrum für Molekulare Medizin in Berlin zu verdanken. Aus reiner Neugier untersuchten sie weibliche und männliche Mäuse, um der seit Jahren herumgeisternden Behauptung von der unterschiedlichen Körperabwehr auf den Grund zu gehen, und machten eine spektakuläre Entdeckung: In einigen Hirnarealen unterschieden sich die Immunzellen von Männchen und Weibchen tatsächlich vom Aussehen und von der Reaktion auf Reize.

Wie unser Verhalten Krankheit und Therapie bestimmt

Will man Geschlechtsunterschiede bei Krankheitsrisiken erklären, kommt man um das biologische Geschlecht nicht herum, also ob wir ein oder zwei X-Chromosomen besitzen. Denn unsere Gene und Sexualhormone beeinflussen Ausstattung und Funktion aller Organe im Körper – vom Immunsystem über die Schilddrüse, die Leber, das Gehirn bis hin zum Knochen. Dies wiederum hat Konsequenzen auf Organfunktionen, Stoffwechsel, Symptome, mit denen sich unsere Organe bemerkbar machen, sogar auf die diagnostische Darstellbarkeit. Je nach Geschlecht reagieren wir anders auf Therapien, zeigen abweichende Nebenwirkungen und Verläufe. Nicht immer, aber oft.

Lange unterschätzt wurde auch der Einfluss des gesellschaftlichen Geschlechts, der Rollenvorstellungen auf die Gesundheit. Genau damit befasst sich daher die Genderforschung. Frauen und Männer verhalten sich anders, zum Beispiel beugen Frauen Krankheiten aktiver vor, gehen regelmäßiger zum Check-up oder zu Vorsorgeuntersuchungen, achten mehr auf die Ernährung, dafür bewegen sie sich weniger.

Frauen warten auch geduldig länger auf einen Termin, obwohl die Zeit eigentlich drängt. Männer gehen manchmal gar nicht erst zum Arzt und nehmen ihre Tabletten vor allem, wenn ihre Partnerinnen darauf achten. Frauen vermuten bei sich selbst eher psychische Ursachen für körperliche Probleme, was dazu führen kann, dass die körperlichen Symptome nicht genau abgeklärt werden. Männer gehen eher davon aus, dass ihre Krankheitsursache körper-

licher Natur ist. So auch viele Behandler. Die traurige Bilanz: Depressionen werden gerade bei Männern häufig nicht rechtzeitig erkannt und ausreichend behandelt. Sie töten sich dreimal häufiger selbst als Frauen.
Frauen beschäftigen sich meist mehr mit Gesundheit, essen lieber Gemüse und Süßes, Männer hingegen bevorzugen Fleisch. Fakt ist aber, dass Frauen in der Regel zwar besser informiert sind, bei »gesünderem« Verhalten jedoch hapert es genauso wie bei Männern, wie Prof. Dr. Gertraud Stadler vom einzigen deutschen Lehrstuhl für Gendermedizin an der Berliner Charité feststellte. Sie forscht aktuell, wie sich Männer und Frauen zu einer besseren Ernährungsweise motivieren lassen, was wichtig ist zur Vorbeugung, aber auch Nachbehandlung vieler Erkrankungen.

Last, but not least gibt es daraus entstehend zahlreiche Vorurteile, die einer richtigen Behandlung im Weg stehen können. Nicht alle Frauen sind sensibler oder übertreiben ihre Gesundheitsprobleme. Nicht alle Männer sind verstockt und verschweigen ihre Symptome. Autoren einer Studie hierzu fordern, dass Forscher wie Medizinerinnen Frauen wie Männer unbedingt gleichermaßen ernst nehmen müssen, um fatale Behandlungsfehler zu vermeiden.
Und wir wissen, es ist alles stets in Bewegung. Rollenbilder verändern sich, auch Männer hüten Babys, und Frauen parken prima ein. Durch Fragebogen können Forscherinnen diese soziokulturelle Dimension mittlerweile erfassen. In der Studie Genesis-Praxy wurden über 1000 Herzinfarktpatienten und -patientinnen auf ihre Gendereigenschaften, also ihr Sozialverhalten hin, untersucht. Die Forscher kamen zu dem Schluss, dass Leben und Überleben nach dem Infarkt mehr von unserem Sozialverhalten als vom biologischen Geschlecht beeinflusst wurde. Was, wie Sie im Herzkapitel lesen werden, insbesondere den Frauen zum Nachteil gereicht.

Typisch weiblich – selbst die Organe!

- **Darm:** Bei Frauen funktioniert die Verdauung meist etwas langsamer. Die normale Passagezeit der Nahrung durch den Magen-Darm-Trakt liegt beim Mann durchschnittlich bei 6,9 Stunden und bei der Frau bei 8,8 Stunden. Dies wirkt sich auf die Aufnahme von Nahrung, aber auch Medikamenten aus. Schädliche Substanzen in der Nahrung haben mehr Zeit, die Darmwand anzugreifen.
- **Fettzellen:** Frauen haben im Durchschnitt circa 10 Prozent mehr Fettgewebe und 20 bis 25 Prozent weniger Muskelmasse als Männer. Das Körperfett dient als Energiespeicher, aber auch etliche schädliche Botenstoffe werden hier produziert. Fettdepots sind lebensnotwendig, jedoch auch gefährlich, im Übermaß vor allem für Frauen.
- **Herz:** Bei Frauen kann ein Infarkt atypisch verlaufen mit Übelkeit, ungewöhnlichem Unwohlsein, Schmerzen im Oberbauch oder plötzlicher Erschöpfung. Fehldiagnosen sind häufig. Es ist ein Verdienst der Gendermedizin, dass wir heute über die unterschiedliche Symptomatik Bescheid wissen. Weitersagen!

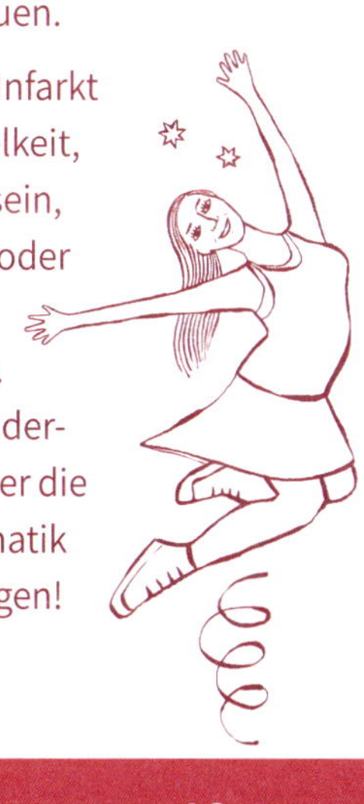

- **Hormone:** Die Geschlechtshormone – Östrogene und Testosteron – sind wesentlich daran beteiligt, dass sich Frauen und Männer äußerlich unterscheiden. Ihre Wirkung geht aber viel weiter. Die Botenstoffe beeinflussen den Stoffwechsel, die Funktion von Organen und die Immunabwehr.
- **Immunsystem:** Gerade im mittleren Lebensalter (30 bis 50 Jahre) haben Frauen ein besonders starkes und auch mal überschießendes Immunsystem. Infolgedessen bekommen sie auch öfter Autoimmunerkrankungen.
- **Knochen:** Brüchige Knochen sind vor allem ein Frauenproblem, das sich bereits mit den Wechseljahren verschärft. Männer bekommen meist erst im siebten Lebensjahrzehnt Osteoporose.
- **Leber:** Die weibliche Leber ist im Durchschnitt kleiner und verstoffwechselt und entgiftet damit oft langsamer. Frauen vertragen daher nicht nur weniger Alkohol als Männer, sondern dies hat ebenso einen Einfluss auf den Abbau von Arzneimitteln (siehe auch Seite 179).
- **Nieren:** Weibliche Nieren verlieren schneller ihre Funktion, vor allem ältere Frauen leiden daher häufig unter Nierenschwäche. Medikamente bleiben so länger im Körper, was zu Überdosierungen führen kann.
- **Schilddrüse:** Frauen erkranken wesentlich öfter an dieser wichtigen Drüse fürs Immunsystem und den Stoffwechsel. Häufig sind eine Struma oder Autoimmunprozesse wie Hashimoto-Thyreoiditis oder Morbus Basedow.

Raus aus der Nische!

Auf die Genderforschung warten noch jede Menge Aufgaben. Allein, um festzustellen, wo die Geschlechterunterschiede wirklich ausschlaggebend sind, fehlen nach wie vor ausreichend Daten. Nicht zu vergessen die Personen, die sich einem dritten Geschlecht zuordnen und bei denen die Kategorien Mann oder Frau gar nicht passen. Immerhin weiß man eines aber sicher: dass sowohl das biologische (englisch *sex*) als auch das soziale *(gender)* Geschlecht die Gesundheit wesentlich beeinflussen.

Blickt man in die Welt, ist eines der Vorreiterländer im Bereich Gendermedizin Kanada. Hier beschäftigt sich ein Büro in der staatlichen Gesundheitsbehörde ausschließlich mit gendermedizinischen Aspekten und der systematischen Erforschung von Geschlechterunterschieden bei wichtigen Erkrankungen. Europa und Deutschland insbesondere hinken hier hinterher: In Österreich gibt es immerhin zwei eigene Lehrstühle für Gendermedizin. Laut der Genderforscherin Alexandra Kautzky-Willer ist hier das Bewusstsein für Geschlechterunterschiede in der Medizin unter den Studierenden, bei Ärzten und bei den Patienten und Patientinnen dadurch gestiegen. In Deutschland dagegen ist die Charité Berlin bislang die einzige Einrichtung, die Geschlechtermedizin anbietet und dies im Curriculum verankert hat. Für Reformen in der medizinischen Lehre braucht es hierzulande offenbar Geduld.

TYPISCH WEIBLICH: ES SIND DIE HORMONE

Sexualhormone – Östrogen, Progesteron oder Testosteron – stellen im Körper einiges an. Sie steuern das Aussehen von Frau und Mann und beeinflussen Gesundheit, Sexualität und Lebensgefühl. Dabei gibt es kein rein weibliches oder rein männliches Hormon: Beide Geschlechter produzieren weibliche wie männliche Geschlechtshormone, nur die Mengen sind verschieden. Sobald die Sexualhormone schwanken oder zu schwinden beginnen, können wir krank werden.

HORMONSCHWANKUNGEN INNERHALB DES ZYKLUS

Der Hormonspiegel einer Frau schwankt im Verlauf ihres Monatszyklus. Zu Beginn stößt das follikelstimulierende Hormon (FSH) die Reifung der Eibläschen (Follikel) an. Sie produzieren Östrogene, die die Bildung einer neuen Gebärmutterschleimhaut anregen. Der steigende Östrogenspiegel löst einen sprunghaften Anstieg des luteinisierenden Hormons (LH) aus: Es kommt zum Eisprung. Der Follikel entwickelt sich zum Gelbkörper und erzeugt Progesteron, das den Aufbau der Gebärmutterschleimhaut unterstützt. Wird die Eizelle innerhalb der nächsten Tage nicht befruchtet, geht der Gelbkörper zugrunde, die Progesteron- und Östrogenkonzentration sinkt, und die Gebärmutterschleimhaut wird abgestoßen. Es kommt zur Monatsblutung.
Diese Hormonschwankungen beeinflussen viele Stoffwechselvorgänge im Körper und sind ein Grund, warum überwiegend männliche Probanden und Tiere in der Forschung eingesetzt werden.

Bei vielen Erkrankungen, die Sie in diesem Buch finden, werden Sie lesen, dass insbesondere die Östrogene bei der Frau vor der Menopause, also der letzten Regelblutung, schützend wirken. Allerdings wird ihr Absinken nach den Wechseljahren für das verstärkte Auftreten mancher Erkrankungen oder den rasanten Verlauf verantwortlich gemacht. Dann stellt sich natürlich die Frage, ob es sinnvoll wäre, Ersatzhormone einzunehmen, um diesen Risiken oder Erkrankungen zu entgehen. So einfach, wie man denkt, ist diese Entscheidung nicht, und sie muss individuell getroffen werden. Hier kommen ein paar Infos zum Verständnis und meine persönliche Einschätzung. Es gibt mehr als 20 zirkulierende Östrogene im Körper. Östradiol, Östriol und Östron sind die drei Hauptvertreter:

- **Östradiol** kennen die meisten von uns als »das« Östrogen. Bei Frauen wird die größte Menge in den Eierstöcken produziert, bei Männern in sehr geringen Mengen in der Nebennierenrinde und in den Hoden. Östradiol ist das Hormon, das die Frau zur Frau macht, obwohl es nur 20 Prozent des Gesamtöstrogens im Körper ausmacht.

- **Östriol** ist das »Schleimhautöstrogen«. Östriol macht 60 bis 80 Prozent des Gesamtöstrogens aus. Es ist für die Feuchtigkeit und Gesundheit aller Schleimhäute der inneren Organe im Körper zuständig. Es hat eine schwächere östrogenartige Wirkung und ist unverzichtbar für eine erfolgreiche Schwangerschaft – auch die Gebärmutter ist von Schleimhaut ausgekleidet.

- **Östron** ist das zweitstärkste Östrogen der Frau. Besonders wichtig wird es nach den Wechseljahren, wenn die Eierstöcke ihre Funktion immer mehr einstellen. Denn Östron entsteht weniger in den versiegenden Eierstöcken, sondern in den Nebennieren und im Bauchfett.

Alle Östrogene sind wichtig für
- eine erfolgreiche Schwangerschaft,
- die Elastizität der Gefäße,
- die Knochenstabilität,
- die Regeneration, Funktion und Feuchtigkeit der Haut und der Haare,
- die Festigkeit der Nägel,
- die Feuchtigkeit der Schleimhäute von Augen, Nase, Mund, Rachen, Speiseröhre, Bronchien, Lunge, Magen, Darm, Blase, Vagina,
- die Funktion des Innenohrs und
- das Zellwachstum (weshalb sie zu Zysten in der Brust oder den Eierstöcken führen können oder möglicherweise Myome in der Gebärmutter und auch Krebs begünstigen).

Wenn Östrogene fehlen, kann es zu diesen Symptomen kommen:
- Blutdruckproblemen,
- Energielosigkeit,
- Erschöpfung,
- Gliederschmerzen,
- Haarausfall,
- Hitzewallungen,
- plötzlichen Heiß-kalt-Empfindungen und
- Schlafstörungen.

- **Progesteron** ist bekannt als das Schwangerschaftshormon. Es ermöglicht die Einnistung des Fötus und erhält die Schwangerschaft unter anderem durch die Unterdrückung von Infektionen. Daneben ist es für uns besonders bedeutsam, weil es Stress und Angstreaktionen in Schach hält, also so etwas wie ein Wohlfühlhormon ist. Zudem macht es Haut und Haare schöner und sorgt für einen guten Schlaf. Zu viel Progesteron macht allerdings müde und dämpft die Stimmung. Die Universität Zürich stellte in ihrer seit 2017 laufenden Studie »Frauengesundheit 40+« fest, dass Frauen, bei denen der Progesteronspiegel nach der Menopause weniger stark abfiel, eine größere Resilienz zeigten, also auch in schwierigen Situationen weniger depressive Verstimmungen entwickelten.

- **Testosteron** stimuliert vor allem den Aufbau von Muskulatur und Knochen, die Blutbildung und Eisenaufnahme sowie das sexuelle Wohlbefinden. Auch Frauen produzieren in geringen Mengen das »männliche« Geschlechtshormon Testosteron, das allerdings zum größten Teil in Östradiol umgewandelt wird. Auch die Testosteronspiegel sinken nach den Wechseljahren ab, was sich vor allem auf die sexuelle Lust negativ auswirken kann.

HORMONE ERSETZEN? – VIER TIPPS

Mit den Wechseljahren kommen so manche Beschwerden, die durch den Rückgang insbesondere der Östrogene, aber auch des Progesterons begünstigt werden. Deshalb stellt sich vielen Frauen die Frage, ob es sinnvoll wäre, die Hormone zu ersetzen. Hinweise dazu finden Sie in vielen Kapiteln. Grundsätzlich scheint zu gelten:

1. Hormone einfach so ersetzen bringt nichts. Es gibt eine ganze Reihe von möglichen Nebenwirkungen.

2. Nur bei belastenden Beschwerden sollte man den Einsatz von Hormonen erwägen.

3. Es ist eine gute Idee, es erst mal mit pflanzlichen Hormonen und Hausmitteln zu versuchen, den Körper bei leichten Beschwerden zu stabilisieren. Ernährung kann hier einen wichtigen Beitrag leisten, denn Leinsamen, Soja, grüner Tee und Brokkoli enthalten pflanzliche Östrogene, die den Körper oft schon genügend stützen. Pflanzliche Medikamente (Phytoöstrogene) wie etwa aus Traubensilberkerze, Frauenmantel, Soja, Yamswurzel, Rotklee, Sibirischem Rhabarber sind ebenso hilfreich, um Beschwerden zu lindern.

4. Viele naturheilkundlich arbeitende Ärzte empfehlen, wenn Hormongaben notwendig sein sollten, lieber auf bioidentische Hormone zurückzugreifen. Sie entsprechen dem biologischen Original im Gegensatz zu synthetischen Hormonen. Sie enthalten natürliches Progesteron, zum Beispiel Diosgenin, einen Wirkstoff aus der medizinischen Yamswurzel, natürliche Östrogene wie 17-Östradiol oder das schwächere Östriol, das aus Sojabohnen gewonnen werden kann. Anscheinend kommt es bei gleicher Wirkung zu einer höheren Verträglichkeit. Die bessere Aufnahme gelingt über die Haut.

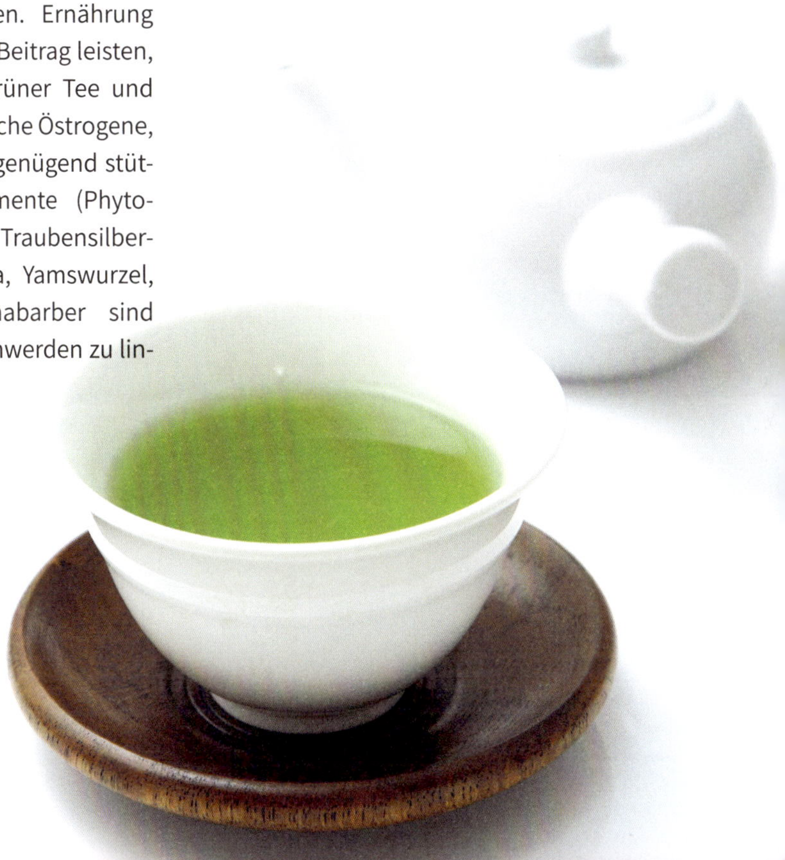

WARUM DIE MEDIKAMENTENFORSCHUNG VON GESTERN IST

Mittlerweile besteht Einigkeit darin, dass bestimmte Krankheiten bei Männern und Frauen unterschiedlich verlaufen. Schlaganfälle beispielsweise sind für Frauen häufiger tödlich, Schilddrüsenprobleme fast immer weiblich, Depressionen werden bei Frauen gern über-, bei Männern aber unterdiagnostiziert.

Auch weiß man, dass Arzneimittel bei den Geschlechtern oft anders wirken. In die praktische Medizin hat dieses Wissen seltsamerweise kaum Eingang gefunden. Die Substanz Digitalis beispielsweise, die bei Herzinsuffizienz verordnet wird, hat für Frauen häufiger tödliche Nebenwirkungen, Aspirin hilft bei Männern besser, einem Myokardinfarkt (Herzinfarkt) vorzubeugen, aber bei Frauen eher einem Schlaganfall. Von dem in den USA häufig verordneten Schlafmittel Zolpidem weiß man, dass Frauen mit der Hälfte der für Männer üblichen Dosis auskommen. Und es ist dramatisch, wie man zu dieser Erkenntnis gelangte: Auffallend viele Frauen verursachten morgens Autounfälle, nachdem sie am Abend zuvor das Medikament eingenommen hatten. Es gibt noch mehr Nebenwirkungen, die Frauen stärker zu schaffen machen: So entwickeln sie nach der Gabe von Blutverdünnern (Antikoagulanzien) mehr Blutungskomplikationen.

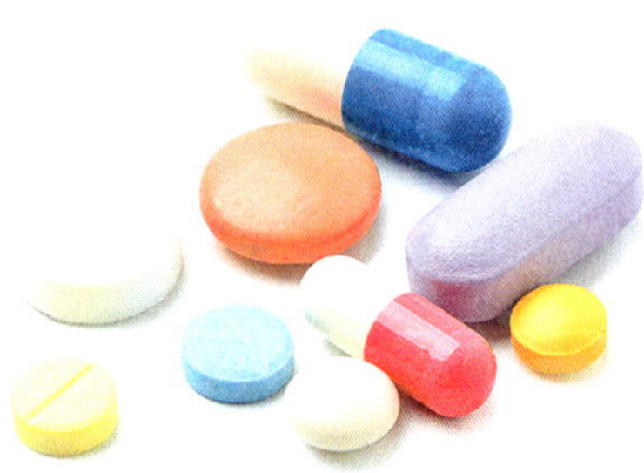

Einige Gründe dafür liegen auf der Hand: Eine Tablette braucht für den Weg durch den weiblichen Körper vom Mund durch Speiseröhre, Magen und Darm deutlich länger als durch den eines Mannes. In der Leber werden die Wirkstoffe von Medikamenten langsamer verarbeitet als bei Männern. Beides hat natürlich Auswirkungen darauf, wie lange und wie viel vom Wirkstoff im Körper aktiv ist. Außerdem verteilt sich dieser durch den meist höheren Körperfettanteil der Frauen und ihre oft geringere Körpergröße im Gewebe anders. Auf den Beipackzetteln schlägt sich das allerdings nicht nieder. Hier gibt es in den seltensten Fällen entsprechende Dosierungsanleitungen. So kommt es, dass viele Frauen nicht die richtige Dosis erhalten. Ein ernst zu nehmendes Problem: Experten schätzen, dass in den USA Medikamentennebenwirkungen die vierthäufigste Todesursache sind, noch vor Lungenkrankheiten oder den Folgeerkrankungen eines Diabetes. Und auch in Deutschland gibt es jedes Jahr schätzungsweise zwischen 40 000 und 50 000 Todesfälle durch Arzneineben- und -wechselwirkungen!

ANDERES GESCHLECHT, ANDERE WIRKUNG

Einige Medikamente werden bei Frauen zwischen 20 und 50 Prozent schneller abgebaut, weil die weibliche Leber fast doppelt so viel Cytochrom P450 bildet wie die männliche. Dieses Enzym beschleunigt den Abbau bestimmter Substanzen. Deshalb wirken Medikamente bei Frauen oft schwächer, sie bräuchten eine höhere Dosis, damit sie davon profitieren können.
Dazu gehören die Blutdrucksenker Nifedipin und Verapamil, das Antibiotikum Erythromycin, das Narkosemittel Propofol und das Beruhigungsmittel Midazolam oder auch das Cortisonpräparat Methylprednisolon. Letzteres wird oft bei Ekzemen, Neurodermitis und Schuppenflechte bis hin zu Arthritis und Morbus Crohn, Asthma, chronisch obstruktiver Lungenerkrankung und allergischem Schnupfen verordnet. Andere wirken stärker, sie sollten niedriger dosiert werden: Neben dem Schlafmittel Zolpidem sind dies das Schmerzmittel Morphin, viele Antidepressiva oder Betablocker für das Herz.

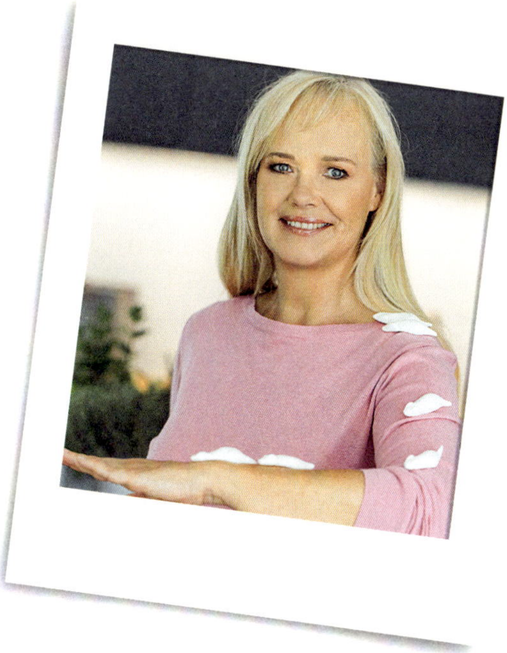

Von Mäusen und Männchen

Nach wie vor sind klinische Studien zu Medikamenten eher eine männliche Angelegenheit: Das geht schon bei den Tierversuchen los. Grundlagenforscher wählen gern Mäusemännchen. Die haben keinen Zyklus, was angeblich für eindeutigere Ergebnisse sorgt. Heute weiß man, dass das so nicht stimmt, da in der Gruppe gehaltene Männchen durch Streitereien um die Rangfolge schwankende Konzentrationen des männlichen Hormons Testosteron aufweisen können. Dieses beeinflusst auch den Spiegel der wirksamen Medikamente im Blut.
In Phase I dann, wenn es um die Studien geht, bei denen das »Verhalten« eines Wirkstoffs am Menschen geprüft wird, sind die meisten Probanden Männer. Zur Bestätigung werden die Ergebnisse danach auch an Frauen getestet, allerdings »nur« mit einem Anteil von 10 bis 40 Prozent. Noch in den 90er-Jahren wurden Studien in allen drei Medikamenten-Erprobungsphasen ausschließlich an Männern durchgeführt. Diese Untersuchungen sind aber die Grundlage für die meisten der heute immer noch zugelassenen Medikamente!

Langsam ändern sich die Gesetze für Medikamente und Grundlagenforschung. Wer wirksame Behandlungskonzepte für Frauen und Männer »ent-wickeln« will, kommt um die Forschung an weiblichen *und* männlichen Tieren nicht herum, allerdings immer noch zu einem nicht verständlich geringen Teil. Aktuell sind es in den verschiedenen Forschungsbereichen etwa vier- bis fünfmal mehr männliche als weibliche Tiere.

Bei der Zulassung eines Medikaments werden in den Phasen II und III weibliche und männliche Patienten beteiligt, wenn das Medikament für beide Geschlechter zugelassen werden soll, allerdings auch zu unterschiedlichen Prozentraten.

Als Grund für die insgesamt geringere Anzahl an weiterführenden Medikamentenstudien mit Frauen wird immer noch der Skandal um das Beruhigungsmittel Contergan angeführt. In den 1950er- und 1960er-Jahren wurde das Medikament Schwangeren gegen Kopfschmerzen verschrieben und führte bei den noch ungeborenen Kindern zu Fehlbildungen. Seither besteht bei den Pharmaherstellern eine Scheu, Frauen in Arzneimittelstudien einzubinden.

Doch müsste nicht das Gegenteil passieren, um ähnliche Vorfälle frühzeitig zu entdecken und zu vermeiden? Durch die Beobachtungen aus der Gendermedizin wird immer klarer, dass die Unterschiede zwischen dem weiblichen und männlichen Körper bei allen medizinischen Eingriffen und Behandlungen beachtet werden müssen, um möglichst gute individuelle Ergebnisse zu erzielen. Sind weibliche Tiere oder Probanden von Versuchen ausgeschlossen, die ja gut beobachtet werden, um bei Nebenwirkungen schnell einschreiten zu können, finden die eigentlichen Versuche erst an den Frauen statt, denen von ihrem Arzt oder ihrer Ärztin neue Medikamente verordnet werden.

Bis sich die Versuchspraxis ändert, kann noch eine Patientinnengeneration ins Land gehen, vermuten Forscher. So lange aber bleiben die älteren Untersuchungen mit männlichen Labortieren und Menschen der Standard. Auch Forderungen wie die des Neurogenetikers Sharon Moalem verhallen wohl weitgehend ungehört. Er schlägt getrennte Zulassungsverfahren von Medikamenten für Frauen und Männer vor, weil mindestens ein Drittel der verschriebenen Medikamente bei den Geschlechtern unterschiedlich wirkt.

Der Verband der forschenden Arzneimittelhersteller gibt sich trotz allem selbstbewusst und geht darauf erst mal gar nicht ein. In einem *vfa*-Positionspapier aus dem Juli 2020 steht geschrieben, dass zwar »ein Drittel oder vielleicht sogar die Hälfte der Medikamente, die wir Ärzte verschreiben, [...] bei Männern und Frauen unterschiedliche Effekte [haben]. Grundsätzlich sind Unterschiede zwischen Individuen (z. B. aufgrund des Körperbaus, des Lebensstils oder genetischer Unterschiede) größer als statistisch über viele Einzeldaten erkennbare, geschlechtsspezifische Unterschiede.« Diese Aussage widerspricht aber vielen Ergebnissen aus der Genderforschung. Wünschenswert wäre es deshalb, jeden Menschen natürlich individuell zu behandeln, also bei der Behandlung Lebensstilfaktoren, Größe, Gewicht und so weiter zu bedenken, aber ebenso das Geschlecht!

Theorie und Praxis

Das deutsche Arzneimittelgesetz fordert seit 2004, dass Frauen und Männer in den großen Studien jeweils getrennt zu untersuchen sind. Da die meisten Medikamente, die heute verschrieben werden, schon vorher zugelassen wurden, weiß man von besonderen Nebenwirkungen für Frauen nur durch die Anwendung nach der Zulassung. Trotz des Gesetzes ist die Praxis bisher nicht zufriedenstellend: Selbst in Untersuchungen, in denen beide Geschlechter berücksichtigt wurden, bereiteten die Forscher die Ergebnisse nicht zwingend getrennt auf, sodass wichtige Unterschiede bei der Auswertung der zusammengewürfelten Daten verschwimmen. Damit soll jetzt dank Genderforschung Schluss sein: Neue Studien für Medikamentenzulassungen müssen die Ergebnisse für beide Geschlechter getrennt ausweisen. Was die Grundlagenforschung anbelangt, fordern auch viele wissenschaftliche Zeitschriften entsprechende Angaben in den Artikeln. Hoffnung gibt auch, dass der Arztberuf weiblicher geworden ist. Es studieren fast nur noch Frauen Humanmedizin (aufgrund des erforderlichen Notendurchschnitts), mittlerweile ist knapp die Hälfte der niedergelassenen Ärzte in Deutschland ebenfalls weiblich. Dies bedeutet für die Patientinnen einen Vorteil, denn Ärztinnen gelten nicht nur als gründlicher in der Diagnosestellung, sondern wie sogar Studien zeigten, sind Frauen bei Frauen in besseren Händen. Offenbar sind Frauen bei der Gestaltung eines partnerschaftlichen Verhältnisses von Arzt und Patient erfolgreicher. Es tut sich also was! Aber leider noch langsam. Was es bräuchte, wären mehr Institute für Genderforschung, einen Einschluss als Fach weltweit im Medizinstudium und vor allem Platz in unser aller Bewusstsein.

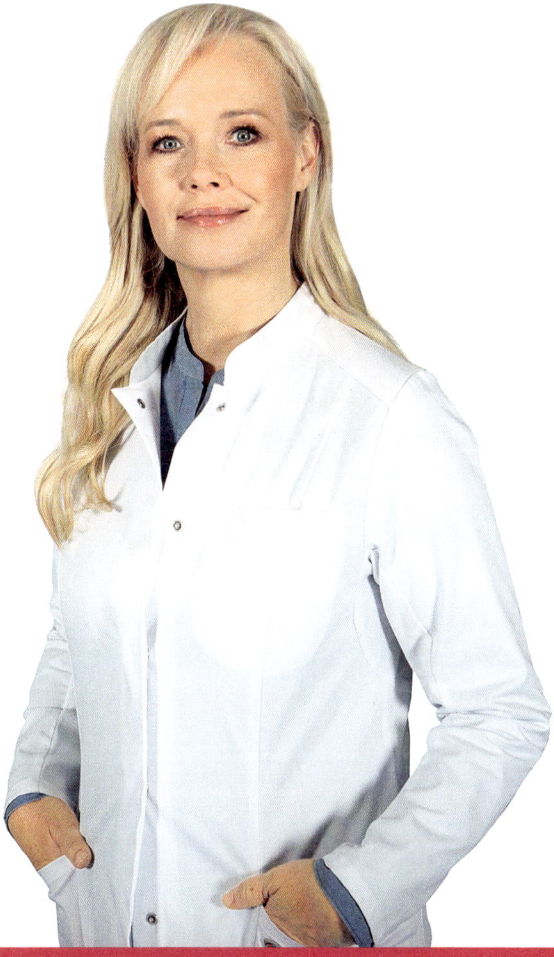

WAS IST DIE BESSERE MEDIZIN?

Wechselgüsse, Aderlass, Schröpfen: Das hört sich für manchen ein bisschen nach Mittelalter an und immer noch nicht seriös oder gar heilsam. Mittlerweile belegen aber viele Untersuchungen von namhaften Universitäten, dass eine ganze Reihe dieser oft lange tradierten Behandlungsweisen bei bestimmten Volkskrankheiten ebenso viel oder sogar mehr Heilungspotenzial hat als Medikamente. Tatsächlich wandelt sich seit etwa 20 Jahren die Naturheilkunde vom reinen Erfahrungswissen hin zu einer wissenschaftlichen Disziplin mit modernsten Nachweismethoden. Zudem schätzen viele Menschen die komplementäre oder alternative Medizin, weil die Behandler ein ganzheitliches Konzept beherzigen, also das Wohl von Körper, Geist und Seele.

Während in der modernen Hochschulmedizin oft nur ein Symptom betrachtet und behandelt wird, will die komplementäre Medizin mehr. Der Mensch besteht nicht aus Einzelteilen. Körper, Seele und Geist üben starke Einflüsse aufeinander aus. So weiß man heute, dass sich Stress bis in die letzte Zelle auswirkt und Glück unseren ganzen Körper mit uns guttuenden Hormonen durchfluten lässt. Wir freuen und entspannen uns, was heilend wirkt. Und insbesondere lang anhaltende psychische Belastungen können zu massiven gesundheitlichen Problemen führen.

Aber auch unsere Lebensweise, so zeigen vielfältige groß angelegte Studien aus aller Welt, hat einen massiven Einfluss auf unser

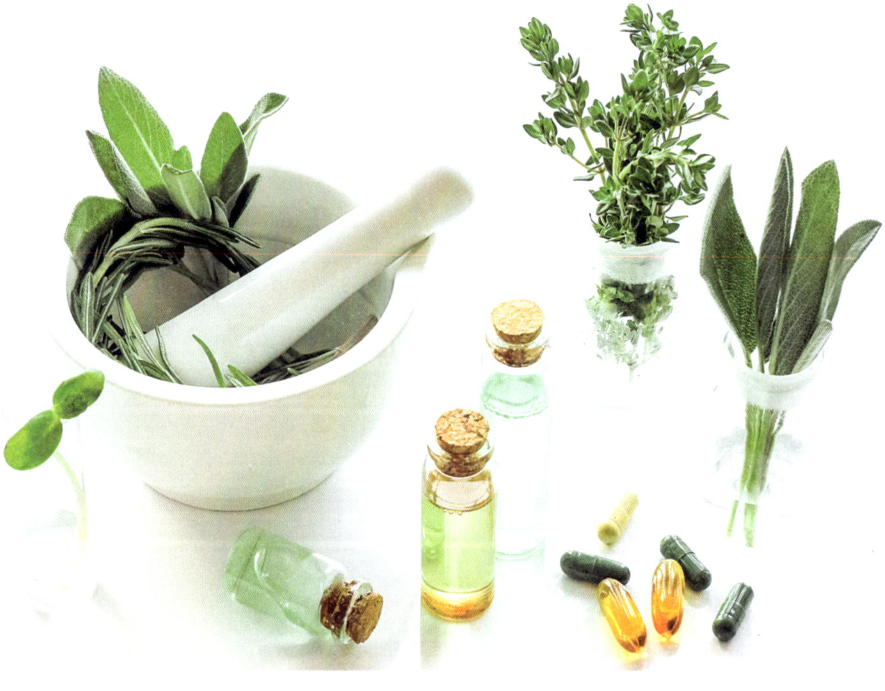

Wohlbefinden sowie das Vermeiden oder Entstehen von Krankheiten. Diese haben wir in der Hand: Je mehr wir wissen über Risikofaktoren, desto eher können wir uns für eine bessere Verhaltensalternative entscheiden. Nicht jedes »Fehlverhalten« bringt uns um, die Mischung macht's. Natürlich gibt es auch »schlechte Gene«, doch die Epigenetik, die sich mit der Wirkung von Umwelteinflüssen auf unsere Gene befasst, macht Hoffnung, denn sie zeigt, dass wir durch unser Verhalten Gene abschalten oder eben aktivieren können.

Aus meiner Erfahrung ist es zudem so, dass wir Gewohnheiten durchaus ändern können, wir müssen sie nur durch etwas ersetzen, was wir genauso zu lieben lernen. Und Gewohnheiten auszutauschen lohnt sich oft. Mit anderer Ernährung, mehr Bewegung und Entspannung gewinnen wir Lebensqualität und Lebenszeit. Manchmal kostet es etwas Überwindung, Neues auszuprobieren, und manchmal ist es ganz leicht. Das Tolle ist, dass sich durch Lebensstilveränderungen viele Erkrankungen auch wieder bessern. Es ist also ein wenig so, als ob man das Rad der Zeit zurückdreht. Risikofaktoren und Beschwerden schwinden, wir werden insgesamt fitter und wacher.

Alle Tipps, die Sie bei den entsprechenden Kapiteln in diesem Buch finden, sollen Ihnen helfen, den Verlauf einer Erkrankung selbstständig zu verbessern. Sie bekommen Möglichkeiten an die Hand, um in akuten Situationen zum Beispiel Schmerzen zu lindern – auch ohne die Hilfe von Tabletten –, oder Anleitungen, wie sich Ihr Stoffwechsel und Ihre Organe langfristig erholen. Oft ist es die Kombination aus Lebensstiländerungen, Hochschulmedizin und Naturheilkunde, die dann den durchschlagenden Erfolg bringt. Hausmittel und Anwendungen helfen Ihnen, gleich zu reagieren, falls es mal nicht so gut läuft; und die moderne Medizin bleibt für den Akutfall oder schlechtere Zeiten.

Sie finden jeweils meine derzeitigen Favoriten aus verschiedenen Bereichen wie Bewegung, Ernährung, Entspannung, Selbstreflexion oder Selbstfürsorge. Außerdem naturheilkundliche Anwendungen wie Wickel, Güsse, Auflagen und pflanzliche Medikamente, aber auch Tipps, bei denen Ihnen Therapeuten mit besonderen Ausbildungen helfen, zum Beispiel Akupunktur, Neuraltherapie, Blutegelanwendungen und viele mehr. Zögern Sie nicht, mit solchen Hilfestellungen auch Ihre moderne Therapie zu unterstützen, denn der Körper braucht immer mal neue Reize, um seine Selbstheilungskräfte wieder anzuregen. Die Schätze sind unendlich, finden Sie diejenigen, die zu Ihnen passen, und wenden Sie sie regelmäßig an.

Umfragen zeigen, dass Frauen naturheilkundlichen Verfahren gegenüber aufgeschlossener sind als Männer. Sie scheuen die Mehrarbeit nicht und wenden sie besonders häufig an, wenn sie kleine Kinder haben, vor allem weil sie sich eine sanftere, nebenwirkungsärmere Medizin wünschen bei guter Wirkung. Frauen greifen eher zu ganzheitlichen Verfahren als Männer und sind konsequenter, weswegen Erstere besonders gut auf viele therapeutische Verfahren, Hausmittel und ganzheitliche Ansätze ansprechen – ein weiterer Grund, warum die Kombination aus moderner Medizin und Naturheilkunde besonders für Frauen die bessere Medizin ist!

NATURHEILKUNDE BRINGT'S!

Es gibt viele naturheilkundliche Heilverfahren. In diesem Buch empfehle ich Ihnen vor allem Methoden, die aus den drei großen Systemen der Europäischen Naturheilkunde, der Traditionellen Chinesischen Medizin (TCM) und dem Ayurveda stammen. Faszinierend sind die vielen wissenschaftlichen Erkenntnisse, die es unterdessen zur Wirksamkeit einzelner Pflanzen und vieler Verfahren gibt:

- Die **Europäische Naturheilkunde** hält ein großes Spektrum verschiedener Methoden bereit. Die wichtigsten sind:
  - **Phytotherapie:** Getreu dem Spruch »Gegen jede Krankheit ist ein Kraut gewachsen« sind Pflanzenarzneien sowohl in der Vorbeugung als auch in der Therapie wertvolle Schätze aus der Natur. Die Palette reicht von antibiotisch und entzündungshemmend wirksamen Kräutern bis hin zu hormonartig wirkenden Pflanzen wie Frauenmantel, Mönchspfeffer und Silberkerze, die heute einen festen Platz in der Frauenheilkunde und Geburtshilfe haben
  - **Ernährungstherapie** (einschließlich Fasten): Was wir essen und wie oft, kann uns gesund oder krank machen. Ernährungstherapien und Fastenzeiten lindern verschiedenste Beschwerden und bringen sogar in vielen Fällen den aktiv heilenden Impuls.
  - **Bewegungstherapie:** Es ist Fakt, dass der Mensch nur überleben kann, wenn er sich bewegt – um Nahrung und Wasser zu finden, eine Behausung zu bauen oder für Kleidung zu sorgen. Unser gesamter Organismus ist also auf Bewegung programmiert. Gibt es davon zu wenig, reagiert der Körper nach dem Sparsamkeitsprinzip: Strukturen bilden sich zurück. Das hat nicht nur Folgen für den Bewegungsapparat, sondern für alle Systeme. Bewegung ist eines der natürlichsten Medikamente und gehört zum Standardprogramm jeder naturheilkundlichen Behandlung.
  - **Hydrotherapie** (Wasserheilkunde): Darunter versteht man Anwendungen mit heißem, warmem, vor allem aber mit kaltem Wasser. Es ist eine der ältesten Behandlungsformen überhaupt. Zu den wichtigen Wiederentdeckern dieser Therapieform zählen Vincenz Prießnitz (1799–1851) mit seinem bekannten Prießnitz'schen Wickel und Pfarrer Sebastian Kneipp (1821–1897). Besonders Kneipp verdanken wir ein hochwirksames System der Wasseranwendungen. Die Kneipp'schen Güsse und Wickel sowie sein Wassertreten sind heute weltweit bekannt zur Vorbeugung und Behandlung akuter und chronischer Beschwerden.
  - **Ab- und Ausleitungsverfahren:** Sie sollen den Körper entlasten, entgiften und anregen. Dazu gehören zum Beispiel die Blutegeltherapie, der Aderlass, das Schröpfen oder Baunscheidtieren, eine von Carl Baunscheidt (1809–1873) entwickelte Methode der Hautreizung.

- **Ordnungstherapie:** Sie zielt darauf, die körperlichen und seelischen Selbstheilungskräfte zu aktivieren und die Vorteile einer gesunden Lebensweise erlebbar zu machen, bei der die Strukturierung der äußeren und inneren Lebensordnung im Vordergrund steht.
- **Neuraltherapie:** Die Injektionstherapie durch naturheilkundliche Ärzte arbeitet hauptsächlich mit lokal anästhesierenden Injektionsmitteln wie Procain oder Lidocain. Die Lokalanästhesie wird hierbei nicht zur Betäubung genutzt, sondern soll über verschiedene Wege den Organismus bei der Heilung unterschiedlicher Beschwerden und Erkrankungen unterstützen.
- **Hausmittel** umfassen alles, was Küche und Kräutergarten hergeben, sowie viele wirksame Anwendungen aus der Naturheilkunde, die man auch ohne Experten durchführen kann, wie Heublumensack, Wadenwickel und so weiter.
- **Anthroposophische Medizin:** ein ganzheitliches Medizinsystem auf den Grundlagen der Anthroposophie Rudolf Steiners (1861–1925), das naturbasierte Arzneimittel, häufig auch in homöopathischer Aufbereitung, innovative Konzepte der Krankenpflege, Körper- und künstlerische Therapien umfasst.

- **Homöopathie:** Die von Samuel Hahnemann (1755–1843) entwickelte Homöopathie zählt nicht zu den Naturheilverfahren, da sie ein eigenes Medizinsystem darstellt. Ziel ist es, die Selbstheilungskräfte nach dem sogenannten Ähnlichkeitsprinzip zu aktivieren. Dazu werden mit homöopathischen Substanzen Reize gesetzt. Stoffe, die bei gesunden Menschen bestimmte Symptome hervorrufen, sollen die gleichen Beschwerden bei einem Kranken lindern. Die homöopathischen Mittel werden dafür in extremer und besonderer Weise verdünnt, um die Energie der Information zu potenzieren.

- **Schüßler-Salze:** Die Heilmethode wurde von dem homöopathischen Arzt Dr. Wilhelm Heinrich Schüßler (1821–1898) entwickelt, der ursprünglich die homöopathische Behandlung mit ihren rund 200 Heilmitteln vereinfachen wollte. Daraus entstand ein eigenes Heilmittelkonzept.

- **Chinesische Medizin:** Dieses jahrtausendealte Medizinsystem ist ganzheitlich orientiert und umfasst fünf Verfahren, die am besten durch einen erfahrenen Behandler ausgewählt und kombiniert werden: Akupunktur und Moxibustion, Kräuter/Arzneimittel, Koordinationsübungen (Qigong und Tai-Chi), Massage (Tuina) und Ernährung.

- **Ayurveda:** Auch das traditionelle indische medizinische System blickt auf eine jahrtausendealte Geschichte zurück. Ausleitende Verfahren (zum Beispiel in Form einer Panchakarma-Kur), Ernährung als wichtiger therapeutischer Faktor, Heilpflanzen, Änderungen im Lebensstil, Massagen und Yoga werden auf die individuellen Bedürfnisse der Patienten abgestimmt.

WER HILFT MIR AM BESTEN, GESUND ZU WERDEN UND ZU BLEIBEN?

Wenn Sie merken, dass der Hals kratzt, Sie nicht mehr gut schlafen oder der Blutdruck wie aus dem Nichts nach oben schnellt, dann sind zwei Dinge wichtig: Achten Sie gut auf sich, und suchen Sie sich eine erfahrene Behandlerin an Ihrer Seite oder sogar mehrere, die Sie ab jetzt dabei begleiten, gesund zu bleiben.
Doch wie findet man den Menschen, der uns medizinisch zuverlässig unterstützt? Der oder die Ihnen zuhört, dem/der Sie vertrauen, auch wenn Sie »peinliche« Fragen haben, und die/der zu Ihnen passt?
Die Übergänge zwischen moderner Schulmedizin, komplementärer Medizin, tausendjähriger Erfahrungsheilkunde wie TCM oder Ayurveda und auch exotischeren Alternativen sind heute fließend. Die Integrative Medizin, die sie zu einem sinnvollen Gesamtkonzept verbindet, befindet sich auf dem Vormarsch, und ihre Wirkungen werden dabei zunehmend wissenschaftlich belegt.

Wenn Sie sich eine naturheilkundliche Behandlung wünschen, können Sie zuerst nach einem Arzt für Naturheilverfahren oder einer Heilpraktikerin suchen. Beide setzen häufiger zusätzliche Diagnose- und Behandlungsverfahren ein als Schulmediziner. Allerdings nehmen viele Patienten diese Hilfe erst in Anspruch, wenn sie mit der modernen Medizin nicht wirklich zufrieden sind. Dabei spielt auch die Honorarfrage eine Rolle. Eine kassenärztliche Behandlung wird meist von den gesetzlichen Krankenkassen übernommen, die ergänzenden Behandlungen übernehmen in der Regel nur private Krankenkassen oder bestimmte Zusatzversicherungen für gesetzlich Versicherte.

Wer ist der oder die Richtige?

Machen Sie sich bereits im Vorfeld klar, was Ihnen bei Ihrer Wahl wichtig ist:

- Ist es das Konzept der Ärztin oder des Therapeuten oder Zeit (Fahrt- und Wartezeit oder Öffnungszeiten)? Wie sind Sie versichert? Ist es entscheidend für Sie, dass die Krankenkasse die Behandlung zahlt?

- Fühlen Sie sich sicherer in einem schulmedizinischen Setting, oder sind Sie stärker naturheilkundlich orientiert? Ein Mittelweg sind schulmedizinisch versierte Heilpraktiker oder solche, die mit Ärzten zusammenarbeiten, oder auch eine Ärztin für Naturheilkunde, Homöopathie, Ernährungsmedizin, TCM und so weiter.

- Gibt es Behandlungen, mit denen Sie schon gute Erfahrungen gemacht haben oder die Sie kategorisch ablehnen?

- Wie weit sind Sie bereit, bei Ihrer Therapie mitzuarbeiten? Naturheilkundliche Ansätze erfordern meist mehr persönlichen Einsatz als schulmedizinische.

Hier müssen Wickel angelegt, bestimmte Tees gekocht oder Wasseranwendungen gemacht werden, dies aber möglichst regelmäßig und über einen bestimmten Zeitraum hinweg.

Vor dem Arztbesuch

Manche Informationen können Sie telefonisch in der Praxis erfragen, viele finden Sie aber auch im Internet. Seiten wie www.jameda.de oder www.sanego.de enthalten leider auch gesponserte, also geschönte Informationen. Versuchen Sie es besser mal bei www.weiße-liste.de. Hier hinterlassen andere Patienten Beschreibungen und Erfahrungen. Am besten finde ich es allerdings immer, Freunde und Bekannte zu fragen. Sie kennen oft Behandler in der Nähe und können persönlich berichten.

Beim ersten Termin – ehrlich zu sich sein!

Neben der fachlichen Kompetenz eines Arztes oder einer Therapeutin spielt das Vertrauensverhältnis eine wichtige Rolle. Das ist wichtig, damit Sie sich sicher fühlen und gut aufgehoben wissen, und sogar in gewissem Maße für den Erfolg der Behandlung. Eine gelungene Arzt-Patienten-Kommunikation ist offen, ehrlich und findet auf Augenhöhe statt. Und Sie dürfen sich sicher sein, dass Sie auch schwierige Themen miteinander besprechen können.
Mittlerweile ist erwiesen, dass ein empathischer Umgang des Arztes oder der Behandlerin einen direkten Einfluss auf das Ergebnis der Behandlung hat. Erfühlen Sie also bewusst, ob Sie Vertrauen aufbauen können, denn Vertrauen ist immer ein Vorschuss. Beantworten Sie sich folgende Fragen:

- Geht Ihr Arzt auf Sie ein? Nimmt er sich genügend Zeit?
- Erklärt er Ihnen Diagnose und Therapie gut verständlich. Klärt er sie ausreichend über Ihre Erkrankung und die Behandlung auf? Können Sie Fragen stellen?
- Kann Ihre Ärztin Ihnen Auskunft darüber geben, wie viel Zeit er für die Behandlung einplant und welche Erfolgsaussichten er für möglich hält? Große Heilversprechen macht *kein* guter Therapeut, aber er kann Ihnen erklären, wie und warum es Ihnen mit der Therapie besser gehen kann.

Fühlt es sich nicht richtig an, wechseln Sie lieber noch einmal den Therapeuten oder die Therapeutin. Denn ein gutes Gefühl sagt Ihnen nicht nur, dass die Arztbesuche in Zukunft nicht zur Qual werden, sondern bedeutet auch, dass Sie größtmögliche Chancen haben, wieder gesund zu werden.

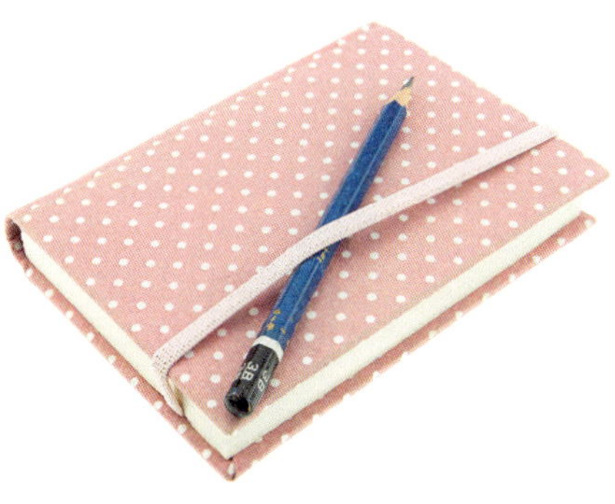

FRAUEN GESUNDHEIT

in der Praxis

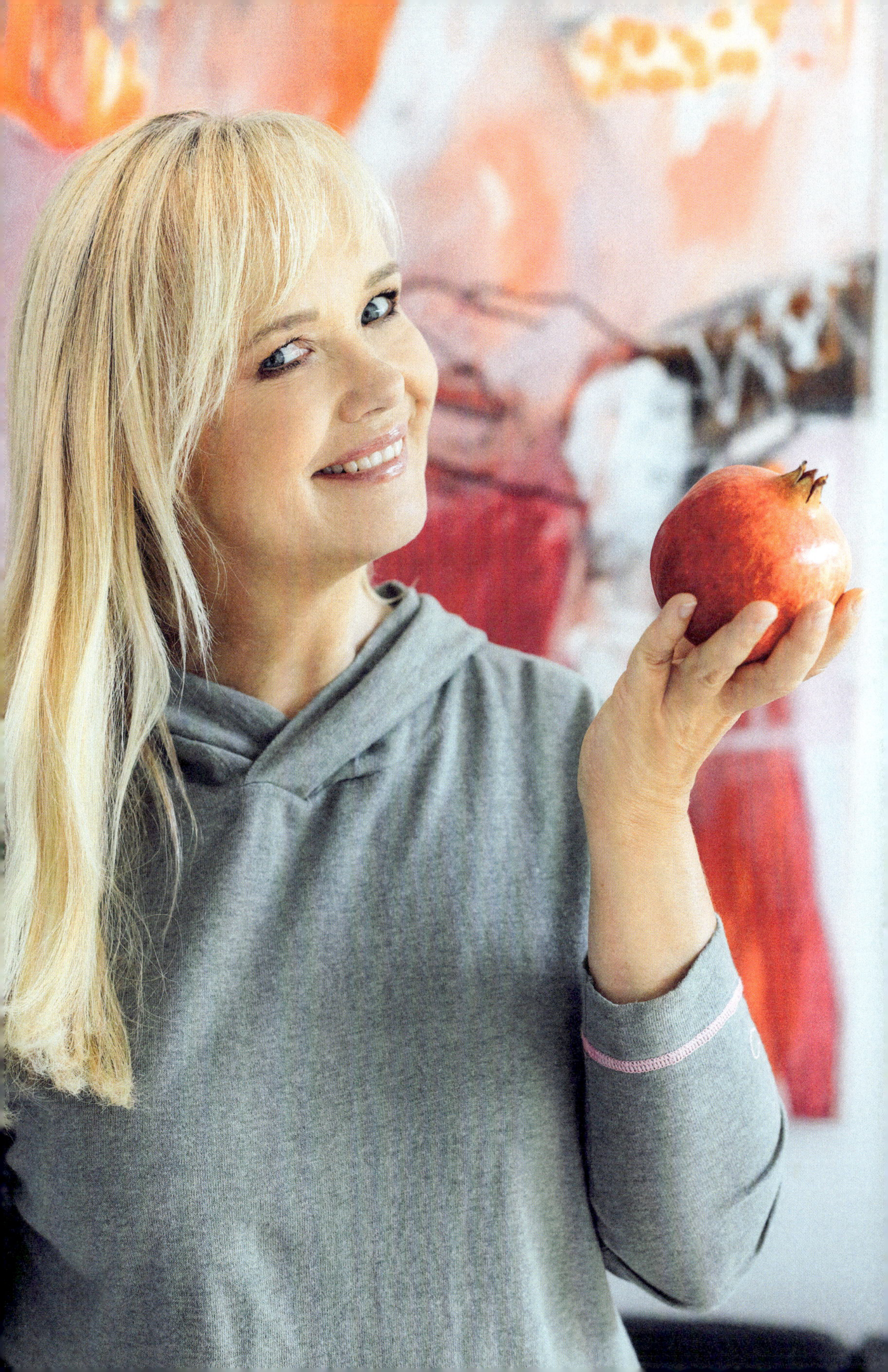

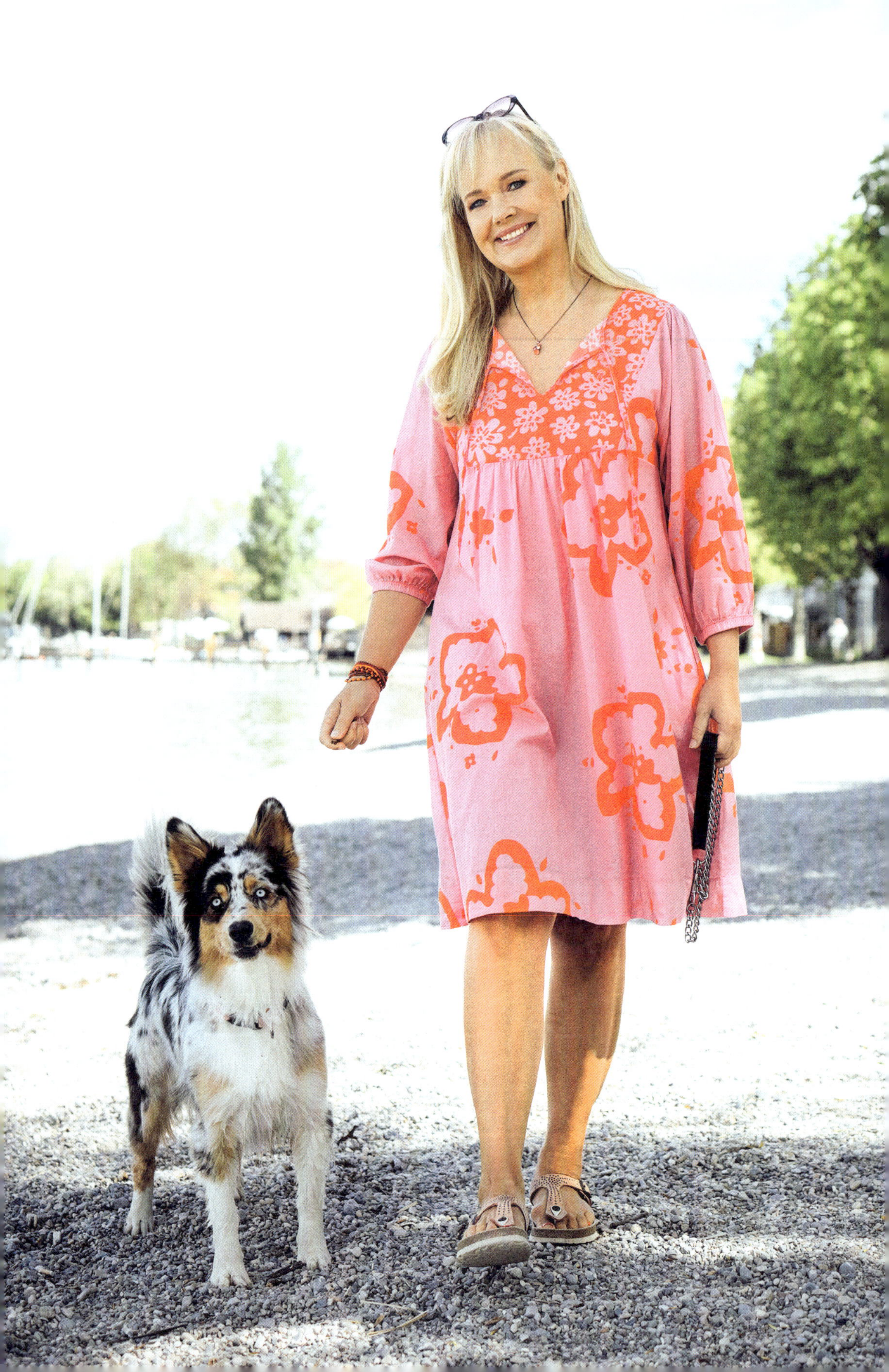

Herzkrankheiten

Bei den Herzerkrankungen gibt es mit Abstand am meisten verblüffende Erkenntnisse aus der Genderforschung. Hier wird deutlich, dass nicht alles so ist, wie wir vielleicht immer denken. So sterben Frauen genauso oft am Herzinfarkt wie Männer. Allerdings etwas später im Leben. Auch trifft die stressbedingte Herzschwäche fast immer Frauen. Zudem haben Frauen, wenn Sie Herzbeschwerden entwickeln, die schlechteren Karten. Warum Risikofaktoren sie stärker beeinträchtigen und was bei Diagnostik, Therapie und Nachsorge oft falsch läuft, erfahren Sie in diesem Kapitel und auch, wo das Potenzial der Naturheilkunde liegt. Sie kann Patientinnen so stärken, dass ihre Herzen nicht weiter Schaden nehmen und wieder stärker werden.

BLUTHOCHDRUCK – UNTERSCHÄTZTE GEFAHR BEI FRAUEN

Fakten, Fakten, Fakten

- Die Industrieländer der Welt liegen hier ganz vorn und Deutschland von allen Ländern in Europa an der traurigen Spitze.
- Das Risiko für Bluthochdruck (Hypertonie) steigt bei Frauen später als bei Männern. Sie erkranken bis zum 45. Lebensjahr öfter. Frauen trifft es dann meist nach dem 50. Lebensjahr.
- In ihrem sechsten Lebensjahrzehnt haben Frauen mit 60,7 Prozent die Männer (58,8 Prozent) überholt, ab 70 sind im Schnitt knapp 75 Prozent der Betroffenen Frauen.
- Die Gefahr für eine nachfolgende Herz-Kreislauf-Erkrankung wird manchmal von den Frauen selbst, aber auch von Ärzten und Ärztinnen unterschätzt.

Kurz und knapp

Bei einer Hypertonie wird das Blut mit zu hohem Druck durch die Gefäße gepumpt. Weil sich die hohen Werte häufig nicht durch Symptome bemerkbar machen, nennt man Bluthochdruck auch den »stillen Killer«. Er ist der größte Risikofaktor für Herz-Kreislauf-Erkrankungen und den Schlaganfall, denn er schädigt die Gefäße. Als erhöht gilt der Blutdruck, wenn er dauerhaft über 140/90 mmHg (Millimeter Quecksilbersäule) liegt.

Die Blutdruckmesswerte werden stets paarweise angegeben. Der erste Wert entsteht, wenn sich das Herz zusammenzieht und den maximalen Druck aufbaut (Systole). Der zweite (diastolische) Blutdruckwert entsteht, kurz bevor sich das Herz neu mit Blut füllt. In über 90 Prozent der Bluthochdruckerkrankungen gibt es keine fassbare Ursache, man spricht vom essenziellen Bluthochdruck.

In seltenen Fällen gibt es eine andere Ursache, die zu dem Hochdruck geführt hat und die dann behoben werden muss (zum Beispiel eine Nierenarterienstenose).

Symptome

Tückisch an der Hypertonie ist, dass man sich mit einem etwas höheren Blutdruck besonders fit und leistungsfähig fühlt. Unser Körper hat diese Fähigkeit, damit er »unter Druck«, also Stress, gut funktionieren kann. Gefährlich wird es aber, wenn der Blutdruck nach der Belastung nicht wieder auf ein normales Maß absinkt.

Überprüfen Sie Ihren Blutdruck bei Kopfschmerzen, Nervosität, Gereiztheit, Herzstolpern, Nasenbluten, Ein- und Durchschlafproblemen oder einem geröteten Teint. Einen kritischen Blutdruckanstieg bemerkt man oft deutlich. Bei einer gefährlichen Blutdruckkrise schnellt der Druck plötzlich auf Werte bis über 230 mmHg (systolisch) und/oder 130 mmHg (diastolisch).

NORMALE BLUTDRUCKWERTE

- optimaler Blutdruck: um 120/80
- normaler Blutdruck: unter 130/unter 85
- hochnormaler Blutdruck: maximal 139/ maximal 89
- Alle Werte darüber gelten als Bluthochdruck.

Das kann die moderne Medizin

Bei leicht erhöhtem Blutdruck raten Ärzte oft erst einmal zu einer Veränderung des Lebensstils. Im zweiten Schritt werden Medikamente erst einzeln verordnet, dann auch in Kombination. Diese kommen aus fünf Substanzklassen mit komplizierten Namen (Betablocker, Diuretika, Kalziumantagonisten, ACE-Hemmer und Angiotensinrezeptorblocker). Alle haben etwas andere Wirkungen und Nebenwirkungen.

Typisch weiblich

- Hinter **manchen Wechseljahresbeschwerden** wie Herzrasen, Hitzewallungen oder Brustschmerzen und Schlafstörungen kann ein zu hoher Blutdruck stecken.
- Eine besondere Form des erhöhten Blutdrucks ist der **schwangerschaftsbedingte Bluthochdruck** (Präeklampsie). Er normalisiert sich nach Schwangerschaftsende für gewöhnlich wieder.
- Auch unter **Einnahme der Pille** kann der Blutdruck steigen.
- Auf die **Blutdruckwerte zu achten** ist für Frauen extrem wichtig. In einer US-amerikanischen Studie, bei der Probanden mit unbehandeltem Bluthochdruck beobachtet wurden, wiesen Frauen zu 30 bis 40 Prozent mehr Gefäßschäden auf als Männer.
- **Riskante Folgen:** Bluthochdruck führt bei Frauen häufiger als bei Männern zu Schlaganfall, Herzinfarkt und Herzschwäche, außerdem zu Störungen der Nierenfunktion oder vaskulärer Demenz.
- **Risikoverstärker:** Bluthochdruck plus bauchbetontes Übergewicht sowie zu hohe Blutfett- und Blutzuckerwerte. Diese vier Faktoren sind in der Medizin als metabolisches Syndrom bekannt (siehe Seite 55) und besonders für Frauen tödlich.
- Frauen fühlen sich oft **fälschlicherweise sicher,** wenn sie ihr ganzes Leben einen niedrigen Blutdruck hatten. Dieser kann aber nach der Menopause plötzlich umschlagen.
- **Andere Wirkung:** Es gibt Hinweise darauf, dass Betablocker und ACE-Hemmer bei Frauen stärkere Nebenwirkungen haben. Suchen Sie so lange mit Ihrem Arzt oder Ihrer Ärztin nach dem richtigen Mittel, bis der Blutdruck stimmt – ohne Nebenwirkungen.

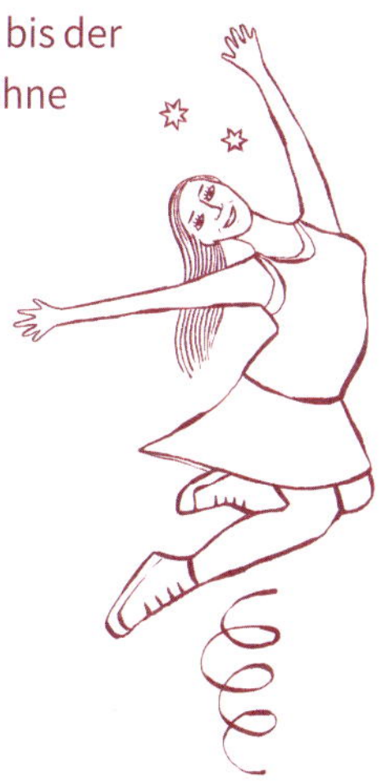

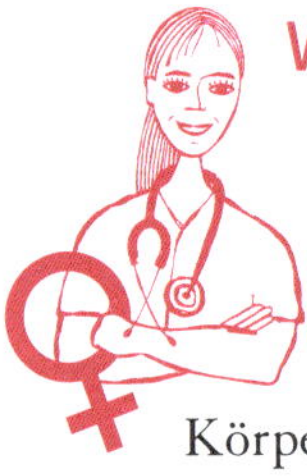

Woher kommt's?

Der **Hormonumschwung in den Wechseljahren** spielt beim Blutdruck eine wichtige Rolle. Man weiß, dass der weibliche Körper in jungen Jahren mehr Stickstoffmonoxid in der innersten Wandschicht der Blutgefäße, dem Endothel, produziert. Aus dieser hauchdünnen Schutzschicht der Adern entweicht ständig ein leichter Stickstoffnebel, der den Gefäßdurchmesser, Blutdruck und die Blutgerinnung reguliert. Entdeckt wurde dieser Mechanismus erst 1987. Weil Östrogen die Produktion von Stickstoffmonoxid anregt, bilden Endothelzellen bei Frauen etwa doppelt so viel davon wie bei Männern.

Diese Substanz trägt also dazu bei, dass sich die Blutgefäße leichter weit stellen und besser auf Blutdruckschwankungen reagieren als bei Männern. Um das 50. Lebensjahr lässt der Schutzeffekt des Weiblichkeitshormons nach. Zugleich machen sich **Risikofaktoren** wie Übergewicht oder Bewegungsmangel und Stress stärker bemerkbar. Es kommt schneller als bei Männern zu Organschäden.

BAUCH MIT EIGENLEBEN

Messen Sie sich mit einem Maßband in Taillenhöhe. Hier die relevanten Maße für Frauen:

- Bis 80 Zentimeter ist es in der Regel ungefährlich.
- Bis 88 Zentimeter erhöht sich das Risiko.
- Über 88 Zentimeter gilt als gesundheitlich bedenklich.

Zu viel Bauchfett wirkt hormonaktiv und auch in Sachen Bluthochdruck, beeinflusst Fett-, Zucker- und Druckwerte negativ. Es lohnt sich daher, aus gesundheitlichen Gründen Übergewicht zu reduzieren: Wenn Sie 10 Kilogramm abnehmen, sinkt der Druck um circa 12/8 mmHg.

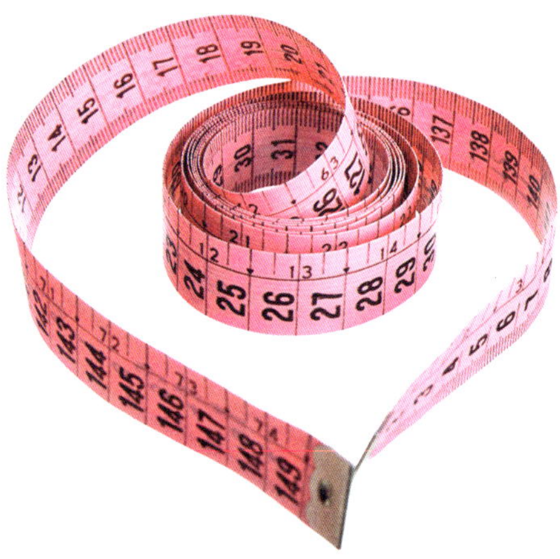

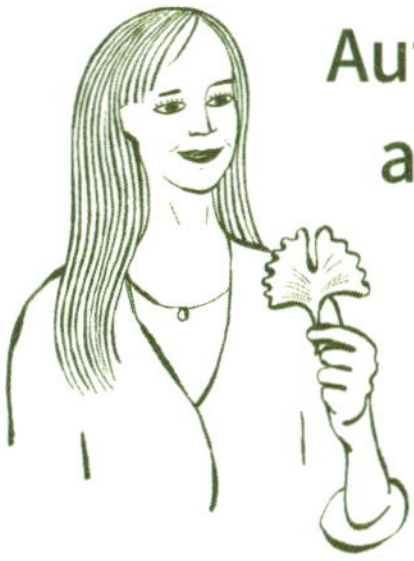

Auf einen Blick: Meine Top-Favoriten aus der Naturheilkunde

Zeigen Sie dem Bluthochdruck die rote Karte, und bauen Sie vor allem Stress ab. Das in Kombi mit geeigneten Lebensmitteln, mehr Bewegung im Alltag, einem Klassiker aus der Naturheilkunde, dem Aderlass, und kleinen Tricks aus der Psychologie senkt den Druck. So lassen sich (mit ärztlicher Begleitung!) sogar die Medikamente reduzieren.

1. Rot-grüne Superfoods
2. Rote-Bete-Smoothie
3. Rad fahren
4. Blut spenden
5. Salz reduzieren
6. Progressive Muskelentspannung
7. Rauwolfia

1 Rot-grüne Superfoods

> Rote Bete, Tomaten und Rucola

So geht's: Essen Sie jeden Tag viel Gemüse und täglich eine Portion Obst. Dabei gilt: möglichst bunt, also viele Farben. Oder Sie probieren den Rote-Bete-Smoothie.

Das bringt's: Es gibt Gemüsearten, die einen direkten Einfluss auf die Senkung des Blutdrucks haben. Dadurch nehmen Sie nicht nur viele Vitamine und Mineralien auf, sondern auch unterschiedliche zellschützende sekundäre Pflanzenstoffe.

WOW! STAUDENSELLERIE

Er ist die knackige Alternative zu Chips, denn 100 Gramm schlagen mit lediglich 21 Kilokalorien zu Buche. Doch der wahre Knaller sind die sogenannten Phthalide im grünen Gemüse. Dieser sekundäre Pflanzenstoff wirkt entspannend auf die glatte Muskulatur der Blutgefäße. Sie weiten sich, und der Blutdruck sinkt.

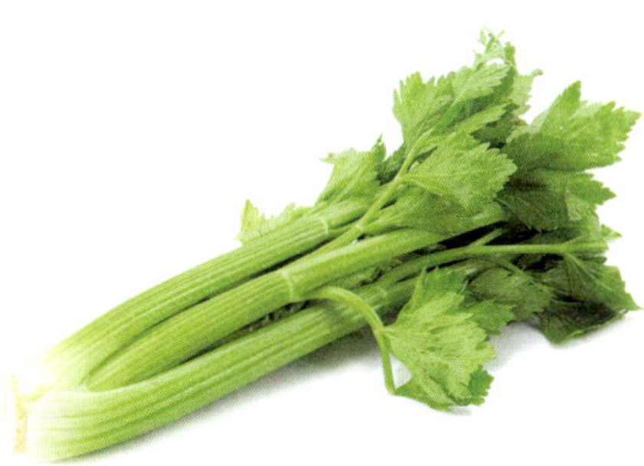

2 Rote-Bete-Smoothie

> Die Blutdruck-Trinkkur

So geht's:
Zutaten: 500 ml Rote-Bete-Saft • 100 ml Orangensaft • Saft von ½ Bio-Zitrone • 1 daumengroßes Stück Ingwer • 2 Stangen Staudensellerie • 1 Handvoll Rucola.

Zubereitung: Alle Zutaten im Mixer pürieren. Dieser Drink reicht für 2 Tage. 1 bis 2 Gläser Saft täglich trinken. Machen Sie eine Kur über 1 bis 2 Wochen, und beobachten Sie, wie sich Ihr Blutdruck verändert.

Das bringt's: Dieser Smoothie hilft mit all seinen Zutaten, den Blutdruck zu senken. Die Zutaten unterstützen die Stickstoffmonoxid-(NO-)Produktion, das die Gefäße weit stellt, und wirken zudem antientzündlich. Dadurch helfen sie auch, Arteriosklerose vorzubeugen und die Bildung von Blutgerinnseln zu vermindern. ½ Liter Rote-Bete-Saft täglich konnte sogar in Studien zeigen, dass er den Blutdruck senkt. Verantwortlich dafür ist vor allem das Nitrat, das in Roter Bete, aber auch in Rucola reichlich enthalten ist.

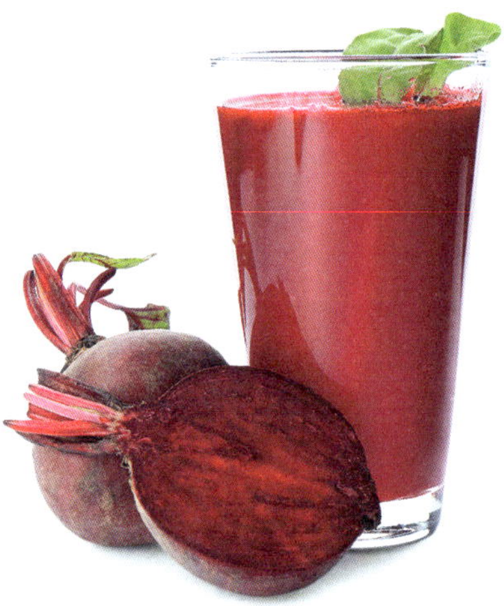

3 Rad fahren

> Läuft doch!

Bewegung ist besser als so manches Medikament. Sie senkt den Blutdruck nachhaltig um etwa 4 bis 5 mmHg.

So geht's: Radeln Sie einfach los, bergauf und bergab, am besten fahren Sie so zur Arbeit, zu Freunden oder machen Ihre Erledigungen. Es sollten etwa zweieinhalb Stunden pro Woche an körperlicher Aktivität sein. Geeignet ist alles, was Spaß macht, Radfahren, Tanzen, Walking oder Joggen, egal, Hauptsache, Sie tun es regelmäßig.

Das bringt's: Bewegung wirkt wie ein blutdrucksenkendes Medikament. Und das hat mit den Kapillaren zu tun, den winzigen Blutgefäßen in unserem Körper. Im Ruhezustand sind nur 3 bis 5 Prozent von ihnen aktiv. Bei Bewegung werden sie angeregt. Sie verlängern sich oder vergrößern ihren Durchmesser. Und es bilden sich sogar neue. Viele Kapillaren nehmen viel Blut aus den großen Arterien auf, der Druck im System sinkt.

4 Blut spenden

> Top-Blutdrucksenker

Eine Blutspende ist nichts anderes als ein Aderlass. Dieses alte Naturheilverfahren erfährt eine Renaissance bei der Behandlung von Bluthochdruck. In einer klinischen Studie an der Charité Berlin mit 300 Teilnehmern konnte der Blutdruck bei den Probanden mit Bluthochdruck um durchschnittlich 16 mmHg und über mehrere Wochen gesenkt werden. Dieser Erfolg hielt am deutlichsten an, wenn sie alle drei Monate Blut spendeten.

So geht's: Ob Blutspende oder Aderlass, dabei sind Sie immer unter ärztlicher Kontrolle. Eine Blutspende dauert nur wenige Minuten. Mit der Aufnahme der Spenderdaten, Ihrer Registrierung, der ärztlichen Untersuchung und der Erholungsphase nach der Spende muss mit einem gesamten Zeitaufwand von etwa einer Stunde gerechnet werden.

Das bringt's: Ein Aderlass verbessert die Fließeigenschaften des Bluts. Dadurch werden gefährliche Staus in den Gefäßen verhindert und damit die Gefahr für Infarkte reduziert. Außerdem werden gleich danach neue Blutzellen gebildet, die mehr Sauerstoff aufnehmen können. Und noch etwas: Anderen helfen und Gutes tun schützt das Herz zusätzlich, auch das belegen Studien.

5 Salz reduzieren

> Nicht mehr als 5 Gramm täglich

Salzsensitive Menschen können überschüssiges Salz nur durch erhöhten Blutdruck ausscheiden. Eine der wichtigsten Ernährungsempfehlungen bei der DASH-Diät, dem Diätprogramm des US-amerikanischen Gesundheitsministeriums bei Bluthochdruck, besteht deshalb in der Reduktion von Salz auf maximal 5 Gramm pro Tag im Rahmen einer vollwertigen, mediterranen und fettarmen Ernährung (DASH steht für *Dietary Approach to Stop Hypertension,* etwa »Ernährungsmodell gegen Bluthochdruck«). Das bedeutet viel Gemüse und Obst sowie Vollkorn- und fettarme Milchprodukte, wenig Zucker und gesättigte Fettsäuren aus rotem Fleisch. Erlaubt sind Geflügel und Fisch, Nüsse und Hülsenfrüchte.

So geht's: Viele Lebensmittel wie Brot, Käse oder Wurst enthalten viel Salz. Fertiggerichte oder Snacks toppen diese Mengen noch. Kochen Sie möglichst selbst mit obigen Zutaten und würzen vor allem mit Kräutern, Zwiebeln, Knoblauch oder Zitrone. Und probieren Sie mal einen natriumreduzierten, kaliumangereicherten Salzersatz (Reformhaus) aus.

Das bringt's: Weniger Salz bedeutet weniger Zellstress, der zu Schäden an den Innenwänden der Gefäße führt. Auch das Gleichgewicht zwischen den »Blutdruckmineralien« Natrium und Kalium wird wieder in Balance gebracht. Eine Ödembildung (Wasseransammlung) in Zellen und Bindegewebe wird weniger.

6 Progressive Muskelentspannung

> Relax

Entspannungsverfahren wie die progressive Muskelentspannung (PME) nach (Edmund) Jacobson sind eine bewährte Methode, um Stress abzubauen und den Blutdruck zu senken.

So geht's: Einzelne Muskelgruppen werden nacheinander von Kopf bis Fuß für einige Sekunden angespannt. Danach lässt man locker und spürt nach. Eine einfache Vorstellung von diesem grundlegenden Prinzip bekommen Sie hier:

- Setzen Sie sich bequem auf einen Stuhl, und legen Sie die Hände auf die Oberschenkel. Lenken Sie Ihre ganze Aufmerksamkeit zuerst auf den rechten und dann auf den linken Arm.
- Beim nächsten Einatmen ballen Sie beide Hände zu Fäusten und spannen die Armmuskeln für 10 Sekunden an. Atmen Sie dabei gleichmäßig. Lösen Sie die Muskeln, und spüren Sie der Entspannung 30 Sekunden nach.
- Dann spannen Sie 10 Sekunden die Beine und Füße an, wieder 30 Sekunden nachspüren.
- Jetzt machen Sie das Gleiche mit dem Gesicht.

Wenn Sie die Übung schnell beruhigt, lohnt es sich, diese Technik in einem (Online-) Kurs zu erlernen. Auch Krankenkassen bieten Downloads an.

Das bringt's: Es besteht ein enger Zusammenhang zwischen Muskulatur und Nervensystem. Wir beißen die Zähne zusammen oder ballen die Fäuste vor Wut, immer ist in solchen Situationen der Muskeltonus erhöht, und auch das Nervensystem steht unter Strom. So schlagen Sie mit PME gleich zwei Fliegen mit einer Klappe: Sie lösen muskuläre Verspannungen, was sich positiv auf das Nervensystem auswirkt. Die gezielten Übungen und die Wahrnehmung des Körpers führen auch zur Senkung von Herz- und Atemfrequenz sowie Blutdruck.

7 Rauwolfia

> Die Dosis macht's

Rauwolfia oder auch Indische Schlangenwurzel ist in hohen Dosen sehr giftig, wirkt aber in der richtigen Dosis blutdrucksenkend. Naturheilkundliche, ayurvedische und TCM-Ärzte setzen sie gern ein, weil sie gleichzeitig gegen Kopfschmerzen, Depressionen und Schwindel helfen kann. Milder wirkt Rauwolfia als homöopathisches Mittel, aber auch dieses ist in Absprache mit Ihrer Ärztin auszuwählen und zu dosieren.

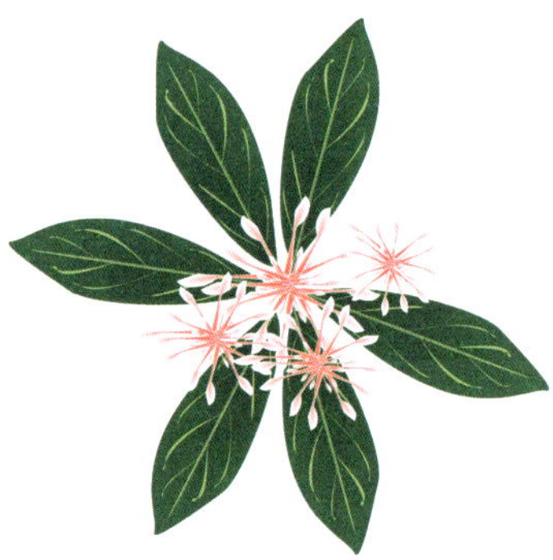

HERZRHYTHMUSSTÖRUNGEN – VORHOFFLIMMERN FÜR FRAUEN GEFÄHRLICHER

Fakten, Fakten, Fakten

- Herzrhythmusstörungen (HRS) gehören zu den häufigsten Herzerkrankungen.
- Während Frauen etwas weniger davon betroffen sind als Männer, versterben sie aber fast doppelt so viele daran!
- Die häufigste Rhythmusstörung ist das Vorhofflimmern. Frauen mit Vorhofflimmern sind besonders gefährdet, einen Schlaganfall zu erleiden.

Kurz und knapp

Normalerweise erregen das Herz elektrische Impulse regelmäßig und in der gleichen Abfolge. Der normale Herzschlag liegt bei 60 bis 80 Schlägen in der Minute. Ärztinnen und Ärzte teilen die Rhythmusstörungen danach ein, ob der Herzschlag zu langsam (bradykard: weniger als 60 Schläge pro Minute) oder zu schnell ist (tachykard: mehr als 100 Schläge pro Minute). Das elektrische Leitungssystem ist sehr komplex, und die Störungen, die auftreten können, sind entsprechend vielfältig. Harmlos sind beispielsweise vereinzelte Extraschläge (Extrasystolen). Aber es gibt auch lebensbedrohliche Rhythmusveränderungen. Sehr gefährlich sind in der Regel Störungen, die die Herzkammern so schnell schlagen lassen, dass sie dabei kein Blut mehr pumpen (Kammerflimmern) und es zum plötzlichen Herztod kommen kann.

Symptome

- Ein **verlangsamter Herzrhythmus** (Bradykardie) kann schon bei alltäglichen leichten Anstrengungen Symptome wie Müdigkeit, Schwindel und Atemnot auslösen.

- Ein **zu schneller Herzschlag** (Tachykardie) hingegen führt zu Herzrasen oder Herzstolpern. Manchmal spürt man Herzstiche, oder die Rhythmusstörungen sind mit Kurzatmigkeit, Atemnot, Unwohlsein, Schwächegefühlen, Benommenheit, Ängsten oder Schweißausbrüchen verbunden. Viele Rhythmusstörungen bleiben lange unbemerkt.

Das kann die moderne Medizin

Welche Art von Rhythmusstörung vorliegt, darüber kann ein EKG (Elektrokardiogramm) Aufschluss geben. Vorhofflimmern wird vor allem mit Medikamenten oder der Katheterablation, bei der bestimmte Bereiche im Herzen, die zur Fehlerregung beitragen, verödet werden, häufig erfolgreich behandelt. Manchmal sind mehrere Eingriffe notwendig. Andere Rhythmusstörungen werden mit elektrischer Kardioversion (»Elektroschock«) oder Schrittmachern behandelt. Wichtig ist die Gabe von Gerinnungshemmern (Blutverdünnung), um Schlaganfälle zu vermeiden.

Typisch weiblich

Auch bei Herzrhythmusstörungen gibt es große Unterschiede zwischen Frauen und Männern:

→ Nicht nur die Herzgröße, sondern auch die **Erregungsleitung** ist in Frauenherzen etwas anders.

→ Das **Herzrasen** (idiopathische ventrikuläre Tachykardie) ist bei Frauen etwa doppelt so häufig wie bei Männern.

→ Die sogenannte **AV-Knoten-Reentry-Tachykardie** (AVNRT) ist die **häufigste Rhythmusstörung** bei Frauen. Typisch ist der plötzlich beginnende und wieder endende schnelle und regelmäßige Herzschlag. Sie ist selten gefährlich. Mehr als zwei Drittel der Patienten sind Frauen, meist zwischen 30 und 50 Jahre alt.

→ Frauen haben **andere Herzerkrankungen als Ursache**: Herzrhythmusstörungen sind häufig die Folge anderer Herzleiden. Bei Frauen sind es vor allem Herzklappenfehler, Herzinsuffizienz oder Bluthochdruck.

→ Die **Symptome vom Vorhofflimmern** machen Frauen laut mehreren großen Studien offenbar mehr zu schaffen als Männern.

→ Frauen brauchen andere **Medikamente,** denn:
- **Arzneimittel gegen Herzrhythmusstörungen** lösen bei Frauen häufiger unerwünschte Nebenwirkungen aus wie Schwindel, Schwäche oder gar Ohnmacht.
- **Betablocker** verursachen bei Frauen häufiger Schwäche oder kalte Hände und Füße als bei Männern. Frauen kommen zudem oft mit einer deutlich niedrigeren Dosis aus als Männer.
- **Blutverdünner** sind für Frauen wichtig, denn sie können das Risiko mindern, dass Blutgerinnsel, die insbesondere beim Vorhofflimmern entstehen können, einen Schlaganfall auslösen. Hier zeigten Studien, dass das alte Medikament Marcumar bei Frauen deutlich mehr Nebenwirkungen verursacht. Fragen Sie unbedingt nach den neuen oralen Antikoagulanzien (NOACs).

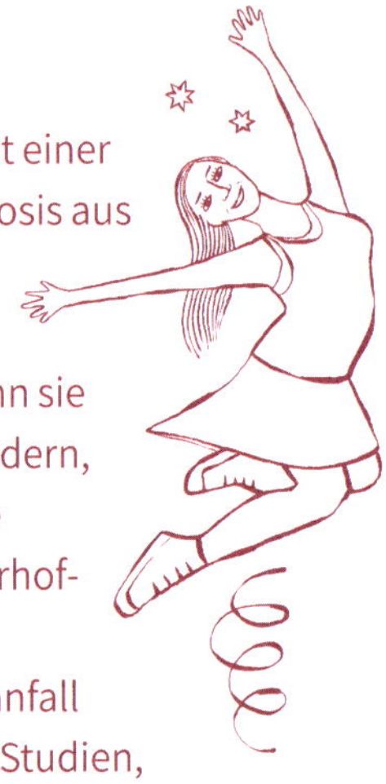

→ Frauen **sterben doppelt so häufig** an Herzrhythmusstörungen als Männer.

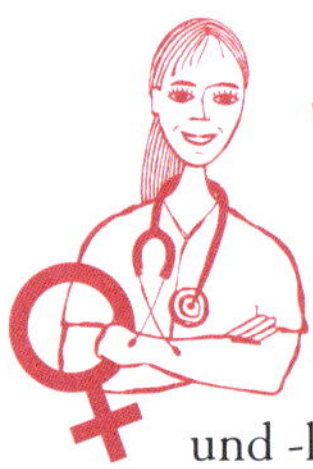

Woher kommt's?

● Als **Faustregel** kann man sich merken, dass alle Parameter der Erregungsbildung und -leitung beim weiblichen Geschlecht ein bisschen »schneller« sind als bei Männern und die Erregungsrückbildung hingegen etwas länger dauert. Dies führt zu den etwas anderen Symptomen und verändert sich auch mit dem Alter und Hormonstatus. Ist der **Östrogenspiegel** hoch, werden die Arterien weit gestellt. Ist er niedrig, fällt der Gefäßschutz weg.

● Zur erhöhten Sterblichkeit gibt es bisher die Vermutung, dass Frauen **seltener behandelt und weniger gut versorgt** werden als Männer. Auch bekommen sie womöglich weniger Medikamente verordnet. Mein Rat: Nehmen Sie also auch als harmlos geltende Rhythmusstörungen ernst, und suchen Sie mit Ihrer Ärztin nach einer konsequenten Behandlung, die Folgeerkrankungen vermeidet und weitere Risikofaktoren eindämmt.

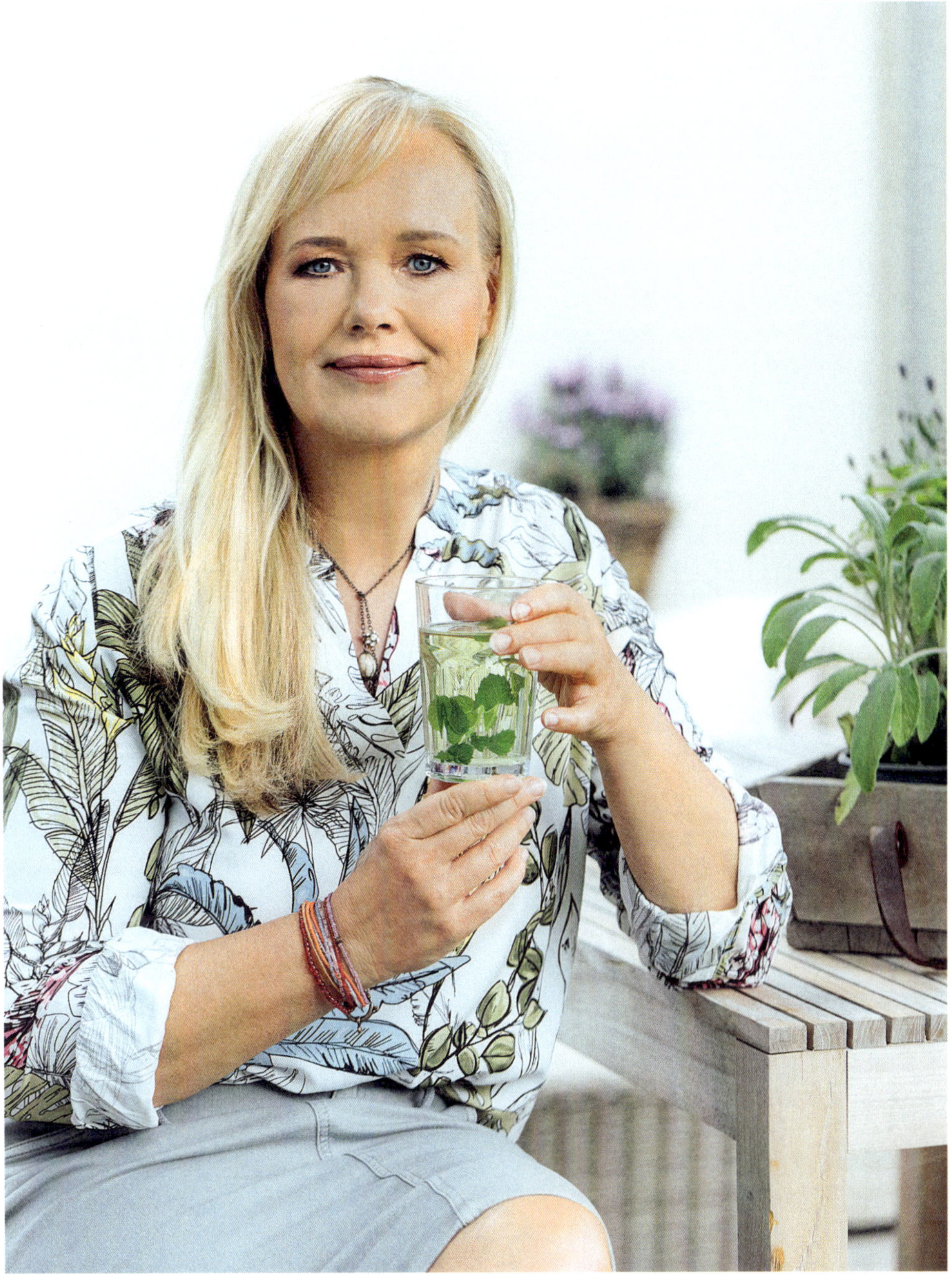

Auf einen Blick: Meine Top-Favoriten aus der Naturheilkunde

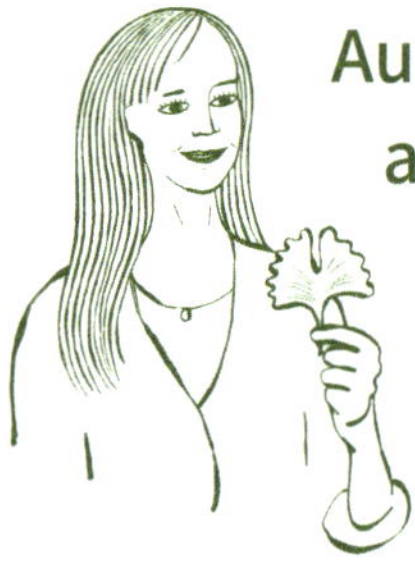

»Puls runter!« heißt die Devise bei Herzrhythmusstörungen. Dabei helfen aus der Naturheilkunde Bewegung, Meditation, die richtigen Kräuter und Mineralien. Sie wirken nicht nur aufs Herz, sondern sorgen auch für eine psychische Stabilisierung, denn Rhythmusstörungen machen Angst. Bei den sogenannten funktionellen Herzrhythmusstörungen, denen keine organische Ursache zugrunde liegt, kann auch eine alleinige Behandlung mit naturheilkundlichen Mitteln erfolgreich sein.

1. Abendspaziergang
2. Hypnose
3. Teatime
4. Mineralienkur
5. Ashwagandha

WOW! **LEBENSZEIT = HERZFREQUENZ**

Das Herz eines Hamsters schlägt 300-mal in der Minute, er hat eine Lebenszeit von zwei bis vier Jahren. Ein ausgewachsener Elefant kommt auf nur etwa 25 Schläge und hat eine Lebenserwartung von etwa 70 Jahren. Und die Schildkröte kommt mit 20 Schlägen in der Minute aus. Damit wird sie über 100 Jahre alt.

1 Abendspaziergang

> Ruhepuls senken

Die Ruhepulswerte können stark schwanken. Während Sporteinsteiger mehr als 80 Schläge haben können, sind es bei Freizeitsportlern 60 bis 70 und bei Profisportlern nur um die 40 Schläge pro Minute. Das liegt daran, dass ein trainiertes Herz mit einem Schlag mehr Blut in den Kreislauf pumpen kann und deshalb weniger Schläge benötigt. Es gibt einen deutlichen Zusammenhang zwischen dauerhaft erhöhtem Ruhepuls und verringerter Lebenserwartung.

So geht's: Beim Training des Herzens geht es vor allem darum, die Kondition zu erhöhen. Das gelingt mit Ausdauersportarten wie Schwimmen, Radfahren, Tanzen oder Wandern. Yoga, Tai-Chi oder Qigong sind sehr gut geeignet. Sie vereinen rhythmische schwingende Bewegung mit geistiger Entspannung. Auch der abendliche Spaziergang ist eine gute Möglichkeit, Bewegung und Entspannung zu kombinieren.

Das bringt's: Wer seinen Ruhepuls von 80 auf 60 Schläge pro Minute senkt, entlastet sein Herz enorm. So spart man in drei Jahren ein komplettes Jahr an Herzarbeit. Im Umkehrschluss belegen Studien, dass sich das Sterberisiko verdreifacht, wenn der Ruhepuls über 90 liegt.

2 Hypnose

> Weniger Stress

Eine Möglichkeit, das Leben stressfreier zu gestalten und damit auch das Herz zu entlasten, ist die Hypnose. Bisher gut erforscht wurde ihre Wirkung vor allem bei der Behandlung von Schmerzen, Phobien, Schlafstörungen, Übergewicht oder Suchterkrankungen. Ganz innovativ ist der Einsatz von Hypnose bei der Behandlung von Herzkrankheiten, vor allem Herzrhythmusstörungen, am Herzzentrum in Leipzig. Eine erste Studie konnte zeigen: Patienten, die sich regelmäßig hypnotisieren lassen, haben weniger Herzrhythmusstörungen, sind ausgeglichener, schlafen besser, und das Risiko eines Schlaganfalls oder Herzinfarkts ist um bis zu 70 Prozent gesenkt.

So geht's: Während der Hypnose wird der Patient angeleitet, sich tief zu entspannen. Dieser Zustand tiefer Entspannung, die Trance, geht gleichzeitig mit erhöhter Aufmerksamkeit einher. Die Konzentration des Patienten ist während dieser Zeit auf seine inneren Bilder gerichtet.
Neben der geführten Hypnose hat man auch die Möglichkeit der Selbsthypnose. Es gibt zahlreiche Anleitungen. Für den Hausgebrauch hat ein Team vom Herzzentrum Leipzig eine Dreißig-Tage-Kur für Körper und Geist entwickelt, um Herz-Kreislauf-Krankheiten den Kampf anzusagen. Auf YouTube gibt es einen Workshop vom Herzzentrum mit dem Titel: »Durch Hypnose Entspannung finden«.

Das bringt's: Hypnose – ob geführt oder als Selbsthypnose – ist die Kunst, mit der eigenen Vorstellungskraft zu arbeiten. Die Reise nach innen ermöglicht es, sich in der Fantasie eine »alternative« Wirklichkeit vorzustellen. In dieser »neuen« Realität kann der Patient eigene Strategien entwickeln und damit Erfahrungen machen, die zur Bewältigung seines Problems in der Lebenswirklichkeit hilfreich sind.

3 Teatime

> Herzschutz aus der Teekanne

Besenginsterkraut gehört zu den wenigen pflanzlichen Wirkstoffen, die nachweisbar bei leichten Herzrhythmusstörungen erfolgreich sind. Beruhigend wirken ebenso Tees aus Melisse und Baldrian. Auch Weißdorn wirkt rhythmusstabilisierend.
Wichtig: Sollten Sie an Bluthochdruck leiden, Antidepressiva einnehmen oder schwanger sein, dürfen Sie kein Besenginsterkraut einnehmen.

So geht's: Für den Besenginstertee überbrühen Sie 1 Teelöffel (1 bis 2 Gramm) Kraut mit 150 Milliliter kochendem Wasser und lassen ihn 10 Minuten zugedeckt ziehen. Gießen Sie den Tee durch ein Sieb ab. Trinken Sie täglich 3 Tassen.

Das bringt's: Der wichtigste Inhaltsstoff ist das Alkaloid Spartein, das eine Verlangsamung des Herzrhythmus bewirkt. Dadurch entstehen längere Erholungsphasen zwischen den Herzschlägen. Bitte informieren Sie Ihren Arzt davon bei regelmäßiger Anwendung.

4 Mineralienkur

> Rhythmusmacher

Normalerweise nehmen wir über die Ernährung ausreichend Mineralstoffe zu uns, auch die Herzmineralien Kalium und Magnesium. Sie haben eine wichtige Funktion für die elektrische Stabilisierung der Herzzellen. Der Normbereich für Kalium liegt bei 3,6 bis 4,8 mmol/l und für Magnesium bei 0,7 bis 1,05 mmol/l. Wer unter Herzrhythmusstörungen leidet, sollte eine Unterversorgung mit diesen Mineralien durch einen Test ausschließen lassen.

So geht's: Stabilisieren Sie Ihren Herzrhythmus mit den richtigen Lebensmitteln. Essen Sie magnesium- und kaliumreich. Magnesium ist vor allem in Blattgemüse wie Spinat enthalten, aber auch in Bohnen und Erbsen, Nüssen und Samen. Vollkornbrot ist ebenfalls eine gute Quelle. Kaliumreiche Lebensmittel sind beispielsweise Kartoffeln, Bananen und Trockenobst, alle Kohlsorten oder Schwarzwurzeln, außerdem Getreide wie Roggen oder Dinkel, aber auch Hülsenfrüchte, Nüsse und Samen.

Das bringt's: Kalium und Magnesium sind wichtig bei der Weiterleitung von elektrischen Impulsen. Die Pumptätigkeit des Herzens beruht im Wesentlichen auf Wechselwirkungen zwischen verschiedenen elektrisch geladenen Teilchen in und außerhalb der Zellen. Zu einem Mangel kann es kommen, wenn nicht genügend Magnesium aufgenommen wird oder über die Nieren zu viel davon verloren geht. Dies kann bei Darmkrankheiten oder harntreibenden Mitteln der Fall sein, die zur Behandlung von Bluthochdruck oder Herzkrankheiten eingesetzt werden.

5 Ashwagandha

> Allrounder aus dem Ayurveda

In der ayurvedischen Medizin wird Ashwagandha (Schlafbeere oder Indischer Ginseng) gern und mit Erfolg auch zur Beruhigung der Herztätigkeit verwendet.

So geht's: Ashwagandha (Reformhaus oder Apotheke) gibt es als Pulver, in Kapseln oder Tablettenform, zusätzlich gibt es Wurzelextrakte. Die Einnahme erfolgt nach Packungsbeilage. Die Wirkung kann sich erst nach einiger Zeit einstellen. Patientinnen mit Diabetes, Bluthochdruck, psychischen Störungen, Schilddrüsenfunktionsstörungen und Autoimmunerkrankungen sollten die Einnahme zuvor mit einem ayurvedischen Arzt besprechen.

Das bringt's: Die Schlafbeere wirkt beruhigend sowie stärkend auf das Herz und lindert Ödeme. Sie senkt den Spiegel des Stresshormons Cortisol. Auf der geistig-emotionalen Ebene fördert Ashwagandha Ruhe und Klarheit.

HERZSCHWÄCHE – DIAGNOSE BEI FRAUEN HÄUFIG ZU SPÄT

Fakten, Fakten, Fakten

- In Deutschland wird die Zahl der Patientinnen und Patienten mit Herzschwäche auf vier Millionen geschätzt, also etwa eine oder einer von zwanzig.
- Fast 45 000 Menschen sterben jährlich an der Volkskrankheit, sie gehört zu den häufigsten Todesursachen.
- Die Sterberate liegt bei Frauen um 65,5 Prozent höher als bei Männern, da die Herzschwäche sie später im Leben trifft als Männer. Aber: Das Deutsche Zentrum für Herzinsuffizienz (DZHI) hat festgestellt, dass auch jüngere Frauen (das Durchschnittsalter lag bei 47 Jahren) häufig Vorstufen einer Herzschwäche zeigen, auch ganz ohne Risikofaktoren dafür zu haben.

Kurz und knapp

5 Liter Blut pumpt das Herz pro Minute erst durch die Lunge, dann in den Kreislauf. Bei körperlicher Anstrengung oder psychischem Stress können es bis zu 20 Liter sein. Bei einer Herzschwäche (Herzinsuffizienz) hat das Herz nicht mehr genügend Power und schafft es nicht, ausreichend Blut durch den Körper zu pumpen. Gehirn, Muskeln und Nieren, aber auch das Herz selbst werden nicht mehr ausreichend mit Sauerstoff und Nährstoffen versorgt. Ein Stück weit ist dies normal: Die Leistungsfähigkeit des Herzens nimmt ab dem 30. Lebensjahr jedes Jahr um 1 Prozent ab, eine 80-Jährige hat also nur noch 50 Prozent ihrer Herzkraft. Der Muskel wird bindegewebiger, die Klappen und Gefäße starrer.

FRAUENHERZEN SCHLAGEN STÄRKER

Forscher aus drei Kontinenten haben im Rahmen des Großprojekts *Human Cell Atlas* (www.humancellatlas.org) eine erste ausführliche Skizze des menschlichen Herzens vorgelegt. Um das lebenswichtige Organ besser zu verstehen und Erklärungen für Herzerkrankungen zu finden, wurden rund eine halbe Million menschliche Herzzellen und ihre Zellkerne analysiert.

Die Erkenntnisse können womöglich dabei helfen, maßgeschneiderte Therapien für Frauen und Männer zu entwickeln, und damit eine personalisierte Medizin für Herzleiden schaffen.

Spannend war die Beobachtung, dass die Frauenherzen in ihren Kammern mehr Muskel- und weniger Bindegewebszellen aufweisen als die der Männer, obwohl weibliche Herzen meist kleiner sind als männliche. Das könnte erklären, warum Frauen insgesamt später als Männer an Herz-Kreislauf-Leiden erkranken. Das weibliche Herz ist im Sinne von Kraftproduktion besser ausgestattet als das männliche.

Symptome

Das Gefühl, dass die allgemeine Leistungsfähigkeit nachlässt, und das Bedürfnis, öfter Pausen zu machen, können erste Anzeichen für eine Herzschwäche sein, ebenso wie Atemnot und Wassereinlagerungen zunächst an den Fußknöcheln. Auch Herzrasen und Schwindelgefühle können vorkommen. Das merken Betroffene beispielsweise beim Sport, beim Treppensteigen oder auch beim Wandern, später sogar in Ruhe.

Das kann die moderne Medizin

Herzschwäche ist nicht heilbar, kann aber durch die Therapie verbessert werden. Änderungen des Lebensstils stehen im Mittelpunkt, insbesondere ein Rauchstopp ist wichtig. In leichten bis mittelschweren Stadien werden blutdrucksenkende und entwässernde Mittel eingesetzt, aber auch solche, die den Herzrhythmus stabilisieren (Betablocker, Diuretika, ACE-Hemmer). In schwereren Stadien helfen weitere Maßnahmen wie Klappenersatz, Aufweitung von verengten Herzkranzgefäßen oder das Einsetzen eines Schrittmachers – in besonders schweren Fällen auch eine Herztransplantation.

Typisch weiblich

- **Frauenherzen schlagen schneller:** Die kleinere Größe muss das Frauenherz durch einen schnelleren Herzschlag ausgleichen, um seinen Sauerstoffbedarf zu decken. So schlägt es bei Frauen im Durchschnitt etwa 70-mal pro Minute, bei Männern rund 60-mal.
- **Die Dehnbarkeit des Herzmuskels nimmt ab:** Während bei Männern als Ursache der Herzschwäche eine Störung der muskulären Pumpfunktion vorliegt, ist es bei Frauen häufiger eine Abnahme der Dehnbarkeit.
- **Schwächere Anzeichen:** Insgesamt sind Symptome wie Atemnot, Müdigkeit oder Herzrhythmusstörungen bei Frauen schwächer ausgeprägt, was die Diagnose erschweren kann.
- **Andere Risikofaktoren:** Vor allem Bluthochdruck mit zunehmendem Alter und Depressionen kommen bei ihnen nicht nur häufiger vor, sondern scheinen die Herzen auch stärker zu schädigen. Eine besonders negative Wirkung auf das weibliche Herz konnte für anhaltenden emotionalen Stress nachgewiesen werden.
- Je früher die **Menopause** bei Frauen einsetzt, desto höher ist die Wahrscheinlichkeit, an einer Herzinsuffizienz zu erkranken.
- **Medikamente wirken unterschiedlich:** ASS schützt Frauen vor Schlaganfall, hingegen weniger vor einem Herzinfarkt. Manche ACE-Hemmer (insbesondere Enalapril) zeigten mit dem weiblichen Zyklus schwankende Wirkungen, mehr Nebenwirkungen und weniger Effekt. Betablocker wiederum lösen bei manchen Frauen gefährliches Herzrasen aus.

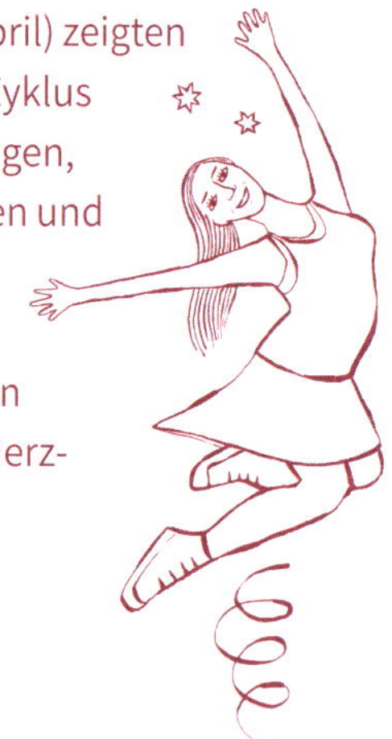

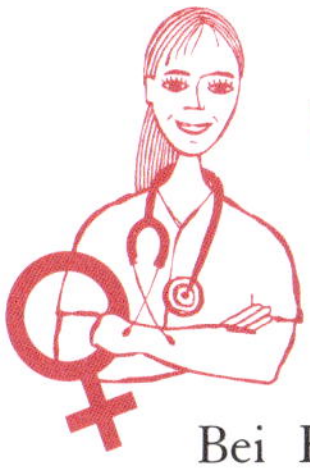

Woher kommt's?

Eine Herzschwäche entwickelt sich zu 80 Prozent auf dem Boden einer anderen Erkrankung. Bei Frauen kommt es insbesondere durch **Bluthochdruck** und **Typ-2-Diabetes** dazu. Auch hier gibt es einen Zusammenhang zwischen dem Abfall insbesondere des schützenden Östrogens nach der Menopause und dem steigenden Risiko für Herz-Kreislauf-Erkrankungen.

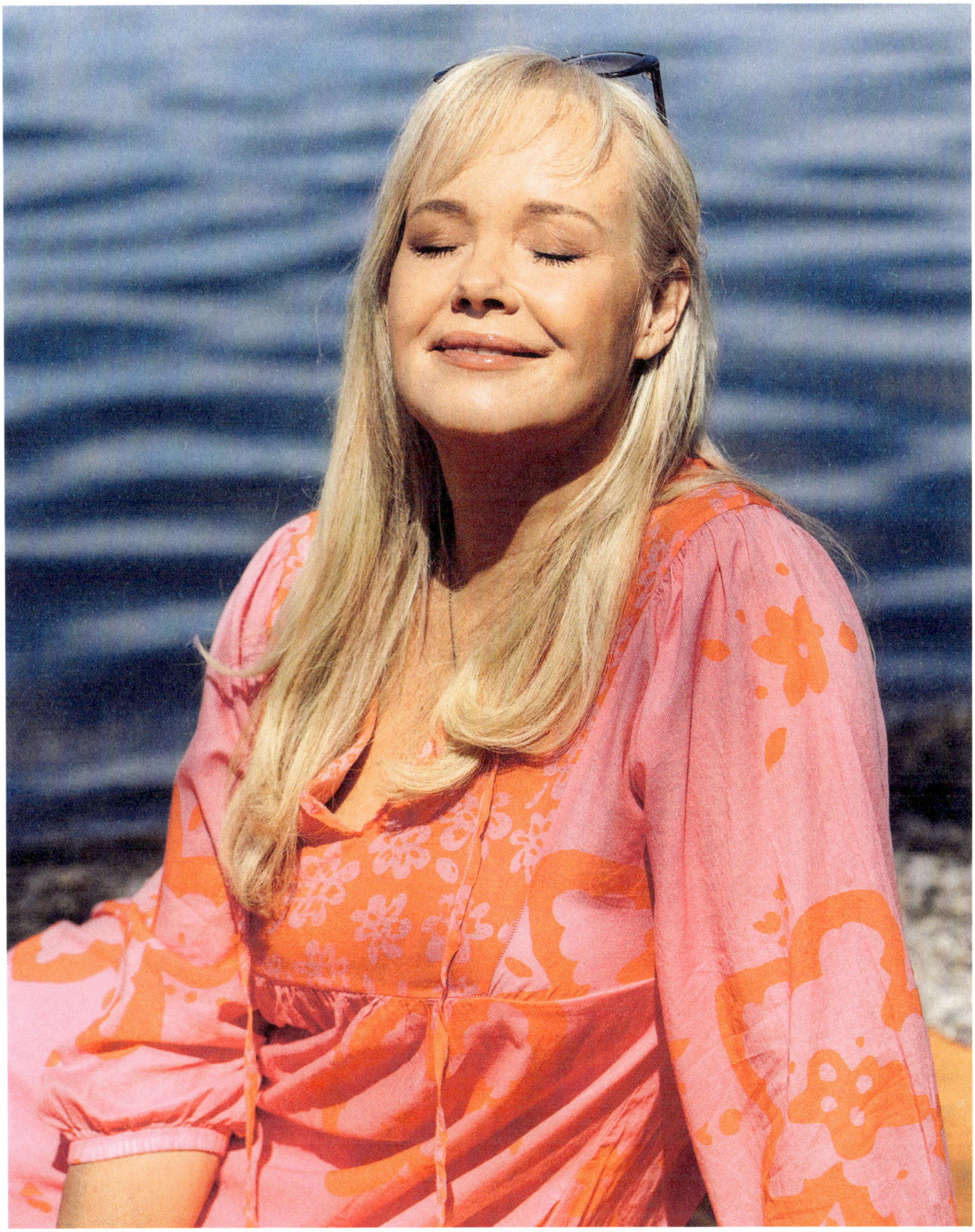

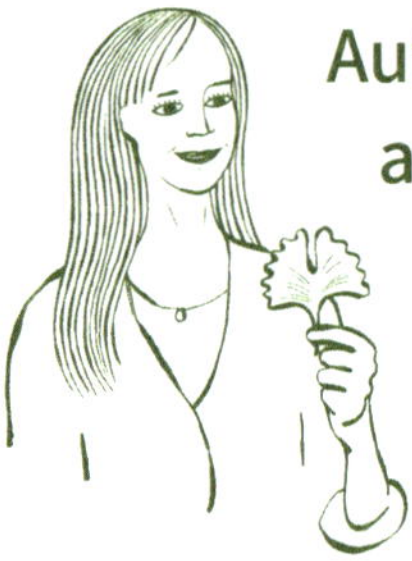

Auf einen Blick: Meine Top-Favoriten aus der Naturheilkunde

Auch mit einer Herzschwäche kann man ein gesegnetes Alter erreichen. Hilfreich dafür ist die Kombination von schulmedizinischer Behandlung mit komplementärmedizinischen Angeboten. Sie tragen vor allem zur Symptomlinderung bei und helfen, eine Verschlechterung zu stoppen.

1. Atemtherapie
2. Anthroposophische Arzneien
3. Salztagebuch
4. Lavendel
5. Kneipp-Time
6. Weißdorn

1 Atemtherapie

> Das Herz stärken

Etliche Krankenkassen bezuschussen verordnete Atemtherapien. Egal, ob selbst ausgeführt oder unter Anleitung, wichtig ist die regelmäßige Übung mehrmals täglich.

So geht's: Die Atmung ist die einzige vegetative Funktion, die wir bewusst beeinflussen können. Durchschnittlich atmen wir etwa 12- bis 15-mal pro Minute. Bei Herzschwäche kommt es darauf an, die Atemfrequenz zu reduzieren.
Eine gute Empfehlung sind deshalb Yoga-Atemtechniken. Dabei geht es neben der Konzentration auf den Atem auch darum, durch langsames, tiefes Ein- und Ausatmen die Zahl der Atemzüge und Herzschläge zu reduzieren.

Probieren Sie folgende Übung, die Sie gut mehrmals täglich für etwa drei Minuten in den Alltag einbauen können:

- Setzen Sie sich auf einen Stuhl. Die Füße stehen flach auf dem Boden. Strecken Sie Ihre Wirbelsäule, sodass Sie gerade sitzen. Achten Sie auf Ihre Schultern. Lassen Sie sie bewusst fallen.

- Legen Sie die Hände auf den Bauch, und lenken Sie nun die Aufmerksamkeit auf das Atmen. Nehmen Sie wahr, wie Sie einatmen, wie der Atem den Weg durch den Körper nimmt, sich der Brustkorb dehnt und der Bauch wölbt.

- Begleiten Sie mit der gleichen Aufmerksamkeit das Ausströmen des Atems.

Das bringt's: In Studien wurde nachgewiesen, dass beide Blutdruckwerte sinken, wenn man etwa sechs Atemzüge pro Minute durchführt. Es erhöht sich die Sauerstoffversorgung des Herzens und damit auch die Leistungsfähigkeit. Außerdem kommt es zu einer Aktivierung des Entspannungsnervs (Vagus) und somit zum Stressabbau. Darüber hinaus hat die langsame Atmung einen günstigen Einfluss auf unser »internes Blutdruckmessgerät«, den sogenannten Baro-Reflex.

WOW! LANGE ATEMPAUSEN – LANGES LEBEN

Laut Yoga-Lehre besteht die Lebensdauer eines Menschen aus der Anzahl seiner täglichen Atemzüge. Je länger die Atempausen zwischen Ein- und Ausatmen sind, desto günstiger ist dies für die Herzfrequenz.

2 Anthroposophische Arzneien

> Die Selbstheilung anregen

Das Ziel der anthroposophischen Therapie ist die Stärkung der Selbstheilungskräfte, um eine gestörte Harmonie wiederherzustellen. Die Kosten für ambulante und stationäre Behandlungen bei anthroposophischen Ärzten und Einrichtungen werden von allen Krankenkassen übernommen, soweit die Kosten die üblichen Sätze der Schulmedizin nicht übersteigen.

So geht's: Zur begleitenden Therapie kommen folgende Mittel infrage. Alle sind frei verkäuflich. Beraten Sie sich dennoch mit Ihrem Arzt:

- Zur Stärkung des Herzmuskels, auch bei nachlassender Kraft im Alter, nehmen Sie 3- bis 4-mal täglich 10 bis 15 Globuli *Primula/Convallaria comp.* (Wala) ein.

- Bei leichter Herzmuskelschwäche helfen 3- bis 4-mal täglich 15 bis 20 Tropfen *Crataegus-Dilution* (Weleda). Sie wirken auch in stressigen Situationen allgemein entspannend.

- Auch begleitend zur konventionellen Therapie von Herzschwäche und zur Unterstützung des Altersherzens kommt ein Kombinationspräparat aus Eselsdistel, Wiesenprimel, Schlüsselblume, Arnika und Gold zum Einsatz. Nehmen Sie von dem Mittel *Aurum/Cardiodoron comp.* (Weleda) 3- bis 4-mal täglich 15 bis 20 Tropfen ein.

Das bringt's: Die in diesen Präparaten verwendeten Substanzen wie Weißdorn, Wiesenprimel, Maiglöckchen oder Eselsdistel haben unterschiedliche Wirkungen auf das Herz. Sie stärken die Vitalität des Herzens, regen teilweise den Lymphfluss an, wirken rhythmisierend, leicht blutdrucksenkend und beruhigend.

3 Salztagebuch

> Wassereinlagerungen verhindern

Ödeme an den Knöcheln oder in den Beinen sind oft eine Begleiterscheinung der Herzschwäche. Eine Einschränkung des Salzkonsums hilft, weniger Wasser ins Gewebe einzulagern.

So geht's: Setzen Sie auf Gewürze (siehe auch Bluthochdruck, Seite 32) und viel grüne Kräuter. Entwässernd wirken Petersilie und Liebstöckel, bei den Gewürzen ist es vor allem Wacholder.

Führen Sie ein kleines Salztagebuch, um sich erst mal einen Überblick darüber zu verschaffen, wie viel Salz Sie täglich zu sich nehmen und wo Sie sparen könnten. Achten Sie dabei auf Lebensmittel wie Brot, Wurst, Käse. Allein zwei Scheiben Brot bringen es schon auf 2 Gramm Salz. Rechnet man noch den Belag dazu, liegt man schon beim Frühstück und Abendbrot deutlich über der empfohlenen Menge von 5 Gramm pro Tag. Da ist noch kein Mittagessen dabei, geschweige denn eine Knabberei. Überlegen Sie dann, an welcher Schraube Sie drehen können. Wann fällt es Ihnen leichter, anstatt Brot ein Müsli, einen Getreidebrei oder eine mit Kräutern gewürzte Gemüsepfanne zu essen? Oder Sie entdecken das Brotbacken für sich, dann haben Sie es im Blick, wie viel Salz Sie verwenden.

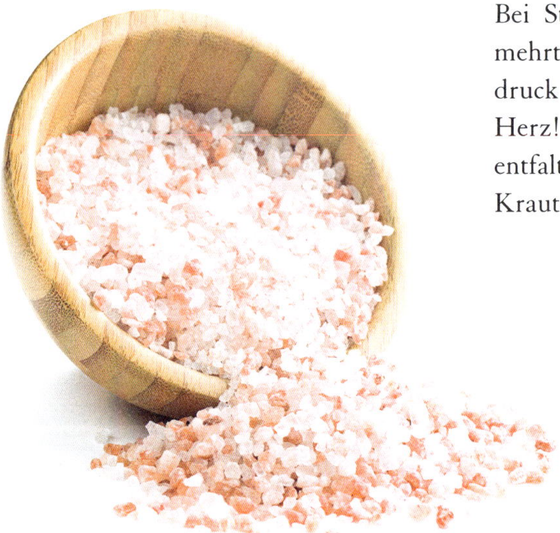

Das bringt's: Je mehr Salz im Körper ist, desto mehr Wasser hält er. Übermäßige Wasseransammlungen sind eine zusätzliche Belastung für das Herz, das nur mit eingeschränkter Pumpkraft arbeitet. Auch die Atmung wird zusätzlich belastet. Weniger Salz entlastet also Herz und Lunge.

4 Lavendel

> Das Herz verwöhnen

Reiben Sie die Herzgegend mit Lavendelöl ein. Der angenehme Duft ist bekannt für seine beruhigende Wirkung.

So geht's: Besorgen Sie Sie sich in der Apotheke 10-prozentiges Lavendelöl. Verteilen Sie eine kleine Menge davon abends im Bett auf der Brust, und reiben Sie die Herzgegend sanft damit ein. Bedecken Sie die Stelle mit einem Baumwolltuch.

Das bringt's: Lavendel ist ein natürliches Heilmittel gegen innere Unruhe und Stress. Bei Stress produziert unser Körper vermehrt das Hormon Cortisol, das den Blutdruck in die Höhe treibt. Gar nicht gut fürs Herz! Über den Geruchssinn und die Haut entfaltet sich die beruhigende Wirkung des Krauts.

5 Kneipp-Time

> Ansteigendes Armbad

Bäder, Güsse und Wickel fördern die Weitstellung der Gefäße, wirken entspannend und unterstützen die medikamentöse Therapie. Bei Herzschwäche empfehle ich das temperaturansteigende Armbad.

So geht's: Stellen Sie einen Wasserkocher mit heißem Wasser bereit. Platzieren Sie einen Stuhl vor dem Waschbecken oder einer Armbadewanne. Füllen Sie hautwarmes Wasser (etwa 33 °C) in ein Waschbecken mit Überlaufventil und setzen Sie sich bequem auf den Stuhl. Tauchen Sie erst den rechten und dann den linken Arm ein. Steigern Sie mit dem bereitgestellten heißen Wasser oder heißem Wasser aus dem Hahn die Temperatur innerhalb von 15 bis 20 Minuten auf 39 bis maximal 41 °C.
Trocknen Sie zum Schluss die Arme ab und ziehen Sie sich wieder an. Am besten ruhen Sie sich danach noch 15 bis 30 Minuten aus.

Das bringt's: Empfohlen wird die regelmäßige Anwendung mindestens 3-mal wöchentlich, am besten wirken 2 Anwendungen täglich. Die physikalischen Reize durch das Wasser bewirken eine Entspannung der glatten Gefäßmuskulatur. Das führt zu einer Vergrößerung des Gefäßquerschnitts und damit zu einer besseren Durchblutung, die das Herz entlastet und stärkt.

6 Weißdorn

> Herzstärker aus der Volksmedizin

Wohl keine andere Heilpflanze wird so sehr mit dem Herzen in Verbindung gebracht wie der Weißdorn. Er stimuliert die Herzleistung.

So geht's: Weißdornextrakte eignen sich sehr gut zur Begleittherapie der schulmedizinischen Behandlung. Die besten Ergebnisse erzielt man mit standardisierten Präparaten aus der Apotheke. In der Regel wird die Einnahme von 2-mal täglich 450 Milligramm empfohlen. Beraten Sie sich mit Ihrer Ärztin oder Ihrem Arzt. Die volle Wirkung tritt nach sechs Wochen ein.

Das bringt's: Die herzwirksamen Inhaltsstoffe der Blätter und Blüten sind Flavonoide, Procyanidine und Phenolsäuren. Sie erweitern die Herzkranzgefäße, was zu einer höheren Sauerstoffversorgung des Herzmuskels führt. Außerdem wird die Kontraktionsfähigkeit des Herzens erhöht und damit sein Schlagvolumen verbessert.

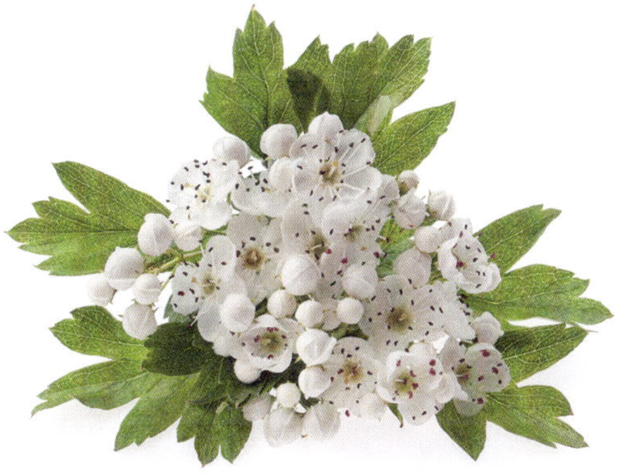

KORONARE HERZERKRANKUNGEN (KHK)

Fakten, Fakten, Fakten

- In Deutschland leiden rund 5,5 Millionen Menschen unter der koronaren Herzkrankheit (KHK).
- Männern machen akute Symptome vermehrt in der Altersgruppe unter 60 zu schaffen, nach dem 75. Geburtstag sind die meisten Patienten Frauen. Allerdings nimmt die Zahl der jüngeren Betroffenen unter Raucherinnen, die die Pille nehmen, signifikant zu.
- Zu spät diagnostiziert und behandelt, führt die KHK zum gefürchteten Herzinfarkt (siehe Seite 60).
- Positiv ist, dass durch die Erkenntnisse in den letzten 20 Jahren die Sterblichkeit an der KHK um 20 Prozent und bei den Herzinfarkten sogar um 40 Prozent zurückgegangen ist.

Kurz und knapp

Jeden Tag schlägt unser Herz um die 100 000 Male und befördert dabei 6000 bis 8000 Liter Blut, und zwar pausenlos Tag und Nacht. Wie gut ein Herz arbeitet, hängt vor allem von der Kraft des Muskels, der Reizleitung und der Elastizität der Gefäße ab. Das Herz versorgt den Körper mit Blut und Sauerstoff, hat aber auch noch sein eigenes Versorgungssystem. Dieses spannt sich wie ein Kranz (lat. *corona*) um das etwa faustgroße Herz und durchzieht den Herzmuskel mit vielen kleinsten Gefäßen. Mit zunehmendem Alter kommt es je nach Ernährungs- und Bewegungsgewohnheiten und je nach Stressbelastung zu Ablagerungen und Entzündungen in den Arterien, welche die Herzkranzgefäße verengen (Arteriosklerose). Ist die Sauerstoffversorgung dieses Hochleistungsorgans nicht mehr gewährleistet, kommt es meist erst zu den Symptomen der KHK und nachfolgend zum Infarkt, bei dem Herzgewebe verloren gehen kann.

Symptome

Typisch ist das Gefühl der Brustenge (Angina Pectoris), begleitet von Atemnot, Angst und unregelmäßigem Pulsschlag. Außerdem kann es zu anfallsartigen Schmerzen kommen, die bis in den Rücken, den Kiefer und in die Oberarme ausstrahlen können. Anfänglich kommt es zur Angina Pectoris nur bei stärkeren und längeren Belastungen, später auch beim Treppensteigen oder schon beim Gehen. Allerdings kann eine KHK auch lange Zeit ohne Symptome verlaufen, was sie so besonders gefährlich macht. Für Ärzte gilt das Infarktrisiko als deutlich erhöht, wenn die Angina-Pectoris-Symptome erstmals in Ruhe oder plötzlich stärker als vorher auftreten.

Das kann die moderne Medizin

- Die Hausärztin oder auch der Kardiologe stellt die Diagnose durch eine körperliche Untersuchung und eine sorgfältige **Anamnese.** Je nachdem, wie die Ärztin das individuelle Risikoprofil einschätzt, entscheidet sie sich für weitere Untersuchungen wie das Herz-EKG, -Echo oder den Herzkatheter. Das Ziel besteht darin festzustellen, ob Durchblutungsstörungen vorliegen, die dem Herzen gefährlich werden können.

- Die Therapie der KHK setzt einerseits auf die **Veränderung des Lebensstils,** andererseits auf **medikamentöse Maßnahmen.** Dabei ist die Arzneimittelbehandlung bei Frauen und Männern mit KHK grundsätzlich die gleiche, wichtig sind die Anpassung der Dosierung an Größe und Körpergewicht sowie die oft schwächere Nierenfunktion der Frauen.

- Allein ein **Rauchstopp** senkt das Risiko für Herzinfarkt und Schlaganfall um die Hälfte, Gewichtsabnahme bei Übergewicht, Ernährungsumstellung und Bewegung senken das Risiko ebenso und bringen mehr Lebensqualität.

WOW! NATURHEILKUNDLICHE HOCHSCHULAMBULANZ

Einige Universitätskliniken in Deutschland (zum Beispiel das Immanuel Krankenhaus der Berliner Charité oder die Universitätsambulanz in Witten/Herdecke) kümmern sich naturheilkundlich auch um Hochrisikopatienten. Das sind Menschen, die ihren Lebensstil ändern müssen, damit sie keinen Herzinfarkt oder Schlaganfall bekommen. Oft werden sie von Kardiologen überwiesen, denen im Praxisalltag die Zeit fehlt, um sich intensiver um diese Patienten zu kümmern. Wer unsicher bezüglich seiner Medikamentengaben ist, kann sich hier beraten lassen.

Typisch weiblich

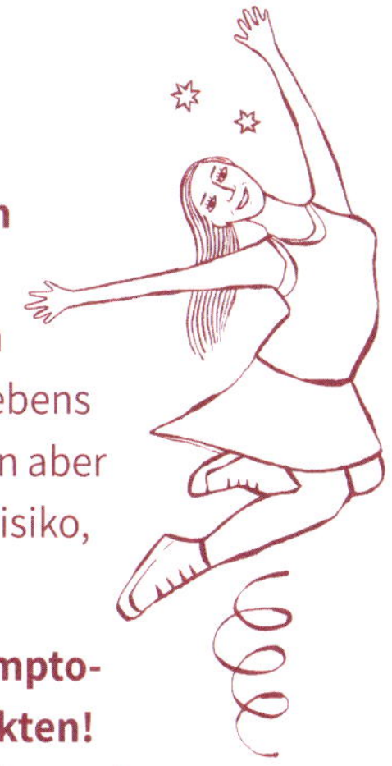

→ Frauen erkranken eher **im siebten Lebensjahrzehnt,** Männer bereits im sechsten. Im Lauf ihres Lebens haben Männer und Frauen aber das gleiche Erkrankungsrisiko, da Frauen länger leben.

→ Sie haben **dezentere Symptome zu anderen Zeitpunkten!** Bei Frauen tritt der typische starke Brustschmerz seltener oder gar nicht auf, dafür häufig ein milderes Enge- oder Druckgefühl mit Unwohlsein, Übelkeit oder Schwindel. Während Männer häufiger unter Belastung KHK-Symptome zeigen, trifft es Frauen auch bei emotionalem Stress, Kälte oder nachts. Häufig verschwinden die Beschwerden so schnell, wie sie gekommen sind. *Wichtig:* Viele Frauen denken bei Brustschmerzen, Herzrasen oder Hitzewallungen eher an Wechseljahrsbeschwerden. Hier kann aber auch eine Bluthochdruckattacke oder sogar eine KHK dahinterstecken!

→ Eine KHK ist bei Frauen **schwerer diagnostizierbar.** Studien zeigen wiederholt, dass Patientinnen zwar über Angina Pectoris berichten, weniger häufig aber objektive Herzbefunde messbar sind wie etwa Verengungen in den Gefäßen (Stenosen) oder eine verminderte Durchblutung (Ischämien).

→ Womöglich sind **Belastungs-EKGs** bei Frauen **weniger sensitiv und spezifisch.** Erkrankungen werden also häufiger – als bei Männern – falsch diagnostiziert oder auch übersehen.

Möglicherweise ist die Stress-Echokardiografie, also die Herzmessung bei Belastung mit Ultraschall, für Frauen besser geeignet.

→ **Frauen warten länger:** Die etwas »schwammigen« Beschwerden führen dazu, dass Patientinnen häufiger als Männer denken, diese gingen schon wieder weg und seien nichts Ernstes. Durch die unspezifischen Symptome fühlen sie sich nicht veranlasst, einen Arzt zu konsultieren. Besonders fatal: Auch Ärzte denken deshalb nicht immer sofort an eine KHK.

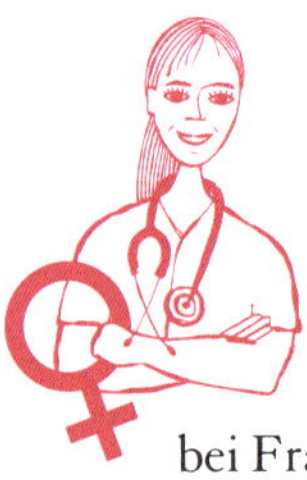

Woher kommt's?

- **Weibliche Herzkranzgefäßen verändern sich anders:** Dass Herzinfarkte bei Frauen eher übersehen werden, liegt daran, dass sich die Herzkranzgefäße bei etwa 30 Prozent der Frauen gleichmäßig verändern und verengen. Diese feineren Veränderungen sind in der bildgebenden Diagnostik (Angiografie) schwerer zu erkennen als komplette Blockaden oder massive punktuelle Einengungen (die bei Männern häufiger vorliegen). Ursache dafür ist eine Entzündung der Gefäßinnenwände. Bei Frauen unter 65 Jahren können die Symptome des Infarktes sogar ganz ohne bleibende Verengung, sondern durch ein krampfartiges Zusammenziehen entstehen, manchmal auch nur mehrerer kleinerer Gefäße (siehe Broken-Heart-Syndrom, Seite 66). Dies erschwert die Diagnostik ebenso.

- **Frauenherzen sind empfindlicher!** Viele Risikofaktoren treffen sie härter:

- Ein **Bluthochdruck,** der meist erst nach den Wechseljahren auftritt, verursacht bei Frauen häufiger als bei Männern eine koronare Herzkrankheit und nachfolgend Herzinfarkte (siehe Seite 60), Herzschwäche (siehe Seite 45), aber auch Schlaganfälle (siehe Seite 71).

- **Typ-2-Diabetes** stellt bei Frauen ein höheres Risiko für eine KHK dar als bei Männern. Deshalb sollten sie wachsam behandelt und auf Herzerkrankungen untersucht werden. Das Risiko für eine tödliche Herzerkrankung ist für Diabetikerinnen 50 Prozent höher als für männliche Patienten.

- **Hohe Cholesterinwerte** sind für beide Geschlechter gefährlich. Häufig haben Frauen von Natur aus einen höheren Anteil an »gutem« Cholesterin (HDL). Ist dieser allerdings niedrig, ist das Risiko für eine KHK und einen Herzinfarkt stärker erhöht als bei Männern.

- Bei **jungen Raucherinnen** ist das Risiko für Herzerkrankungen höher als für Männer. Besonders riskant ist die Kombination aus Rauchen, Übergewicht und der Einnahme der Pille.

- Als Risikofaktor für Entzündungen wurde kürzlich auch die **Pille** entlarvt. Sie galt lange als unbedenklich, was ihre Wirkung auf den Stoffwechsel anbelangt. Nun wurde festgestellt, dass sie einen ungünstigen Einfluss auf den

Fettstoffwechsel hat und Entzündungen fördern kann.

- **Begleiterkrankungen:** Frauen leiden neben Stress und Depressionen (siehe oben) auch häufiger an rheumatischen Erkrankungen und Beschwerden des Immunsystems, chronischen Entzündungen sowie Veränderungen des Blutgerinnungssystems und der Endothelfunktion der Blutgefäße. All diese Erkrankungen führen bei Frauen häufiger zu koronaren Herzbeschwerden.

- Die **Entfernung der Eierstöcke** erhöht das Risiko für eine KHK um 17 Prozent, sogar um 26 Prozent, wenn diese vor dem Alter von 45 stattfand.

- Schwangere, die unter **Präeklampsie** (schwangerschaftsbedingtem Bluthochdruck) leiden, haben später eine höhere Wahrscheinlichkeit für Bluthochdruck und Herzleiden.

- Ein **früher Beginn der Wechseljahre** erhöht auch das Risiko für einen Herzinfarkt, weil schon zeitig der Östrogenschutz versiegt. Aber: Studien konnten zeigen, dass eine Hormonersatztherapie nicht hilft, Herzerkrankungen nach den Wechseljahren zu vermeiden.

No Go DIE BÖSEN FÜNF

Stress und emotionale Überlastungen machen dem Herz zu schaffen, vor allem aber das metabolische Syndrom. Dazu kommt das tödliche Quartett: So heißt die Risikokombination, die zur Entstehung von Gefäßverkalkung (Arteriosklerose), Durchblutungsstörungen und Folgeerkrankungen wie Herzinfarkt, Herzschwäche und Schlaganfall beiträgt. Diese sind: Bauchfett, ein erhöhter Nüchternblutzucker, erhöhte Triglyzeride (Blutfette) und Blutdruckwerte.

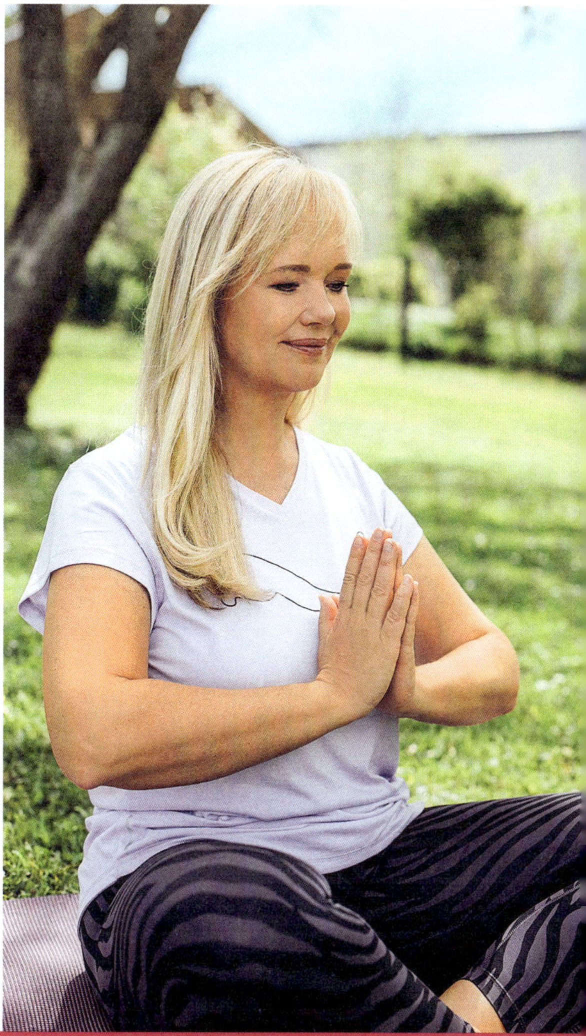

Auf einen Blick: Meine Top-Favoriten aus der Naturheilkunde

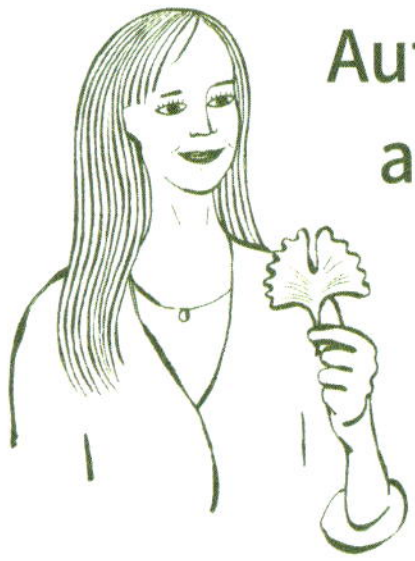

Den Lebensstil unter die Lupe nehmen, Gewohntes infrage stellen und neue Wege gehen, das ist die wichtigste Strategie bei KHK. Es ist nie zu spät, das Herz zu schützen.

1. Ornish-Herzprogramm
2. Walking
3. Knoblauch-Zitronen-Kurkuma-Kur
4. Mind-Body-Medizin
5. Neuraltherapie

1 Ornish-Herzprogramm

> Herzgesund leben

Der US-amerikanische Arzt Dean Ornish legte 1990 eine aufsehenerregende Studie vor, in der er mittels Herzkatheteraufnahmen nachweisen konnte, dass durch eine grundlegende Lebensstiländerung die koronare Herzkrankheit gestoppt und sogar rückgängig gemacht werden kann.

So geht's: Das Programm besteht aus fünf Schritten. Wer dranbleibt, hat nachhaltigen Erfolg:

- Verzicht auf das Rauchen,
- eine zucker- und salzarme vegetarische Ernährung mit gesunden Fetten,
- regelmäßige Bewegung,
- Stressabbau und
- psychosoziale Unterstützung bei der Umstellung.

Holen Sie sich dafür professionelle Hilfe. Nutzen Sie die Programme Ihrer Krankenkasse zur Raucherentwöhnung, zum Stressabbau oder zur Ernährungsberatung. Aber auch die Familie und Freunde sind wichtige Mitstreiter bei der psychosozialen Unterstützung.

Das bringt's: Dieses Maßnahmenpaket sorgt dafür, dass sich Ablagerungen in Gefäßwänden (Stenosen) verringern, die Fließeigenschaften des Bluts optimiert und die Gefäßmuskulatur gestärkt werden. Herzschmerzen werden deutlich vermindert oder verschwinden, der Bauchumfang wird verringert. Blutdruck, Ruhepuls und Cholesterinwerte sinken, im Gegenzug nehmen Ausdauer und körperliche Belastbarkeit zu. Stress wird besser verarbeitet.
Der berühmteste Patient von Ornish ist wohl der ehemalige US-Präsident Bill Clinton. Nach einem Herzinfarkt verschrieb er sich dem Ornish-Lebensstil.

WOW! RADELN IST GESUND!

Es gibt eine beeindruckende Studie von Kardiologen aus Leipzig, wonach regelmäßige Bewegung auf einem Fahrradergometer bei Patienten mit koronarer Herzkrankheit dem Einsetzen eines Stents sogar überlegen ist.

2 Walking

> Sauerstoffdusche im Gehen

Diese Sportart kann man allein, mit dem Partner oder in einer Gruppe betreiben. Walken verbessert Kondition und Durchblutung und sorgt für eine Extraportion Sauerstoff.

So geht's: Arme und Beine bewegen sich diagonal wie auch beim normalen Gehen. Sobald Sie das rechte Bein nach vorn schwingen, gleitet die linke Schulter nach vorn, und Sie setzen den linken Stock auf Höhe des hinteren linken Fußes auf. Der rechte Arm bewegt sich samt Stock nach hinten. Achten Sie darauf, dass Sie den Stock nach dem Abdrücken loslassen und nur noch über die Schlaufen halten. Unter www.tk.de (Suchbegriff »Walking«) finden Sie ein Zwölf-Wochen-Walkingprogramm für Einsteiger.

Das bringt's: Dem Körper wird vermehrt Sauerstoff zugeführt, was für das Herz gut ist. Wie viel wir dabei aufnehmen können, ist abhängig von der Größe unseres Herzens, der Lunge und der Fähigkeit des Bluts, die Sauerstoffmenge zu transportieren. Alle diese Komponenten sind trainierbar. Außerdem regt Walken die Fettverbrennung an und fördert die Beweglichkeit.

3 Knoblauch-Zitronen-Kurkuma-Kur

> Gefäßschutz-Power

Die zellschützende Kraft von Vitamin C aus der Zitrone kombiniert mit der Wirkung von Allicin, dem Hauptwirkstoff im Knoblauch, ist eine gut untersuchte natürliche Mischung zum Schutz der Blutgefäße. Kurkuma verstärkt den Effekt.

So geht's:

Zutaten: 5 Bio-Zitronen • 30 Knoblauchzehen (etwa 2 Knollen) • 80 g Kurkuma • etwas Pfeffer • 1 bis 5 EL Leinöl.

Zubereitung: Die Zitronen waschen und ungeschält vierteln, die Knoblauchzehen schälen. Ich nehme immer frischen Knoblauch und ziehe nur die äußerste Schale ab. Alles mit ein wenig Wasser im Mixer zerkleinern. Kurkuma und Pfeffer zugeben. Die Mischung mit circa 1 Liter Wasser in einem Topf kurz auf etwa 70 °C erhitzen, um eventuelle Keime abzutöten und den Trunk haltbarer zu machen. Anschließend den Saft durch ein Sieb abgießen, abkühlen lassen und das Leinöl zugeben. Gut verrühren, in eine Flasche füllen und im Kühlschrank aufbewahren. Die Menge reicht ungefähr für 20 Tage.
Trinken Sie täglich 1 kleines Glas. Pausieren Sie danach 1 Woche, und wiederholen Sie die Kur. Das Ganze 2-mal im Jahr als Reiztherapie. *Wichtig*: Bei Dauergebrauch bitte den Arzt darüber informieren und ab und zu die Blutwerte überprüfen lassen.

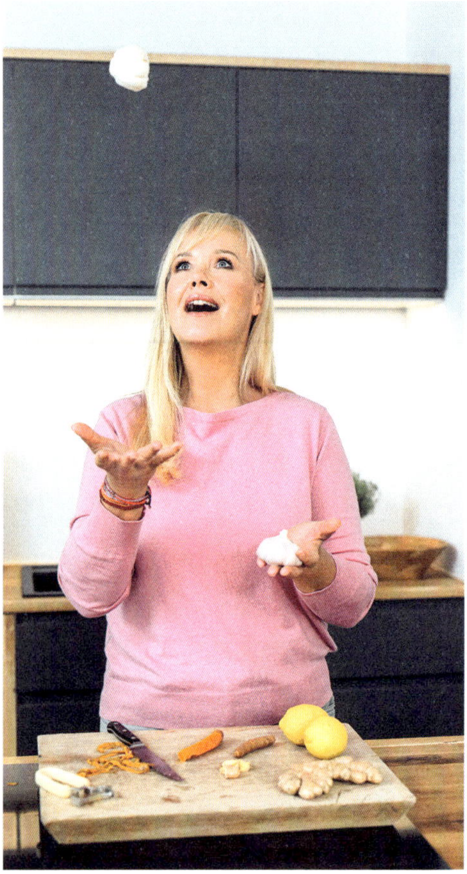

Das bringt's: Der hohe Vitamin-C-Gehalt wirkt zellschützend, ebenso wie die Lauchöle des Knoblauchs, vor allem das Allicin. Das wirkt sich günstig auf den Fettstoffwechsel aus. Außerdem verbessern sie die Fließeigenschaften des Bluts. Studien zeigten eine Senkung des Gesamtcholesterins, des LDL (»bösen« Cholesterins), mehrerer Entzündungsmarker und des Blutdrucks. Auch die Verkalkung in den Herzkranzgefäßen kann sich verlangsamen. Kurkuma senkt nachgewiesenermaßen Entzündungswerte und Blutfette. Leinöl aktiviert Kurkuma und macht durch den hohen Gehalt an Omega-3-Fettsäuren die Gefäßwände weicher.

WOW! SCHOKOLADE FÜRS HERZ

Die in dunkler Schokolade mit hohem Kakaogehalt enthaltenen Flavanole sind Radikalfänger, die die Gefäße schützen, den Blutdruck senken und damit Herzkrankheiten vorbeugen. Dunkle Schokolade verbessert die Durchblutung von Herz und Gehirn, senkt Blutfette und Entzündungsmarker und verhindert Blutgerinnsel genauso gut wie Aspirin! Eine Metaanalyse der Kardiologie am Unispital Zürich kommt zu dem Ergebnis, dass 25 Gramm dunkle Schokolade (optimal sind 85 Prozent Kakaoanteil) am Tag bei Patienten mit hohem kardiovaskulärem Risiko therapieunterstützend zu empfehlen sind. Sozusagen Schokolade auf Rezept!

4 Mind-Body-Medizin

> Der Stille lauschen

Viele Zivilisationskrankheiten sind mit Stress, Bewegungsmangel, falscher Ernährung oder auch belastenden sozialen Verhältnissen verknüpft. Die Mind-Body-Medizin (MBM) wurde entwickelt, damit Patienten ihre Kraftquellen (Ressourcen) zu nutzen lernen und krank machenden Stress abbauen. Dazu gehören Techniken wie Entspannungsverfahren, Meditation oder Achtsamkeitsübungen, aber auch bewährte naturheilkundliche Selbsthilfestrategien wie Kneipp-Anwendungen, Ernährung und Bewegung.

So geht's: Achtsamkeitsübungen helfen uns, »runterzukommen«, Stress loszulassen und uns neu zu fokussieren. Eine ganz einfache Übung ist, 5 Minuten der Stille zu lauschen. Setzen Sie sich bequem hin und tun Sie nichts. Hören Sie nur hin. Am besten in einer ruhigen Umgebung, drinnen oder draußen. Ihre Sinne werden geschärft, Körper und Geist beruhigen sich.

Das bringt's: Der wechselseitige Einfluss von Geist/Psyche *(mind)*, Körper *(body)* und des eigenen Verhaltens auf die Gesundheit ist unbestritten. Gerade die Stressforschung hat die unmittelbare Wirkung von Gefühlen, Gedanken und Einstellungen auf die Gesundheit deutlich gemacht. Mit dieser Übung beruhigen Sie auch Ihren Geist und bauen Stress und Ängste ab.

5 Neuraltherapie

> Reset fürs Herz

Manchmal erhärtet sich der Verdacht auf eine KHK nicht, alle Untersuchungen bleiben ohne Ergebnis. Da muss man wissen: Es gibt auch Beschwerden, die einer Brustenge (Angina Pectoris) ähneln, aber möglicherweise ihre Ursache in den Wirbelgelenken oder Rippen-Brust-Gelenken haben. Auch die dem Herzen zugeordneten Hautsegmente, sogenannte Head'sche Zonen, können als Störfeld infrage kommen, ebenso wie die Schilddrüse.

So geht's: Macht der Neuraltherapeut solche Störfelder aus, wird er sie in Abständen mehrmals mit Procain-Injektionen behandeln. Der Wirkstoff ist ein Mittel zur örtlichen Betäubung und wird in kleinen Quaddeln oft nur knapp unter die Haut platziert.

Das bringt's: Die Neuraltherapie regt die Regulationskräfte an: Die Injektionen führen zu einer Neuorientierung des Gewebes, Störfelder können abgebaut werden. Spätestens nach sechs Behandlungen sollte die Patientin oder der Patient deutliche Verbesserungen spüren.

WOW! VEGGIES LEBEN LÄNGER

Die wichtigsten Faktoren für eine (herz-) gesunde Ernährung sind: wenig tierisches Eiweiß, wenig gesättigte Fette aus Fleisch und Milchprodukten, reichlich gesunde Fette aus Nüssen sowie Oliven-, Raps- oder Leinöl, viel Gemüse, Ballaststoffe und wenig süßes Obst. Und: alles sparsam salzen, Alkohol nur in Maßen. Der Nutzen einer pflanzenbasierten oder laktovegetarischen Kost bei Herzleiden ist durch umfassende Studien eindeutig belegt (siehe Ornish-Herzprogramm).

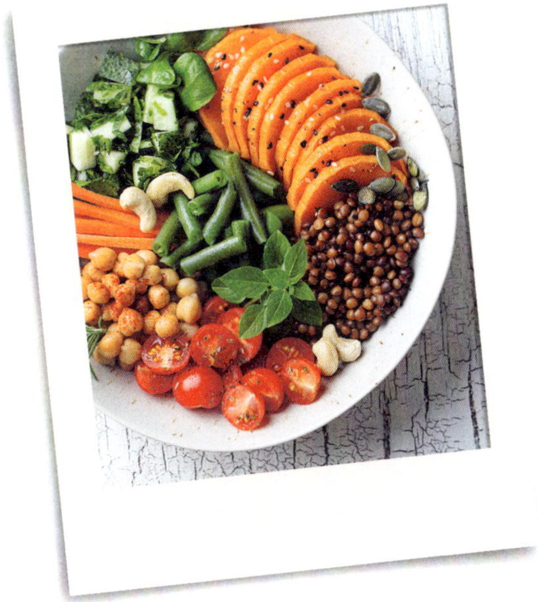

HERZINFARKT – VON WEGEN MÄNNLICH!

Fakten, Fakten, Fakten

- Lange Zeit galt der Herzinfarkt als Männerkrankheit. Dabei werden jedes Jahr in Deutschland auch etwa 222 600 Frauen (und etwa doppelt so viele Männer) wegen einer »ischämischen Herzkrankheit« stationär behandelt.
- Allerdings tritt ein Infarkt bei Frauen meist erst später auf, das Risiko steigt kontinuierlich ab den Wechseljahren.
- Kaum zu glauben: Es sterben mehr Frauen am Herzinfarkt – 43 Prozent gegenüber 37 Prozent, laut der Deutschen Gesellschaft für Kardiologie.
- Jedes Jahr sterben neunmal (!) mehr Frauen an einer Herz-Kreislauf-Erkrankung als an Brustkrebs.

Kurz und knapp

Bei einem Herzinfarkt kommt es zu einer Behinderung des Blutflusses in den Koronararterien, die den Herzmuskel versorgen. Meist ist dies die Folge einer Arteriosklerose. Häufig verspürt man zuvor die Symptome der koronaren Herzkrankheit (siehe Seite 52). Werden die Herzmuskelzellen nicht mehr genug mit Sauerstoff und Nährstoffen versorgt, nennt man dies Infarkt. Erstes Herzgewebe stirbt bereits nach 20 Minuten ab, der Infarkt breitet sich immer weiter aus, solange die Durchblutung nicht wiederhergestellt wird.

Symptome

Markantestes Anzeichen ist der starke Druckschmerz hinter dem Brustbein, gepaart mit Todesangst, ein Gefühl »wie ein Elefant auf der Brust«. Die Schmerzen können in den linken Arm, seltener in beide Arme oder in den rechten Arm ausstrahlen. Begleiterscheinungen sind häufig kalter Schweiß, Engegefühl in der Brust, Übelkeit, Atemnot, Blässe. Das Herz rast oder stolpert. Es kann aber auch zu atypischen Symptomen kommen wie Schmerzen im Hals oder Kieferbereich, am Oberbauch oder Rücken. In 20 Prozent der Fälle verläuft ein Herzinfarkt ohne Symptome.

Das kann die moderne Medizin

Bei einem Infarkt oder einem Herzstillstand ist die Notfallmedizin gefragt. Wird die richtige Diagnose gestellt, erhalten Patientinnen und Patienten im Krankenhaus schnell die gleiche Behandlung. Die Sauerstoffversorgung des Herzens muss so schnell wie möglich wiederhergestellt werden, das erfolgt meist mit der Kathetertechnik und/oder Medikamenten, die das Herz stabilisieren, das Blut verdünnen, Gerinnsel auflösen, Schmerzen und die Entzündung dämpfen. Danach werden viele Patientinnen und Patienten auf der Intensivstation betreut. Nach der Akutbehandlung folgt in der Regel eine mehrwöchige Kur mit dem Ziel der Wiederherstellung der Leistungsfähigkeit, Angstfreiheit und der Gewöhnung an einen neuen Lebensstil.

Typisch weiblich

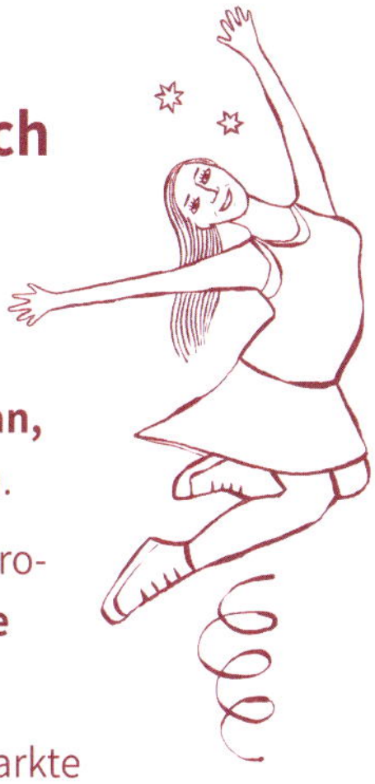

- → Herzinfarkt ist keine Männerkrankheit, **Frauen sterben sogar häufiger daran,** aber später im Leben.
- → Frauen haben in 20 Prozent der Fälle **andere Symptome.**
- → Die **Ursachen** für Infarkte **unterscheiden sich** von denen der Männer.
- → Frauen **reagieren oft zu spät.**
- → Die **Diagnosestellung** ist **schwieriger.**
- → Auch die **Therapie** hat ihre **Tücken.**
- → **Risikofaktoren** werden von Patientinnen und ärztlichem Personal häufig **unterbewertet.**

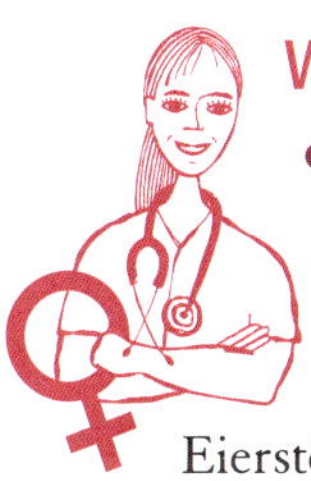

Woher kommt's?

- **Wechseljahre und andere Risikofaktoren:** Lange sind Frauen vor Herzerkrankungen geschützt dank der in den Eierstöcken produzierten Östrogene. Diese hemmen Entzündungen, beeinflussen die Blutgerinnung und stellen Blutgefäße weit. Nach den Wechseljahren steigt das Herzinfarktrisiko bei Frauen rasch an, mit über 75 Jahren häufig mit tödlichen Folgen. Auch Frauen zwischen 40 und 50 haben ein Risiko, vor allem, wenn sie übergewichtig sind, rauchen und die Pille nehmen oder familiär belastet sind. Leider nehmen auch Herzinfarkte in der Schwangerschaft zu.

- **Andere Symptome:** Frauen spüren einen Herzinfarkt scheinbar weniger häufiger in der Brust. Sie entwickeln eher Kurzatmigkeit, Nacken- oder Kieferschmerzen. Die Symptome kommen weniger dramatisch daher, sondern schleichend über Stunden und Tage. Andere Anzeichen können sein: Schmerzen im Oberbauch oder Rücken, Übelkeit, Erbrechen und Atemnot, Schweißausbrüche, unerklärliche Müdigkeit. Viele Frauen deuten dies falsch: Sie bringen die Symptome eher mit ihrer Brust oder den Wechseljahren in Verbindung.

- **Andere Gefäßverengungen:** Ein Team der TU München hat 2017 herausgefunden, dass bei Frauen Infarkte seltener durch örtlich begrenzte Gefäßverengungen ausgelöst werden, so wie das bei Männern der Fall ist. Stattdessen sind die Herzarterien häufiger diffus befallen oder gleichmäßig über längere Strecken. Durchmesser und Fläche der betroffenen Arterien sind oft kleiner und dünner. Auch Herzinfarkte durch krampfartige Verengungen von Arterien (Vasospasmen) sind deutlich häufiger (siehe Broken-Heart-Syndrom, Seite 66), was die Diagnostik schwierig macht.

- **Stress schädigt das Herz:** Unter Stress ist eine Region im Gehirn besonders aktiv. Der Mandelkern (Amygdala) ist für die Konditionierung von Furcht zuständig. Bei Überbelastungen sendet er Signale in den Körper, die zu erhöhten Entzündungsreaktionen führen, das schädigt die Gefäße von Frauenherzen besonders.

- **Depressionen** sind bei Frauen häufiger und verdoppeln das Risiko für Herz-Kreislauf-Erkrankungen. Andersrum müssen Ärzte und Angehörige bei Infarktpatientinnen stärker nach Anzeichen von Depressionen Ausschau halten, um rechtzeitig eine Behandlung einzuleiten. Durchschnittlich erkrankt jeder fünfte Infarktpatient – männlich und weiblich – nach einem Infarkt an einer behandlungsbedürftigen Depression.

- **Verzögertes Handeln:** Frauen melden sich nicht schnell genug. Bei über 65-jährigen Frauen mit Herzinfarktsymptomen vergehen im Schnitt mehr als viereinhalb Stunden, bis sie in die Notaufnahme kommen. Männer gleichen Alters sind eine Stunde früher dran! Hinzu kommt, dass viele ältere Frauen alleine leben und im Notfall niemanden haben, der ihnen zur Seite steht. Auch scheuen sie sich eher, mit dem Notarzt »Aufsehen zu erregen«, und möchten niemandem zur Last fallen.

- **Ärzte wissen nicht Bescheid:** Ärztinnen und Ärzte schätzen die weiblichen Infarktsymptome außerdem häufiger falsch ein und denken eher an Magen- oder Verdauungsbeschwerden. Fakt ist, dass vor allem die EKG-Ergebnisse jüngerer Frauen seltener zur Beurteilung an Spezialisten eines Herzzentrums weitergeleitet werden.

- **Medikamente:** Herzmedikamente sind fast nur an Männern getestet und für sie entwickelt worden. Frauen können daher heftigere Nebenwirkungen spüren, und Ärzte sollten das berücksichtigen, wenn sie nach dem richtigen Mittel oder einer besseren Dosierung fahnden.

- **Andere Katheterbehandlung:** Gefäßverengungen im weiblichen Herzen sind schwerer per Herzkatheter zu behandeln. Es gibt Hinweise, dass ein Zugang über die Armarterie bei Frauen günstiger ist als der über die Beinarterie und dass ein Herzecho bessere Befunde liefert.

- **Nach einem Infarkt** haben Frauen schlechtere Chancen auf eine Genesung. Sie versterben sogar anderthalbmal so häufig wie Männer im Jahr danach. Frauen haben zudem mehr Schwierigkeiten bei der Rückkehr in den Alltag. Vermutlich spielen dabei familiäre und psychische Gründe eine wichtige Rolle: Eine Frau muss schneller wieder »funktionieren« und ist deshalb stärker belastet. Außerdem werden sie weniger umfassend aufgeklärt und nutzen die wichtigen Rehabilitationsangebote und Anschlussheilbehandlungen weniger.

HAUSNOTRUF NUTZEN!

Für ältere allein lebende Frauen kann ein Hausnotrufsystem sinnvoll sein. Solche Systeme bieten beispielsweise das Deutsche Rote Kreuz, die Johanniter, der Malteser-Hilfsdienst, der Arbeiter-Samariter-Bund oder auch mobile Pflegedienste. Das System funktioniert über einen Alarmknopf, den man wie eine Armbanduhr am Handgelenk trägt. So kann sich jeder schnell Hilfe holen.

Auf einen Blick: Meine Top-Favoriten aus der Naturheilkunde

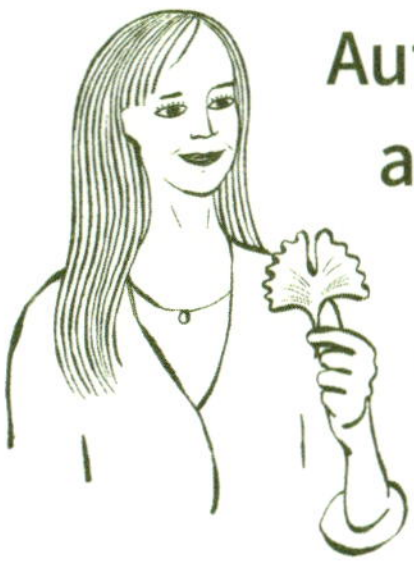

Das Herz will gepflegt, aber auch gefordert werden. Zur Pflege gehören ausreichend Schlaf, herzgesundes Essen und entspannende Momente. Gefordert wird es durch viel Bewegung, am besten an der frischen Luft. Das Ziel: den Blutdruck senken, die Gefäße vor Arteriosklerose schützen und eventuelle Schäden minimieren, auch um weitere Infarkte zu vermeiden.

1. **Sonnenbaden**
2. **Herzsalat mit der Frucht der Götter**
3. **Lachen entlastet das Herz**
4. **Herzsportgruppe**
5. **Rauchstopp**

1 Sonnenbaden

> O sole mio!

Schon 20 Minuten Sonnenbaden täglich reichen aus, um das Risiko für einen Herzinfarkt zu senken. Dabei ist es wichtig, im Sommer extreme Hitze (über 25 °C) und im Winter Kälte zu meiden. Denn extreme Temperaturen und Temperaturschwankungen machen dem Herzen zu schaffen und erhöhen das Risiko für einen Kollaps. Am wohlsten fühlen wir uns bei Temperaturen zwischen 15 und 20 °C.

So geht's: Je mehr nackte Haut im Winter Sonne abbekommt, desto besser. Im Sommer ist wichtig: lieber vormittags bis 11.30 Uhr Sonne tanken, um das Herz-Kreislauf-System nicht zu überlasten und auch keinen Hautkrebs zu riskieren. Wenn Sie weiterhin in der Sonne bleiben, ab mittags Sonnenschutz auftragen! Im Winter wenigstens das Gesicht und möglichst die Unterarme täglich dem Licht aussetzen.

Das bringt's: Wenn Sonnenlicht auf die Haut trifft, wird in den vielen Blutgefäßen direkt unter der Haut Stickstoffmonoxid (NO) freigesetzt. Dieses Gas sorgt dafür, dass die Gefäße sich weiten. Insofern steigert Sonnenlicht die Durchblutung und senkt den Druck vergleichbar stark wie ein blutdrucksenkendes Medikament.

WOW! LEINÖL

Ein exzellenter heimischer Lieferant für Omega-3-Fettsäuren ist Leinöl. Täglich sind 1 bis 2 TL empfehlenswert. Die im Lein enthaltenen Lignane beeinflussen außerdem den Blutdruck günstig und verbessern die Nierenfunktion.

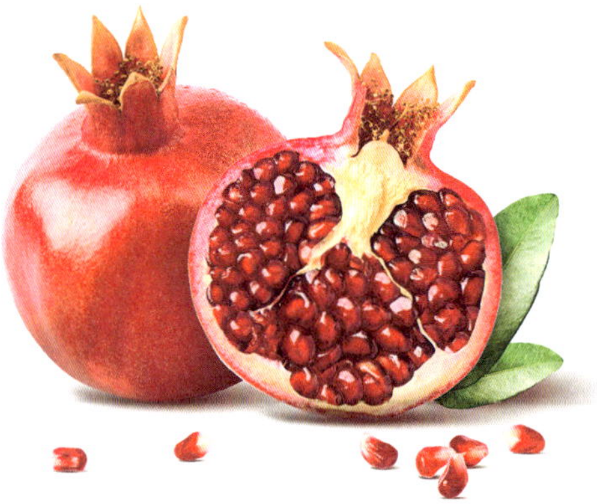

2 Herzsalat mit der Frucht der Götter

> Knackig und frisch

Dieser Salat sollte öfter auf dem Speiseplan stehen, denn er hat es in sich.

So geht's:
Zutaten: 1 Handvoll Salat Ihrer Wahl • 1 Avocado • 1 Handvoll Walnüsse • Kerne von ½ Granatapfel • Saft von ½ Bio-Zitrone • 1 EL Leinöl • Sesamsalz • 1 Knoblauchzehe, gepresst • schwarzer Pfeffer.

Zubereitung: Den Salat waschen und trocken schleudern. Die Avocado halbieren, entkernen, aus der Schale lösen und in Spalten schneiden. Mit den Walnüssen und Granatapfelkernen zum Salat geben. Aus den übrigen Zutaten das Dressing mischen und darübergeben.

Das bringt's: Der Granatapfel gilt im Orient als die »Frucht des Paradieses«. Zahlreiche Studien konnten eine antiarteriosklerotische und antioxidative Wirkung nachweisen. Die Kerne enthalten wertvolle sekundäre Pflanzenstoffe, die die Gefäße vor Ablagerungen schützen und bestehende Verkalkungen verringern. Auch erhöhte Blutfettwerte und Bluthochdruck können gesenkt werden. Außerdem sind die Kerne reich an herz- und kreislaufschützenden Omega-3-Fettsäuren. Sie werden in die Gefäßinnenwände eingebaut, und diese werden dadurch elastischer.

3 Lachen entlastet das Herz

> Mehr Spaß im Leben

Eine einfache Methode, das Herz zu entlasten, ist, des Öfteren *herz*haft zu lachen.

So geht's: Es geht ganz einfach: Ich verschreibe Ihnen hiermit jeden Tag eine Portion Comedy: in Form einer Serie, von Videoclips auf YouTube oder eines Buchs. Finden Sie heraus, wer und was Ihren Humor trifft, und planen Sie 10 Minuten am Tag dafür ein.

Das bringt's: Freude reduziert die Produktion von Stresshormonen, und Lachen bewirkt intensive Wohlfühl-Reaktionen im ganzen Körper – auch im Herzen. Das hilft gegen Trauer, Angst oder Wut, die uns stark belasten können. Lachen ist das Gegenmittel.

4 Herzsportgruppe

> Zusammen geht's leichter

Gerade nach einem Infarkt ist es ratsam, sich einer Herzsportgruppe anzuschließen. Das Training in der Gruppe motiviert. Bei diesem Training ist immer ein Arzt oder eine Ärztin anwesend. Das hilft, besser mit Ängsten umzugehen.

So geht's: Neben einer Untersuchung ist eine Überweisung durch den Hausarzt oder die Hausärztin nötig. Trainiert wird in der Regel einmal wöchentlich unter Anleitung. Auf www.dgpr.de finden Sie die Kontaktdaten der Herzgruppenanbieter.

Das bringt's: Das Herz regeneriert nach einem Infarkt schneller, wenn es beansprucht wird. In einer Gruppe lernt man, an seine Belastungsgrenze zu gehen, ohne es zu übertreiben.

5 Rauchstopp

> Mit Coaching klappt's besser

So geht's: Nehmen Sie Hilfe in Anspruch, die Kassen unterstützen Sie mit Kursen, auch in Gruppen. Bewährt haben sich Ohr-Akupunktur oder Hypnose, um den Willen zu stärken. Nikotinpflaster helfen besonders am Anfang gut.

Das bringt's: Alle Bemühungen, einen weiteren Infarkt zu vermeiden, sind in der Regel nicht besonders wirksam, wenn es nicht gelingt, das Rauchen einzustellen.

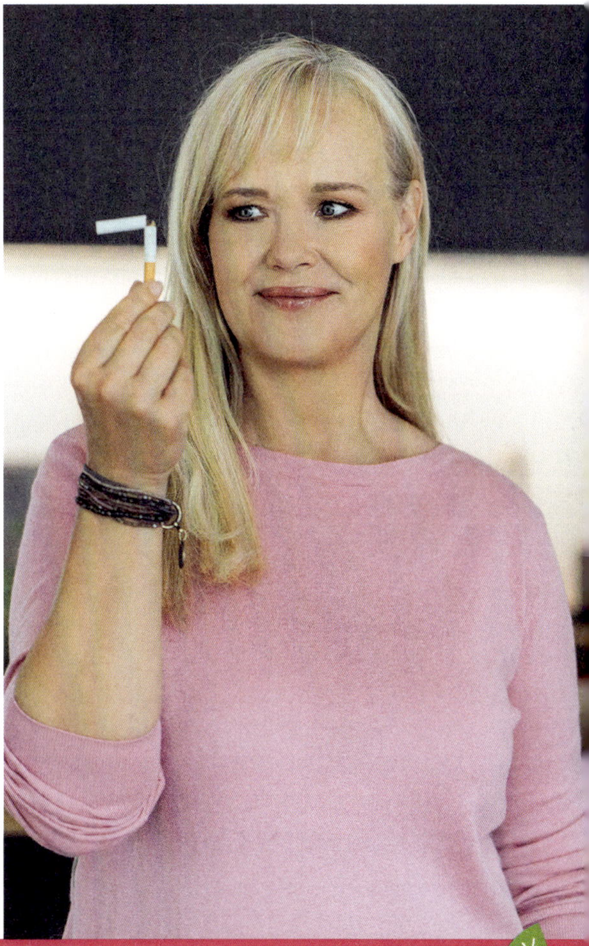

BROKEN-HEART-SYNDROM – FRAUENHERZEN BRECHEN LEICHTER

Fakten, Fakten, Fakten

- Das »Gebrochene-Herz-Syndrom« oder auch die »stressbedingte Herzschwäche« tritt fast nur bei Frauen auf, lediglich jeder zehnte Patient ist ein Mann.
- In der akuten Phase stirbt jede zwanzigste Patientin, jede zehnte erleidet die Symptome eines schweren Herzinfarkts.
- Bei 15 bis 20 Prozent der Betroffenen tritt das Syndrom wiederholt auf.

Kurz und knapp

Japanische Forscher beschrieben 1990 die Erkrankung erstmals. Sie stellten das Tako-Tsubo-Syndrom (TTS) vor allem bei älteren Frauen fest, die ihren Mann verloren hatten. Extremer Stress wie bei einer Trennung löst herzinfarktähnliche Symptome aus. Da der Herzmuskel an manchen Stellen erschlafft und an anderen erweitert ist, ändert sich die Herzform. Dies erinnerte die Erstbeschreiber an den Tonkrug (jap. *tako*), der als Falle für Tintenfisch *(tsubo)* dient. Im Gegensatz zum Infarkt sind beim TTS Blutgefäße nicht dauerhaft arteriosklerotisch verschlossen, sondern durch einen Muskelkrampf, was die Pumpfunktion akut stört.

Symptome

Beim Broken-Heart-Syndrom spürt die Patientin die gleichen Anzeichen wie beim Herzinfarkt, zum Beispiel plötzliche Schmerzen in der Brust, im Arm, Rücken oder Kiefer, Todesangst, Kurzatmigkeit, unregelmäßigen Herzschlag, heftiger Schwindel. Der Arzt oder die Ärztin findet aber keine Ursache. Trotzdem kann es genauso lebensbedrohlich sein. Bei starkem Blutdruckabfall kann es zur Ohnmacht kommen und sogar zum Herzversagen.

Das kann die moderne Medizin

In der Regel kommen die Patientinnen auf die Intensivstation und werden medikamentös behandelt. Experten empfehlen eine längere Überwachung, da es zu Komplikationen kommen kann wie Blutgerinnseln in der Herzkammer oder Herzrhythmusstörungen.

Typisch weiblich

→ Über 90 Prozent der Patienten sind weiblich und **im Durchschnitt 70 Jahre alt.**

→ **Erhöhte Krebsanfälligkeit:** Untersuchungen konnten zeigen, dass TTS-Patientinnen auch anfälliger für Tumorerkrankungen sind und in besondere Vorsorgeuntersuchungsprogramme eingeschlossen werden sollten.

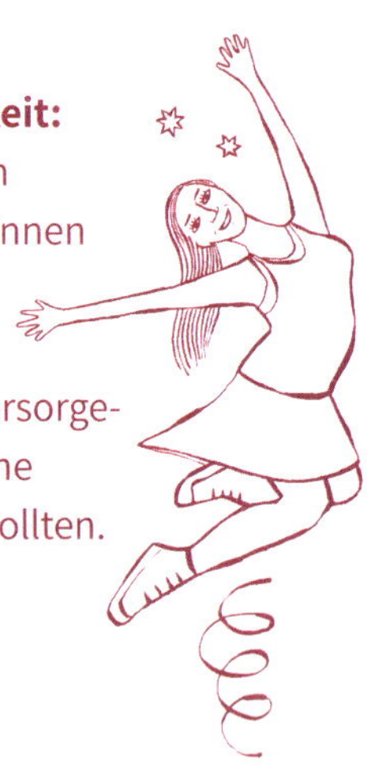

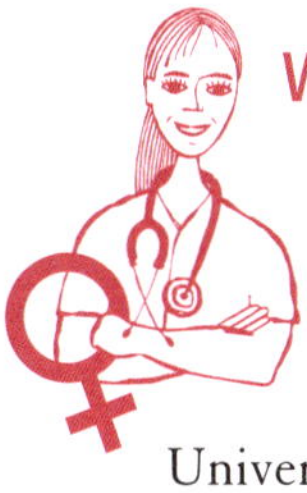

Woher kommt's?

- Für diese Erkrankung zeichnet an allererster Stelle ein **erhöhtes Stressniveau** verantwortlich: Seit 2011 wird am Universitätsspital Zürich ein Register über die Erkrankung geführt. Ein Broken-Heart-Syndrom tritt meist infolge starker emotionaler Belastungen auf wie dem Verlust eines geliebten Menschen, nach einem heftigen Streit, einer Operation, Mobbing oder einem Unfall.

- Es gibt auch ein TTS bei **positiv aufwühlenden Ereignissen** wie einer Hochzeit oder einem Lottogewinn. Das sogenannte Happy-Heart-Syndrom macht allerdings nur etwa 4 Prozent dieser Herzerkrankung aus.

- Möglicherweise gibt es auch eine **genetische Veranlagung.** Göttinger Forscher haben bei der Untersuchung von Herzzellen von Tako-Tsubo-Kranken Hinweise auf eine erhöhte Empfindlichkeit für Stresshormone und eine verstärkte Signalweiterleitung entdeckt.

- Mittlerweile weiß man auch, dass TTS nicht nur auf das Herz beschränkt ist, sondern auch das **Gehirn** beteiligt ist. Bei TTS-Patienten ist offenbar die Aktivität zwischen den Hirnregionen schwächer, die für die Verarbeitung von Gefühlen zuständig sind. Dies könnte dazu führen, dass diese unzureichend gedämpften Emotionen zu überschießenden Reaktionen führen, die den Infarkt auslösen.

- Die Krankheit trifft vor allem **Frauen jenseits der Menopause.** Dies wird damit erklärt, dass nach der Menopause der Östrogenspiegel sinkt. Östrogene scheinen bis dahin das weibliche Herz vor einer Überstimulation durch Adrenalin und andere Stresshormone zu schützen.

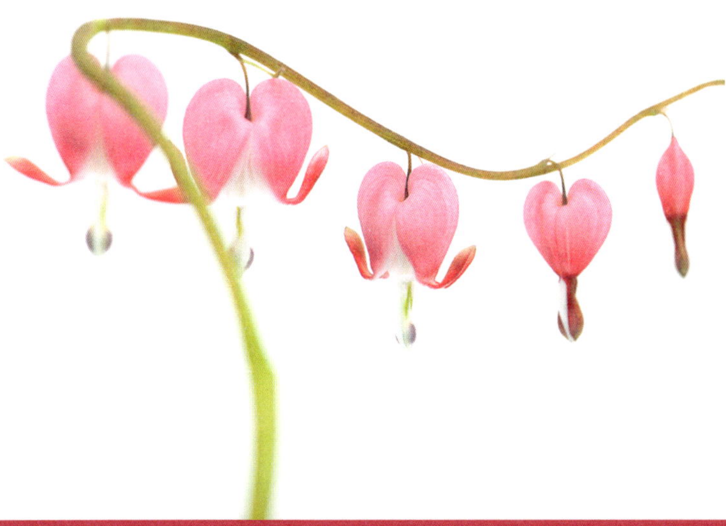

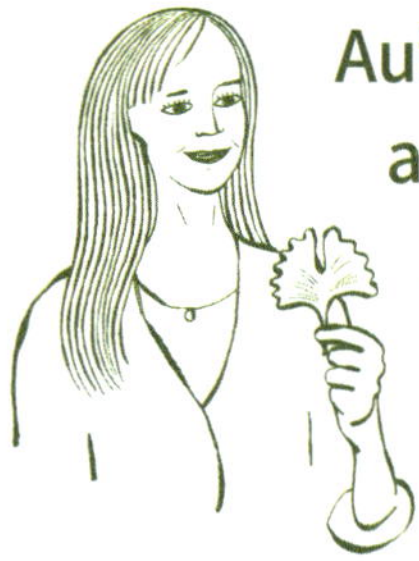

Auf einen Blick: Meine Top-Favoriten aus der Naturheilkunde

Auch wenn Sie es vielleicht nicht wahrhaben möchten: Sie stressen sich und Ihr Herz zu sehr! Der Körper sendet unterschiedliche Signale, wenn wir unsere seelische Not nicht erkennen. Bei manchen ist es ein heftiger Hilfeschrei mitten aus dem Herzen.

1. Sich neu ausrichten
2. Meditation
3. Gelassenheit üben
4. Herzauflage
5. Professionelle Streicheleinheiten

1 Sich neu ausrichten

> Die Psyche heilen

In der Regel sind es immer die gleichen Situationen, die uns stressen. Der Umgang mit der pflegebedürftigen Mutter, die schreienden Kinder, die Überforderung im Job, finanzielle Probleme oder andere Faktoren.

So geht's: Suchen Sie sich eine Verhaltenstherapeutin, der Sie jede Woche über Ihre Situation berichten und die mit Ihnen Lösungen für Ihre Belastungen findet. Finden Sie professionelle Hilfe unter: www.psychotherapiesuche.de.

Das bringt's: Wie wir auf schwierige Situation reagieren, hängt oft damit zusammen, was sich früher, oft schon in der Kindheit, als hilfreich herausgestellt hat. Allerdings hilfreich im Sinne von »überleben« oder »aushalten« und nicht, um damit glücklich und ausgeglichen zu leben. In einer Verhaltenstherapie geht es darum, ein gesünderes Verhalten zu erlernen.

2 Meditation

> In die Ruhe kommen

Ihr Herz braucht Ruhezeiten, in denen es »runterfahren« kann. Ihr Kopf profitiert auch davon, denn das Besondere an meditativen Momenten ist, dass wir nicht mehr denken, einfach nur da sind und der Körper beginnt, sich zu reparieren. Aber das geht nicht von jetzt auf gleich, das muss man lernen.

So geht's: Finden Sie Ihren Weg mithilfe einer Meditationsanleitung auf CD oder, noch besser, in einer Gruppe.

Das bringt's: Die tiefenwirksame Wirkung von Meditation aufs Herz ist gut belegt und in manchen Jahren sogar Leitthema der größten Herzkongresse der Welt.

3 Gelassenheit üben

> Stoisch wird's leichter

Die Welt ist so, wie wir sie sehen. Das wussten schon die Stoiker, deren bekannteste Köpfe der römische Kaiser Marc Aurel und der Dichter Seneca waren. Ihr 2000 Jahre altes Wissen ist heute aktueller denn je. Lesen Sie sich ein in ihre Weisheiten und Ansichten. Lernen Sie so, dass Sie nicht alles beeinflussen können und bewerten müssen. Ihr Herz wird es Ihnen danken, denn wie schon Seneca sagte: »Der Geist ist der Herr über dein Schicksal: Er kann sowohl Ursache deines Glücks als auch deines Unglücks sein.«

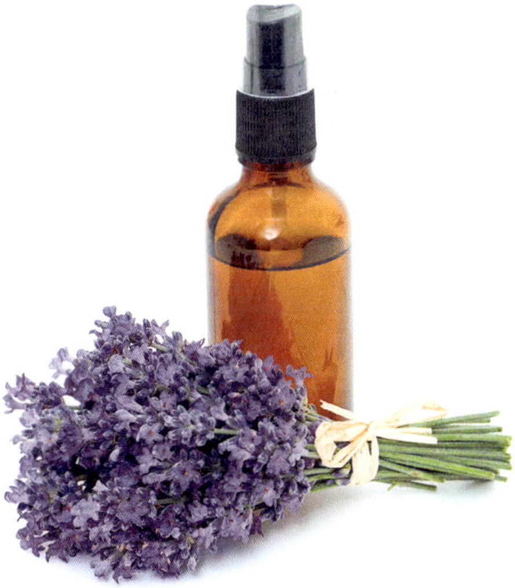

So geht's: Nehmen Sie sich jeden Tag einen anderen Leitsatz vor, und versuchen Sie, ihn umzusetzen. Oder Sie schreiben sich ein paar Sätze auf Post-its, hängen sie an den Spiegel und versuchen es in schwierigen Momenten mal stoisch. Also zum Beispiel versuchen Sie bewusst, nicht zu werten oder darauf zu achten, welche Gefühle Ihre Gedanken verursachen, oder Sie meiden Menschen, die Ihnen abwertend begegnen.

Das bringt's: Gut für sich zu sorgen kann im Alltag eine Herausforderung sein, aber mit der Lebenseinstellung der Stoiker gelingen. Die Kombination aus Reflexion der eigenen Situation mit einer Umbewertung ist Gold wert, weil Sie Hindernisse so auch als Chance zum Lernen sehen und wissen, dass Gefühle nicht aus dem Nichts kommen, sondern wir sie weitestgehend durch unsere Gedanken und Leitsätze kreieren. So zurück am Ruder, können wir auch für unser Herz sorgen.

4 Herzauflage

> Kanukaöl mit Lavendel

In Australien sind mir neue Kräuter und daraus gewonnene Öle begegnet. Das Myrtengewächs ist eine traditionelle Heilpflanze der neuseeländischen Maori und australischen Aborigines.

So geht's: Wenn Sie sich unwohl und ängstlich fühlen, mischen Sie je 3 Tropfen Kanukaöl mit Lavendelöl und reiben Sie es auf die linke Brustseite mit Schulter und Arm. Hier liegen viele Hautsegmente mit einer direkten Verbindung zum Herzen. Dann legen Sie ein Tuch, das Sie vorher in kaltes Wasser getaucht und ausgewrungen haben, auf die Herzgegend, darüber ein trockenes Handtuch. Decken Sie sich warm zu und ruhen Sie 20 Minuten.

Das bringt's: Das Kanukaöl ist besonders beruhigend für das Herz, es entkrampft und bringt neue Energie. Die erdige, waldig-zitronige Duftnote verleiht innere Ruhe. Lavendel beruhigt das Herz und löst Angst.

5 Professionelle Streicheleinheiten

> Beruhigende Berührungen

Die Haut über dem Herzen kann man auch durch eine Massage gut stimulieren und so das Organ beruhigen. Sogenannte Segment- oder Bindegewebsmassagen beziehungsweise rhythmische manuelle Therapien aus der anthroposophischen Medizin können das Herz beruhigen und Ängste lösen.

So geht's: Fragen Sie ihren Arzt oder Ihre Ärztin nach einem Rezept beziehungsweise einer Verordnung und erkundigen Sie sich bei Ihrer Kasse nach einer Kostenübernahme.

Das bringt's: Unsere Organe sind durch Nervengeflechte mit meist in der Nähe liegenden Hautsegmenten verbunden. Das bedeutet, dass wir sie auch über die Haut beeinflussen können. Die Lockerung des umliegenden Bindegewebes durch eine Massage führt zu einer Beruhigung, was meist angenehm, aber bei Verhärtung durchaus auch schmerzhaft sein kann.

WOW! LEBENSRETTER

Das Herz als Sitz unserer Gefühle leitet durch spezielle Nervengeflechte im rechten Vorhof dem Gehirn mehr Informationen zu als umgekehrt. Wir fühlen mit dem Herzen oft schneller und intensiver, als unser Kopf es versteht. Fürsorge, liebevolle Verbundenheit mit einem Haustier oder sogar mit Lieblingspflanzen beruhigen und entspannen unser Herz und lassen uns Kraft tanken.

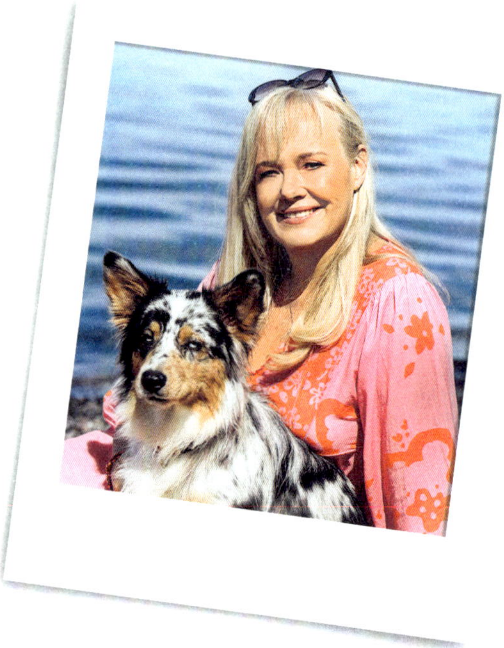

SCHLAGANFALL – FRAUEN HABEN ÖFTER UNGEKLÄRTE RISIKOFAKTOREN

Fakten, Fakten, Fakten

- Der Schlaganfall (Apoplex, Hirnschlag) ist die dritthäufigste Todesursache weltweit. In Deutschland trifft er pro Jahr bis zu 300 000 Menschen.
- 70 Prozent der Überlebenden bleiben langfristig eingeschränkt.
- Frauen sind etwas häufiger betroffen als Männer.
- Mehr als 80 Prozent aller Schlaganfallpatientinnen und -patienten sind älter als 60 Jahre.

Kurz und knapp

Beim Schlaganfall liegt eine Durchblutungsstörung im Gehirn vor. Sie wird entweder durch einen Gefäßverschluss hervorgerufen (Ischämie/Infarkt) oder seltener (in 10 bis 15 Prozent) dadurch, dass ein Gefäß im Gehirn platzt (Hirnblutung). Sowohl beim Gefäßverschluss wie bei der Blutung wird der nachfolgende Bereich nicht mehr mit Sauerstoff versorgt, das Gewebe stirbt ab. Eine Blutung breitet sich aus, drückt auf das empfindliche Gehirn und schädigt so schnell weiteres Gewebe.

Symptome

Ein Apoplex äußert sich bei jedem anders, manchmal mit nur einem oder auch mehreren Symptomen. Typisch sind:

- halbseitige Taubheit oder Kribbeln der Haut oder des Körpers,
- halbseitige Lähmung (Muskelschwäche),
- Sprachstörung (Worte werden nicht herausgebracht, hängender Mundwinkel, Schluckstörungen,
- Sehstörungen wie Doppelbilder oder halbseitiger Gesichtsfeldausfall.

VORWARNZEICHEN: MINI-SCHLAGANFÄLLE

Bei TIAs (transitorisch ischämischen Attacken) treten die genannten Symptome nur für wenige Minuten auf. Nehmen Sie die Anzeichen ernst. TIAs sind Warnzeichen für einen baldigen Schlaganfall!

Das kann die moderne Medizin

Idealerweise werden Schlaganfallpatienten direkt in eine sogenannte Stroke Unit gebracht, eine Notaufnahme, die speziell auf die Diagnose und Behandlung des Schlaganfalls ausgerichtet ist. Hier wird versucht, das Gerinnsel aufzulösen, die Blutung zu stillen, den Druck zu reduzieren und Folgeschäden zu minimieren.

Typisch weiblich

- **Höheres Alter:** Frauen sind im Schnitt 75 Jahre alt, wenn sie einen Schlaganfall erleiden (Männer etwa 68 Jahre). Da Frauen durchschnittlich länger leben, haben sie mehr Lebensjahre, in denen sie einem Schlaganfallrisiko ausgesetzt sind. Ab 80 nimmt die Anzahl der Schlaganfallpatientinnen noch einmal deutlich zu.
- **Andere Symptome:** Es gibt Hinweise darauf, dass Frauen bei einem Schlaganfall häufiger über Symptome wie Übelkeit, Kopfschmerzen oder Schluckauf klagen.
- **Späte Menopause:** Bei Frauen erhöht eine späte Menopause (letzte Regelblutung nach 55) das Risiko für eine Hirnblutung um das 2,4-Fache. Eine späte Menarche (erste Regelblutung erst mit 16 oder 17 Jahren) scheint hingegen davor zu schützen.
- **Bluthochdruck in der Schwangerschaft** erhöht das Risiko für einen ischämischen Infarkt um 80 Prozent, für eine Hirnblutung sogar um das Fünffache.
- **Ovarektomie:** Frauen, denen die Eierstöcke (Ovarien) entfernt wurden, tragen ein 42 Prozent höheres Risiko für Schlaganfälle aller Art, bei einer Entfernung von nur der Gebärmutter ist es um 12 Prozent geringer.
- **Geburten:** Am wenigsten Infarkte erleiden statistisch gesehen Frauen mit zwei Geburten, bei mehr oder weniger scheint die Schlaganfallgefahr zu steigen.
- **Sie erholen sich manchmal besser …:** Wenn ein Schlaganfall das Sprachzentrum betrifft, sprechen Frauen besser auf die Behandlung an und erholen sich schneller. Die Begründung wird darin gesehen, dass Frauen evolutionsbedingt sprachlich aktiver sind und über einen größeren Wortschatz verfügen.
- **… meistens aber schlechter:** Die Gehirnschädigung ist bei Frauen häufiger schwer ausgeprägt. Dies führt zu einer vergleichsweise schlechteren Prognose. Studien zeigen auch: Frauen erholen sich schlechter und sind abhängiger von Pflege und Betreuung. Frauen leiden nach einem Schlaganfall häufiger an einer Depression, und ihre Lebensqualität ist schlechter.

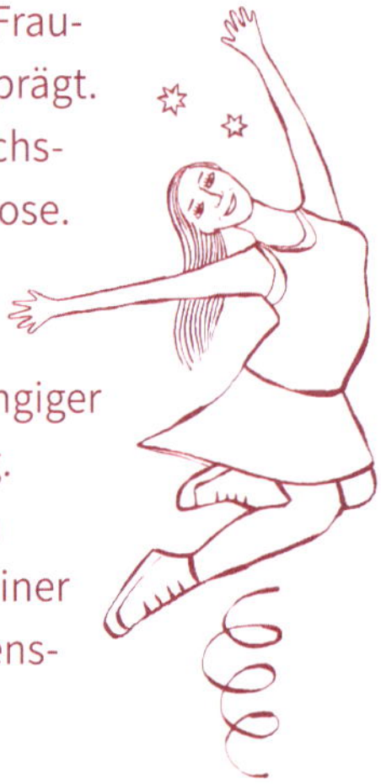

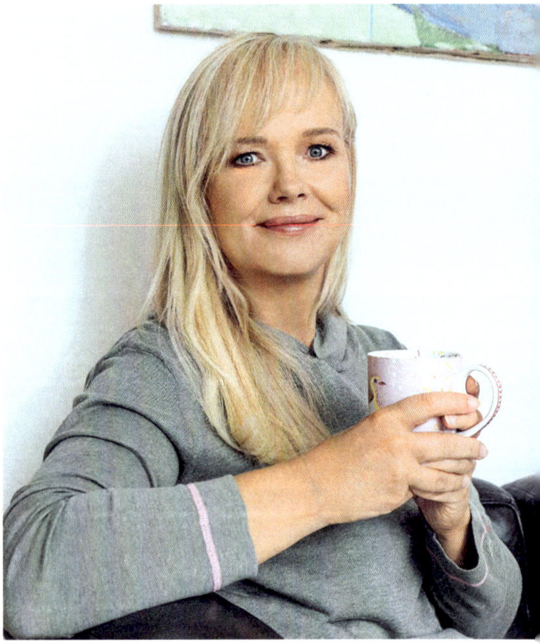

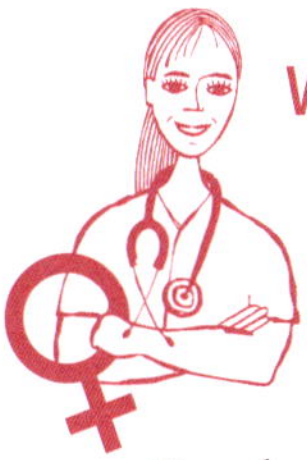

Woher kommt's?

- Begründet wird die **schlechtere Lebensqualität** und das **kürzere Überleben** nach einem Schlaganfall mit dem im Durchschnitt höheren Alter, mehr Begleiterkrankungen und damit, dass Frauen häufiger ohne Partner leben, wodurch die Unterstützung beim Gesundwerden fehlt.

- Frauen haben ein **anderes Risikoprofil** als Männer:
  - **Bluthochdruck** scheint sie mehr zu schädigen als Männer.
  - Frauen leiden häufiger an **unbekannten Risikofaktoren** wie Vorhofflimmern oder einer Herzinsuffizienz, ohne es zu wissen.

- Frauen haben viel öfter chronisch entzündliche Erkrankungen, insbesondere **Autoimmunerkrankungen,** die nach neuen Erkenntnissen das Risiko für Arteriosklerose und Schlaganfall erhöhen. Es wird aktuell diskutiert, ob eine antientzündliche Therapie für Autoimmunerkrankte zum Standard gehören sollte, um Schlaganfälle zu vermeiden.

- Wenn Frauen (weibliche) **Hormone einnehmen,** steigt die Wahrscheinlichkeit für einen Schlaganfall minimal an. Deshalb sollten Experten zufolge bei der Einnahme von Hormonen (Pille, Hormonersatztherapie) Risiken und Nutzen kritisch abgewogen werden. Das gilt vor allem, wenn zusätzliche Risikofaktoren wie Rauchen, Bluthochdruck oder Migräne bestehen.

Das kann die Naturheilkunde

Für die Vorbeugung und Vermeidung weiterer Schlaganfälle gilt es, Risikofaktoren zu erkennen, sie zu behandeln und zu einem gesünderen Lebensstil zu finden. Hier helfen insbesondere alle naturheilkundlichen Empfehlungen bei hohem Blutdruck (siehe Seite 32), Herzrhythmusstörungen (siehe Seite 39) und Herzschwäche (siehe Seite 45) sowie alle Tipps zur Stressbewältigung.

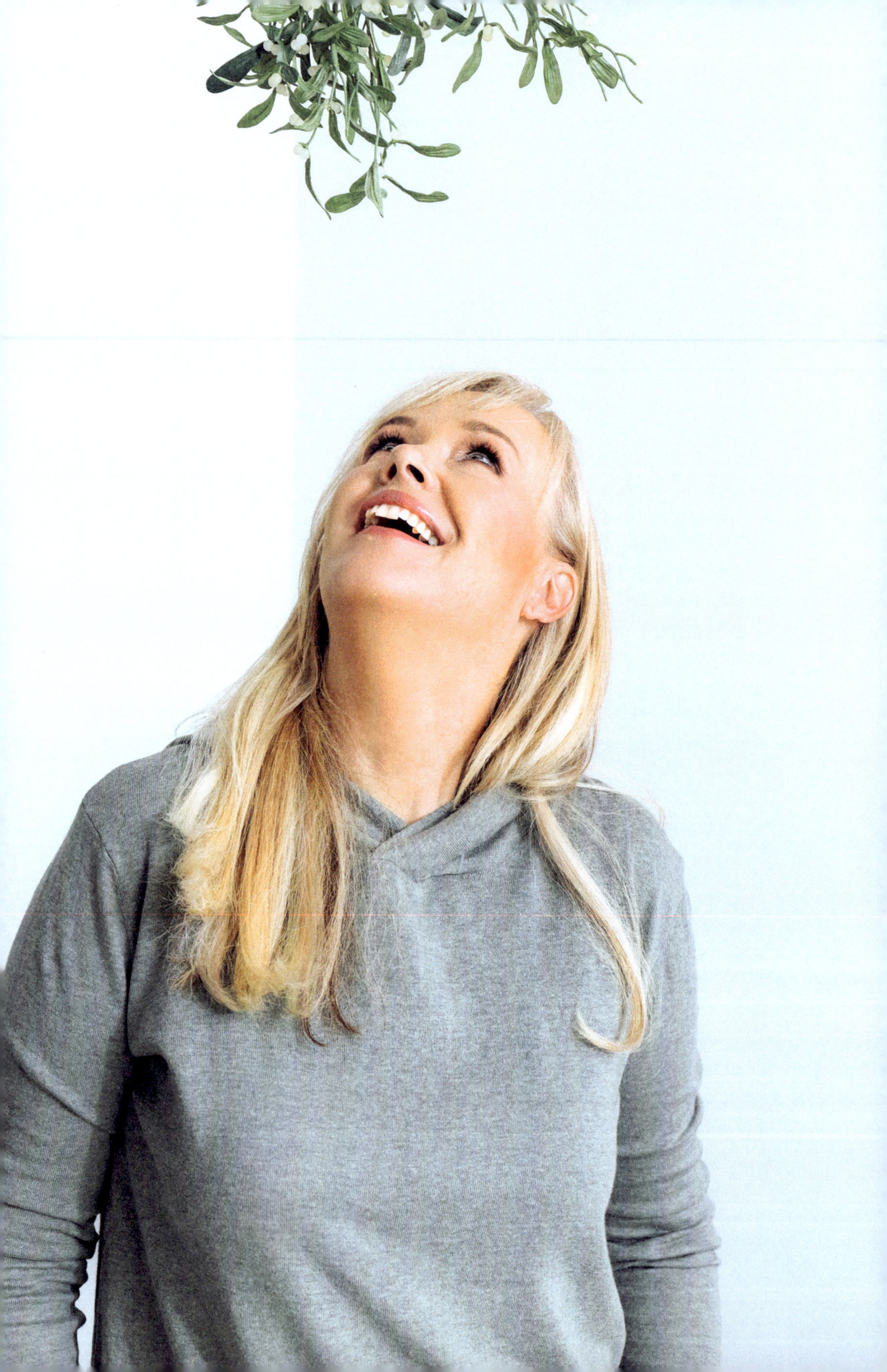

Krebs bei Frauen

An Herz-Kreislauf-Erkrankungen sterben in Deutschland viel mehr Menschen als an Krebs. Doch die Diagnose Krebs schockiert – sie wird immer noch mit Hoffnungslosigkeit und Unheilbarkeit in Verbindung gebracht. Dabei geht die Krebssterblichkeit in Deutschland seit Jahren zurück, und die Lebenserwartung Betroffener ist stark angestiegen. Vor 1980 starben mehr als zwei Drittel aller Krebspatienten und -patientinnen an ihrer Erkrankung. Heute kann mehr als die Hälfte sogar dauerhaft geheilt werden, insbesondere wenn Tumoren früh erkannt werden. Aber auch bei spät Diagnostizierten wird der Krebs immer häufiger zum Lebensbegleiter wie eine chronische Erkrankung, aber nicht unbedingt zur Todesursache.

BRUSTKREBS (MAMMAKARZINOM)

- Brustkrebs ist in Deutschland die mit Abstand häufigste Krebserkrankung bei Frauen. Eine von acht Frauen erkrankt daran, dabei steigt das Risiko mit zunehmendem Alter.
- Jedes Jahr wird bei etwa 69 000 Patientinnen diese Krebsart diagnostiziert.
- Dazu kommen noch ungefähr 6000 Vor- oder Frühformen von Brustkrebs.
- Frauen erkranken in einem niedrigeren Durchschnittsalter an Brustkrebs als an anderen Tumorerkrankungen. Das mittlere Erkrankungsalter für Brustkrebs liegt bei circa 64, fast drei von zehn Frauen sind bei der Diagnose jünger als 55 Jahre, jede Zehnte sogar jünger als 45 Jahre.
- Wesentlich seltener als in Deutschland erkranken Frauen in Österreich, Schweden, der Schweiz und Tschechien. Dafür machen Experten vor allem einen anderen Lebensstil verantwortlich.
- In den vergangenen 15 Jahren wurden mehr Brustkrebserkrankungen diagnostiziert als zuvor. Verantwortlich dafür war vor allem die Einführung der Mammografie zur Früherkennung: Viele Frauen erfuhren deutlich früher von ihrer Krankheit. Allerdings wurde in Fachkreisen auch diskutiert, ob gerade bei älteren Patientinnen alle im Frühstadium festgestellten Tumore tatsächlich auf lange Sicht geschadet hätten. Als gesichert gilt aber, dass seit der Einführung des Screenings weniger Frauen der getesteten Altersgruppe an fortgeschrittenen Tumoren erkranken.
- Auch wenn die Erkrankungsraten gestiegen sind, sterben heute deutlich weniger Frauen an Brustkrebs als vor zehn Jahren.

GEBÄRMUTTERKÖRPERKREBS (ENDOMETRIUMKARZINOM)

- Er ist der häufigste Tumor der weiblichen Unterleibsorgane und die fünfthäufigste Krebserkrankung der Frau in Deutschland.
- Jedes Jahr erkranken circa 11 000 Frauen an dieser Krebsart. Ihr Durchschnittsalter liegt bei etwa 68 Jahren.
- Wird die Erkrankung früh erkannt (Stadium I), haben die Patientinnen eine gute Prognose. Aber auch in anderen Stadien steigt die Lebenserwartung ständig.

GEBÄRMUTTERHALSKREBS (ZERVIXKARZINOM)

- Im Jahr 2017 bekamen in Deutschland laut RKI 4340 Frauen die Diagnose Gebärmutterhalskrebs. Die Rate der Neuerkrankungen ist dabei in den 15 Jahren zuvor relativ stabil.

- Patientinnen mit Gebärmutterhals sind im Durchschnitt 55 Jahre alt, die Vorstufen (In-situ-Karzinom) werden bereits 20 Jahre davor entdeckt.

- Ein Erfolg für die Früherkennung: Vor der Einführung des gesetzlichen Früherkennungsprogramms 1971 war das Zervixkarzinom die häufigste Krebserkrankung bei Frauen in Deutschland. Mittlerweile liegt es auf Platz 13.

- Deutlich zurückgegangen ist auch die Wahrscheinlichkeit, an Gebärmutterhalskrebs zu sterben: Kamen vor 30 Jahren noch mehr als 3000 Frauen durch den Tumor ums Leben, sind es heute jedes Jahr etwa die Hälfte.

- Um die Entstehung von Gebärmutterhalskrebs-Erkrankungen zu verhindern, empfiehlt die Ständige Impfkommission (STIKO) seit 2007 die HPV-Impfung für Mädchen im Alter von 9 bis 14 Jahren. Seit 2018 gilt diese Impfempfehlung auch für Jungen.

EIERSTOCKKREBS (OVARIALKARZINOM)

- Etwa 7300 bis 7800 Frauen (eine von 72) in Deutschland erkranken jedes Jahr an Eierstockkrebs. Nur eine von sechs Patientinnen überlebt mehr als zehn Jahre.

- Betroffene haben zu Beginn meist keine Beschwerden, sodass der Krebs häufig erst in fortgeschrittenen Stadien entdeckt wird. Die Prognose hängt stark vom Stadium der Erkrankung und vom Zustand der Patientin ab. Erkrankungs- und Sterberaten an Eierstockkrebs nehmen in Deutschland seit der Jahrtausendwende jedoch weiter deutlich ab.

- Im Mittel sind die Patientinnen 68 Jahre alt. Doch etwa jede zehnte ist unter 45.

ZUSAMMEN IST FRAU STÄRKER

Wenn Sie das Bedürfnis haben, mit Menschen zusammenzukommen, denen es ähnlich geht wie Ihnen, können Sie sich an die Vereinigung „Frauenselbsthilfe nach Krebs" wenden. Der Bundesverband dieses Vereins und seine zwölf Landesverbände betreuen Selbsthilfegruppen im ganzen Bundesgebiet und können Ihnen bei der Kontaktaufnahme behilflich sein.

JEDER KREBS IST ANDERS

Fakten, Fakten, Fakten

- In Deutschland erkranken laut Zahlen des Robert Koch-Instituts (RKI) knapp unter 500 000 Menschen pro Jahr an Krebs (im Jahr 2017 waren es 230 170 Frauen und 259 028 Männer). Diese Zahl ist seit 2007 recht stabil.
- Derzeit ist die häufigste Krebserkrankung bei Männern der Prostatakrebs (62 230 in 2017), bei Frauen der Brustkrebs (67 297 in 2017).
- Insgesamt fanden sich unter den 20 häufigsten Todesursachen in Deutschland nur sechs verschiedene Krebserkrankungen. Dabei gab es teilweise deutliche Unterschiede zwischen Männern und Frauen: War der Lungen- und Bronchialkrebs bei Männern die Krebserkrankung, die am häufigsten zum Tode führte (29 324 Fälle in 2017), so dominierte bei Frauen der Brustkrebs (18 396 Fälle). Gefolgt von Bauchspeicheldrüsen- und Dickdarmkrebs für beide Geschlechter.
- Das maligne Melanom (Hautkrebs), Brustkrebserkrankungen und Schilddrüsenkarzinome sind die häufigsten Krebsdiagnosen im jungen Erwachsenenalter der Frau (20 bis 30 Jahre). Im mittleren Erwachsenenalter (30 bis 44 Jahre) kommen der Gebärmutterhalskrebs sowie Darm- und Lungenkrebs dazu. Mit dem Alter der Frau nehmen die Risiken für alle Krebserkrankungen weiter zu.

Das kann die moderne Medizin

Jeder Krebs ist anders und hat auch einen anderen Verlauf. Der behandelnde Arzt oder die behandelnde Ärztin erstellt in Absprache mit der Patientin einen individuellen Behandlungsplan. Zu den klassischen Säulen der Krebstherapie gehören die Operation, die Strahlen-, die Chemo-, die Hormon-, die Antikörper- oder die Immuntherapie. Begleitend zu den schulmedizinischen Therapien kann jede Frau (und jeder Mann) viel für sich selbst tun. Eine der wichtigsten Empfehlungen, auch von der Schulmedizin, ist Bewegung.

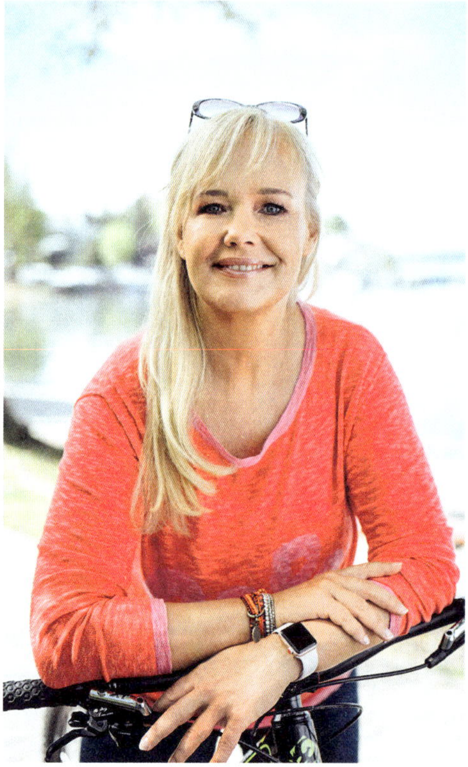

Auf einen Blick: Meine Top-Favoriten aus der Naturheilkunde

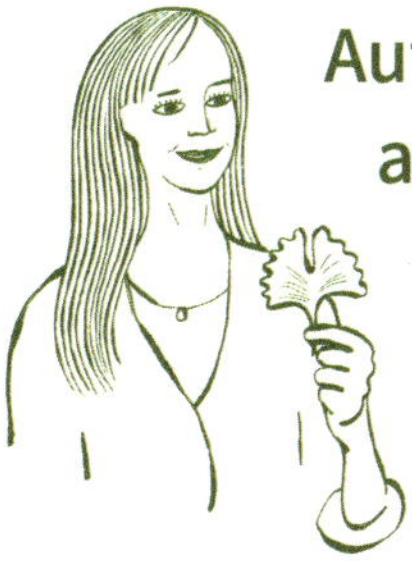

In Deutschland wenden über 60 Prozent der Patientinnen und Patienten mit Krebserkrankungen naturheilkundliche Therapien an. Zum einen, weil sie zum Behandlungserfolg beitragen möchten, zum anderen, weil sie ihr Immunsystem stärken und ihre Lebensqualität, auch die emotionale Verfassung, verbessern möchten. Zu Recht, denn Naturheilkunde hilft nicht nur dabei, wieder auf die Beine zu kommen, sondern kann auch Nebenwirkungen der hochschulmedizinischen Therapien abmildern, sodass diese besser durchgehalten werden.

1. **Bewegung mit Spaß**
2. **Ernährung mit Genuss**
3. **Biografiearbeit**
4. **Misteltherapie**
5. **Hyperthermie**
6. **Schutz für die Mundschleimhaut**

1 Bewegung mit Spaß

> So wichtig wie ein Medikament

Vor einigen Jahren sorgten Studien mit Brustkrebspatientinnen, die unterschiedliche Trainingsprogramme absolvierten, für Aufsehen. Sport kann offensichtlich mehr als je vermutet, er verringert Nebenwirkungen der Therapie und hilft aber auch vorbeugend gegen Krebs oder weitere Metastasen.

So geht's: Bringen Sie Ihren Puls durch Ausdauersportarten auf Touren, vor, während und nach der Therapie. Belasten Sie sich je nach Zustand so, dass Sie leicht ins Schwitzen kommen und Ihr Puls über 100 ansteigt, mindestens 3-mal pro Woche für 30 bis 60 Minuten. Viel mehr oder viel weniger bringt deutlich weniger Erfolg, aber jede Bewegung ist besser als gar nichts. Empfehlenswert und einfach ist straffes Gehen mit oder ohne Walkingstöcke (siehe auch Seite 57). Aber auch jeder andere Sport ist gut.

Das bringt's: Intensive körperliche Aktivität hat vielfältige Wirkungen: Stress, Müdigkeit, Übelkeit und Verstimmung nehmen ab, der Körper regeneriert sich schneller (messbar an Blutbild und Knochendichte), Leistung und Stimmung verbessern sich. Speziell in Brust- und Darmkrebsstudien konnte festgestellt werden, dass aktive Patientinnen deutlich weniger Rezidive (Rückfälle) bekamen und länger überlebten.

2 Ernährung mit Genuss

> Den Krebs aushungern

Sosehr auch manche Hersteller und Überzeugte die Trommel rühren für Nahrungsergänzungsmittel, die Wirkung einzelner tumorbremsender Wundermittel oder Ernährungsformen konnte bis heute nicht belegt werden. Im Gegensatz zu einer hochwertigen Ernährung.

So geht's: Sorgen Sie dafür, das Ihr Ernährungszustand gut bleibt, auch wenn die Therapien Sie belasten sollten. Essen Sie, was Ihnen gut bekommt und was Sie mögen, bunt und abwechslungsreich.
Meiden Sie rotes Fleisch und Würste, Weißmehl und Zucker, Gepökeltes, Gesalzenes, Verschimmeltes, Alkohol und Zigaretten sowie zu viel Sonne. Bitten Sie Ihren Arzt oder Ihre Ärztin, den Selen-, Vitamin-D- und Zinkspiegel zu kontrollieren, sodass Sie Defizite durch Tabletten schnell ausgleichen können.

Das bringt's: Sowohl spezielle Ernährungsformen wie auch hochdosierte Nahrungsergänzungsmittel im Gießkannenprinzip zeigten in der Vergangenheit keine positiven Wirkungen, manchmal sogar das Gegenteil. Ein guter Ernährungszustand, also ein normales Körpergewicht und eine gute Versorgung mit Nährstoffen, gilt als Maßstab für eine längere Lebenserwartung. Eine aktuelle Überblicksstudie von Münchner Forschern zeigt zum Beispiel: Ein Speiseplan, der viel Obst, Gemüse, Vollkornprodukte, Hülsenfrüchte, Geflügel und Fisch enthält, verbessert bei Brustkrebspatientinnen die Prognose. Wer stattdessen viel Feinmehlerzeugnisse, rotes und verarbeitetes Fleisch sowie Milchprodukte mit viel Fett zu sich nimmt, hat schlechtere Heilungsaussichten. Also stressen Sie sich nicht zusätzlich mit einseitigen, radikalen Diäten, sondern stellen Ihre Ernährung etwas um, wenn nötig – aber immer so, dass es Ihnen schmeckt.

3 Biografiearbeit

> Die Weichen neu stellen

Achtsamkeitsübungen wie Meditation, Yoga, kreative Therapien und konzentrative Übungen sowie Selbstreflexion helfen, den Schicksalsschlag der Erkrankung zu überwinden. Sie reduzieren Stress und verbessern die Lebensqualität. Eine der vielen Möglichkeiten, das eigene Leben zu reflektieren und die Weichen für sich neu zu stellen, heißt Biografiearbeit.

So geht's: Besorgen Sie sich ein Notizbuch, in das Sie gern hineinschreiben. Dann gehen Sie zurück in jedes Lebensjahrzehnt und schreiben das Wichtigste auf, was Ihnen dazu einfällt. Das geht auch in Stichworten. Dazu gehören die großen Wende- und Höhepunkte: Beziehungen, Geburten, der berufliche Weg, Umzüge, Geschehnisse in der Ursprungsfamilie, Krankheiten, Krisen, Todesfälle von nahestehenden Menschen. Fragen Sie sich, wie Sie jedes dieser Ereignisse berührte. Was hat sich dadurch für Sie geändert? Wie haben Sie gehandelt (oder nicht gehandelt)? Wozu war etwas gut?

Das bringt's: Das Nachdenken über die eigene Geschichte kann dem Verständnis der Gegenwart helfen, genauso wie der Gestaltung der Zukunft. Diese Form der strukturierten Selbstreflexion ist sehr gut geeignet, um sich Klarheit über sich selbst und den bisherigen Lebensweg zu verschaffen: Was fehlt noch in meinem Leben, was macht Spaß, wer oder was ist wichtig oder eben auch nicht? Wie viel Lebenszeit lasse ich ungenutzt verstreichen? Zeit, das zu ändern!

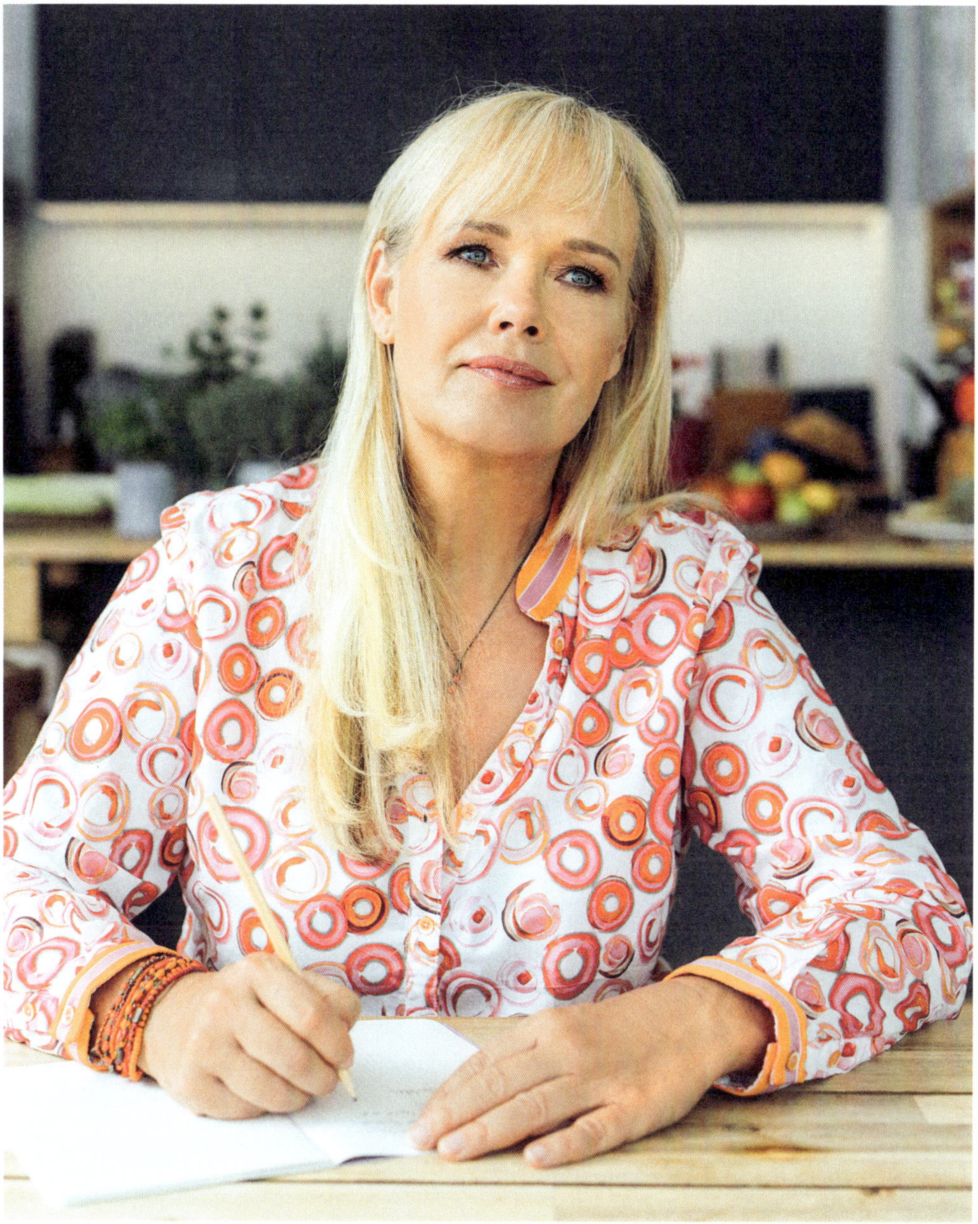

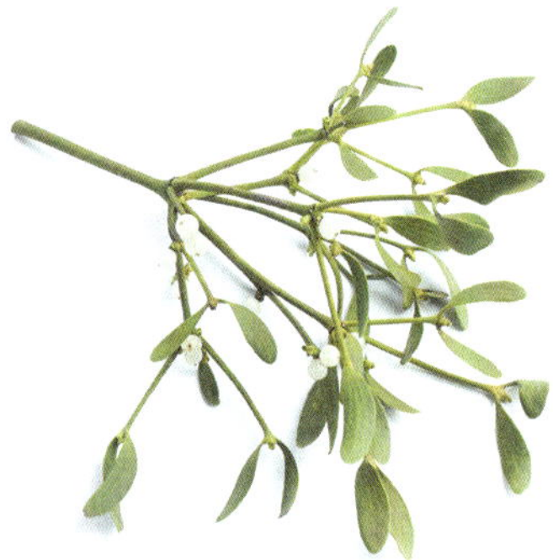

4 Misteltherapie

> Eins der meistverordneten Komplementärmittel bei Krebs

Viele Krebspatienten erhalten im Verlauf ihrer Erkrankung eine Misteltherapie. Die Mistel gehört in Deutschland zu den am meisten verordneten komplementärmedizinischen Krebsmedikamenten. Verordnet werden können Mistelpräparate von Ärztinnen und Heilpraktikern.

So geht's: Mistelpräparate werden normalerweise unter die Haut gespritzt. Nach der Injektion kommt es meist zu einer Hautreaktion an der Einstichstelle, die die Aktivität der Heilpflanze anzeigt. Die Mistellektine sind für die tumorzellentötende Wirkung verantwortlich.

Das bringt's: Die Misteltherapie wird sowohl zur aktiven Tumorbekämpfung eingesetzt als auch palliativ zur Linderung, in Kombination mit einer konventionellen Therapie oder in der Nachsorge. Hauptsächlich findet sie Anwendung zur Verbesserung der Lebensqualität. Insbesondere Müdigkeit (Fatigue) und Übelkeit werden gebessert, der Appetit nimmt zu.

5 Hyperthermie

> Dem Tumor einheizen

Da Krebszellen besonders empfindlich sind gegenüber Hitze, gilt die Übererwärmung des Körpers oder einzelner Regionen als Möglichkeit, dem Tumor zu schaden, ohne dabei gesunde Körperzellen zu behelligen. Die Fiebertherapie ist extrem belastend und wird daher vor allem in naturheilkundlichen Kliniken oder von (Kneipp-)Ärzten eingesetzt.

So geht's: Unter medizinischer Begleitung nehmen Sie ein oft in speziellen, besonders hohen Hyperthermie-Badewannen zuerst angenehmes Vollbad bei 38 °C warmem Wasser. Innerhalb von 10 bis 20 Minuten wird das Wasser auf etwa 42 °C erhitzt. Eine Begleitperson ist anwesend und hilft Ihnen nach spätestens 20 bis 30 Minuten aus dem Bad – wenn es unangenehm wird oder der Puls rasant ansteigt, auch früher. Nach dem Abtrocknen ruhen Sie nach, um die Temperatur noch 30 Minuten hochzuhalten.

Das bringt's: In einem Überwärmungsbad wie auch in einer sehr heißen Sauna oder Hyperthermie-Kabine kann die Körperkerntemperatur auf über 38,5 bis 39 °C ansteigen, was noch im Körper zirkulierende Krebszellen stärker schädigen soll als gesunde. Wichtig: Der Patientin sollte es am nächsten Tag eher besser gehen und nicht schlechter, denn sonst war der Körper überfordert und die Therapie zu belastend.

6 Schutz für die Mundschleimhaut

> Gurgellösung mit Kräutern

Um die empfindliche Schleimhaut von Mund und Rachen vor den Nebenwirkungen einer Strahlen- oder Chemotherapie zu schützen, sind Salbei, Kamille, Pfefferminzöl und Honig besonders hilfreich.

So geht's:

Zubereitung: Nehmen Sie 2,5 Gramm Salbeiblätter oder 1 EL getrocknete Kamillenblüten – Sie können auch abwechseln. Überbrühen Sie die Kräuter mit 100 Milliliter heißem Wasser, lassen Sie den Sud 15 Minuten ziehen, und fügen Sie noch einige Tropfen Pfefferminzöl dazu.

Anwendung: Gurgeln Sie während der Therapie 3-mal täglich. Bereiten Sie sich vor auf Ihre nächste Chemo- oder Strahlentherapie, indem Sie bereits eine Woche vorher täglich 3-mal mit dem Pflanzenaufguss gurgeln.

WOW! HONIG

Alternativ lutschen Sie Honig, entweder Manuka- oder Imkerhonig oder Honig in Bioqualität. Behalten Sie den Honig 1 Minute im Mund, bevor Sie ihn schlucken. Benetzen Sie auch immer die Lippen. Die Mundschleimhaut erneuert sich ständig und wird von Chemo- und Strahlentherapie besonders geschädigt. Es kommt zu offenen oder verdickten schmerzhaften Stellen im Mund, Rachen, Lippen. Das Spülen mit Kräutern oder Honig vermindert Schmerzen, Geschmacksstörungen und einen trockenen Mund und hilft Ihnen dadurch, sich nicht so elend zu fühlen und weiter essen zu können. Zudem werden weniger schmerzstillende und entzündungshemmende Medikamente benötigt.

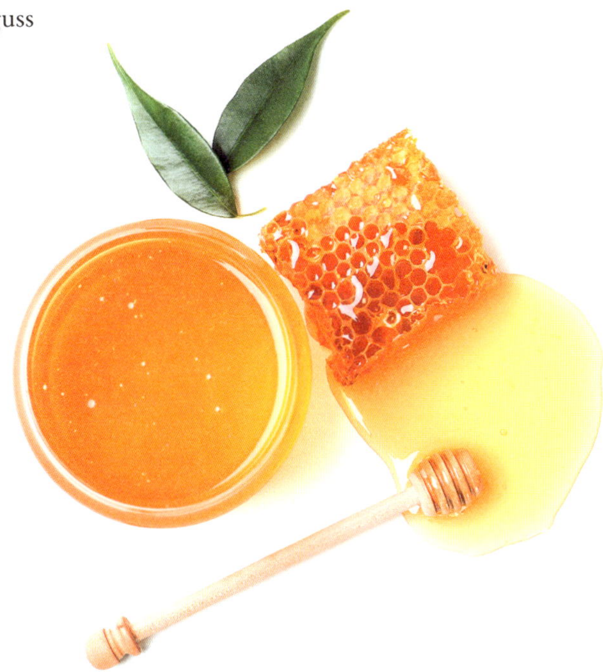

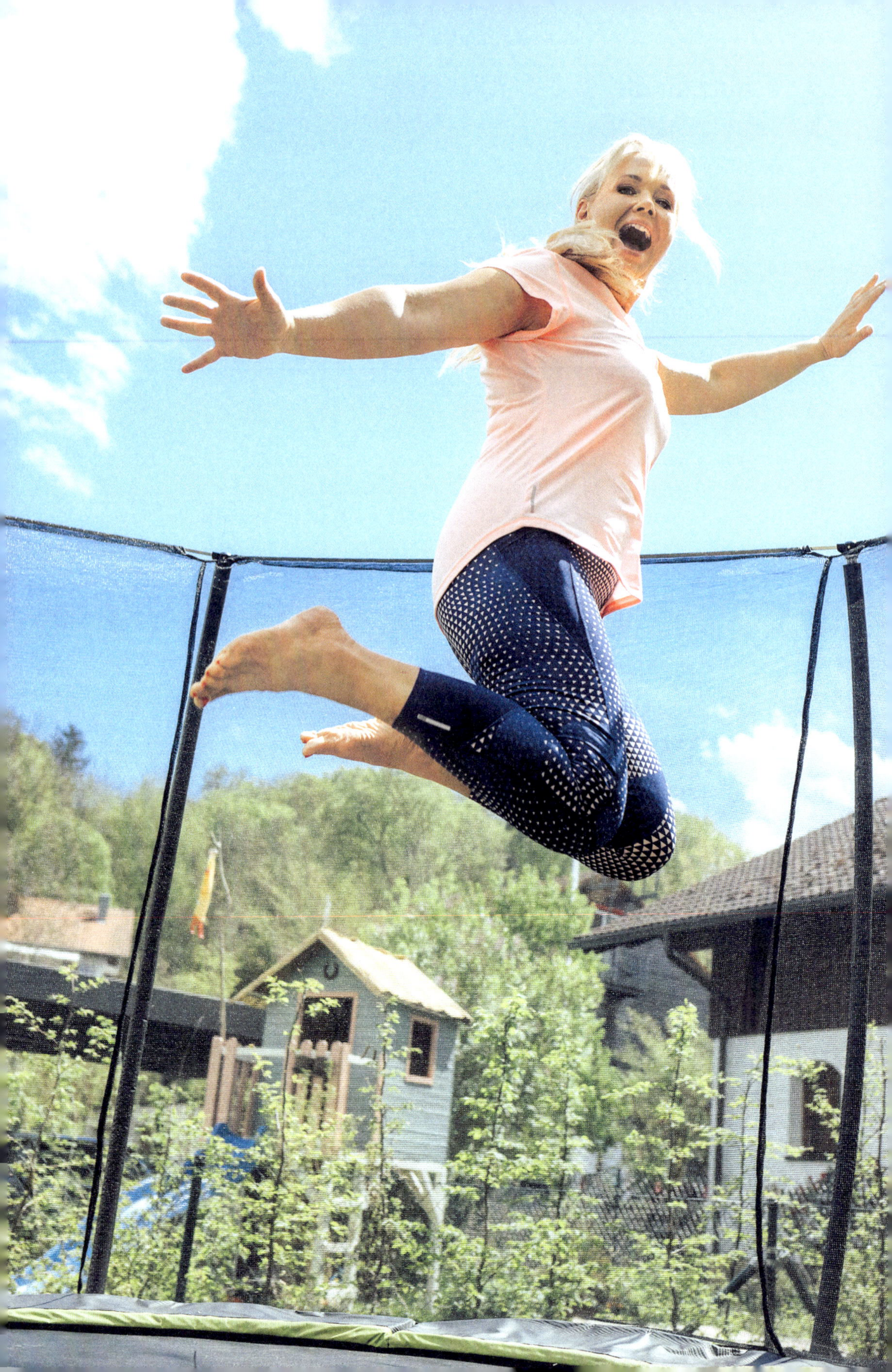

Muskel-Skelett-Erkrankungen

Knochen ist nicht Knochen, und Gelenk ist nicht Gelenk. Auch hier unterscheiden sich die Geschlechter. Frauen haben allein wegen ihrer Körpergröße in der Regel eine geringere Knochen- und Muskelmasse, aber einen höheren Körperfettanteil als Männer. Außerdem gibt es anatomische Unterschiede bei Sehnen und Bändern. Auch die Lebensweise und die Alltagsanforderungen sind bei Frauen oft andere als bei Männern. Hinzu kommt das Alter: Selbst, wenn der letzte wissenschaftliche Beweis noch fehlt, geht man davon aus, dass der Östrogenmangel nach den Wechseljahren Knochen und Gelenke anfälliger für Muskel-Skelett-erkrankungen macht. All diese Beschwerden können mit Schmerzen einhergehen. Dann kommt erschwerend hinzu, dass Frauen weit schmerzempfindlicher sind als Männer.

OSTEOPOROSE – FRAUENKNOCHEN BRECHEN FRÜHER

Fakten, Fakten, Fakten

- Laut Weltgesundheitsorganisation WHO gilt die Osteoporose als eine der häufigsten und teuersten Volkskrankheiten.
- Sie wird unterschätzt, weil viele Menschen erst im Spätstadium von ihrer Krankheit erfahren.
- Aktuell haben in Deutschland schätzungsweise 5,2 Millionen Frauen und 1,1 Millionen Männer ab 50 Jahren Osteoporose. 80 Prozent der Patienten sind Frauen.

Kurz und knapp

Knochen stützen uns, schützen unsere inneren Organe, stellen Blutzellen her, übertragen Geräusche (im Mittelohr) und speichern chemische Substanzen. Das in ihnen gebildete Osteocalcin ist für die Knochen wichtig, aber auch für die Gedächtnisleistung und unsere psychische Verfassung.
Trotz seiner Festigkeit ist der Knochen aber kein hartes, lebloses Gebilde. Durch ständige Umbauprozesse wird alte Knochensubstanz ab- und neue aufgebaut. Schon zwischen dem 30. und 40. Lebensjahr verschiebt sich das Gleichgewicht hin zum Knochenabbau. Ist der dann entweder krankhaft erhöht oder der Aufbau krankhaft vermindert, spricht man von Osteoporose. In der Folge wird der Knochen poröser und bricht leichter. Am häufigsten sind Oberschenkelhals-, Hüft-, Wirbel- und Handgelenksfrakturen.

Symptome

Weil die Stoffwechselkrankheit Knochensubstanz raubt, meist ohne Frühwarnsymptome, nennt man sie auch »stiller Dieb«. Brüchiger werdende Knochen tun zunächst nicht weh. Fatal, denn die Krankheit wäre im Frühstadium sogar heilbar. Meist sind erst starke und anhaltende Rückenschmerzen, eine deutliche Abnahme der Körpergröße, Zahnausfall oder ein erster Knochenbruch ohne erkennbare Ursache der Anlass, über die Krankheit nachzudenken. Eine typische Veränderung ist der Rundrücken (Kyphose), früher »Witwenbuckel« genannt, da davon oft ältere Frauen betroffen waren, deren Männer ein so hohes Alter gar nicht erst erreichten. Dabei brechen Wirbelkörper keilförmig ein, und die Wirbelsäule verformt sich.

Das kann die moderne Medizin

Wichtiger Bestandteil der Osteoporose-Diagnostik ist die Knochendichtemessung (Osteodensitometrie, DXA-Messung). Auch das Blut wird untersucht, und die Beweglichkeit wird getestet.
Die Vorbeugung und Basistherapie einer Osteoporose besteht aus der Einnahme von hochdosiertem Vitamin D und Kalzium. Allerdings empfehlen viele Ärzte, das Kalzium in Form von Lebensmitteln zu sich zu nehmen. Zudem gibt es zahlreiche Medikamente, Bisphosphonate oder auch das

Parathormon, welche die Knochenzellen in ihrem Umbau und Zusammenspiel beeinflussen. Sie verhindern entweder den weiteren Knochenabbau oder unterstützen den Aufbau des Knochens. Physiotherapie und viel Bewegung sind außerdem extrem wichtig, um den Schwund zu stoppen. Ist es bereits zu Knochenbrüchen gekommen, sind oft Schmerzmittel oder operative Eingriffe notwendig.

Typisch weiblich

- Junge Frauen sind fast nicht von Osteoporose betroffen, es ist fast ausschließlich eine Erkrankung der Frau **nach den Wechseljahren.**
- Frauen haben **weniger Muskelmasse,** die die Knochen stützen kann und gegen Außeneinwirkungen abfedert.
- Bei Osteoporose stehen Frauen **mehr im ärztlichen und wissenschaftlichen Fokus.** Medikamente werden häufiger an ihnen getestet, und die Krankheit wird daher bei Männern oft zu spät diagnostiziert.

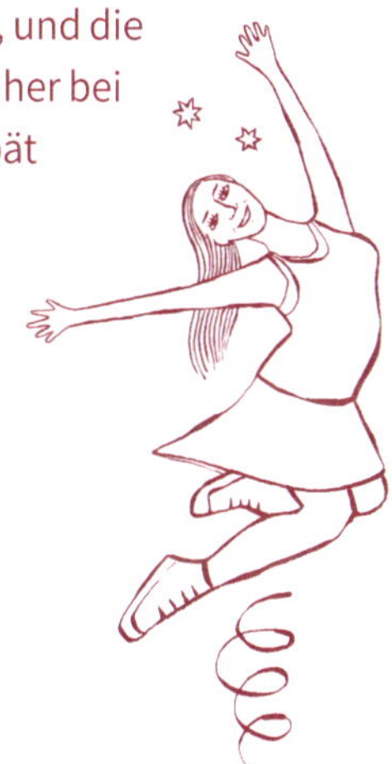

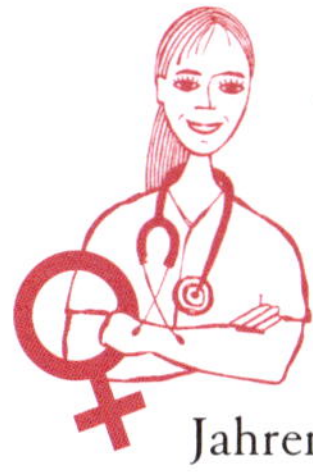

Woher kommt's?

- Das **weibliche Geschlechtshormon Östrogen** schützt in jungen Jahren die Knochen, und zwar durch zahlreiche Mechanismen: indem es die Durchblutung im Knochen anregt, die Wirkung der knochenabbauenden Zellen (Osteoklasten) hemmt, die Kalziumaufnahme über den Darm (das Mineral ist ein wichtiger Knochenbaustein) fördert, die Ausschüttung von Kalzitonin anregt (hemmt ebenfalls die Osteoklasten, also knochenabbauenden Zellen) und die Bewegungskoordination verbessert, wodurch man Stürze vermeiden kann. Mit Eintritt der Wechseljahre lässt dieser Schutz nach.
- Männer bekommen auch porösere Knochen, weil die Produktion des Männerhormons **Testosteron** abnimmt. Dies geschieht aber viel langsamer.
- Je weniger stabil der **Knochenaufbau in jungen Jahren** erfolgte, desto größer ist das Risiko, Knochenbrüche im Alter zu erleiden.

No Go

DIE BÖSEN DREI

Untergewicht, Alkohol und Rauchen sind die Faktoren, die eine Osteoporose beschleunigen können. Übergewicht gilt auch als Risiko, wenn man sich deshalb zu wenig bewegt. Versuchen Sie es mal mit Unterstützung beim Abnehmen, zum Beispiel mit einer Ernährungsberatung, Ohr-Akupunktur oder Hypnose.

ÖSTROGENE – JA ODER NEIN?

Es gibt Hinweise darauf, dass eine Östrogentherapie nach den Wechseljahren für einige Jahre dabei hilft, die Knochensubstanz zu erhalten, sicherer in der Kombination mit Gestagenen. Die sogenannten SERMs (selektive E[Ö]strogenrezeptormodulatoren) sind Östrogenderivate und verhindern auch den Knochenabbau.

Allerdings erhöht eine Hormontherapie das Langzeitrisiko für Brust- und Gebärmutter(hals)krebs, Venenverschlüsse, Herzinfarkt, Schlaganfall und Leber-Gallen-Erkrankungen. Naturheilkundliche Ärzte empfehlen daher, auf naturidentische Hormone zurückzugreifen und am besten Alternativen in der Naturheilkunde zu suchen.

Es ist also eine persönliche Entscheidung, ob man den Weg der Hormonersatztherapie beschreitet. Risiken müssen mit der Ärztin abgewogen werden, und für viele Frauen fühlt es sich nicht richtig an, mit aller Kraft gegen den natürlichen Lauf der Dinge zu rudern. Mit der richtigen Ernährung, viel Bewegung, Stressabbau und einer gewissen Akzeptanz des Älterwerdens wird das vielen auch gelingen. Eine weitere, schwächere, aber natürlichere Alternative zu Östrogengaben stellen pflanzliche Östrogene (Phytoöstrogene) dar.

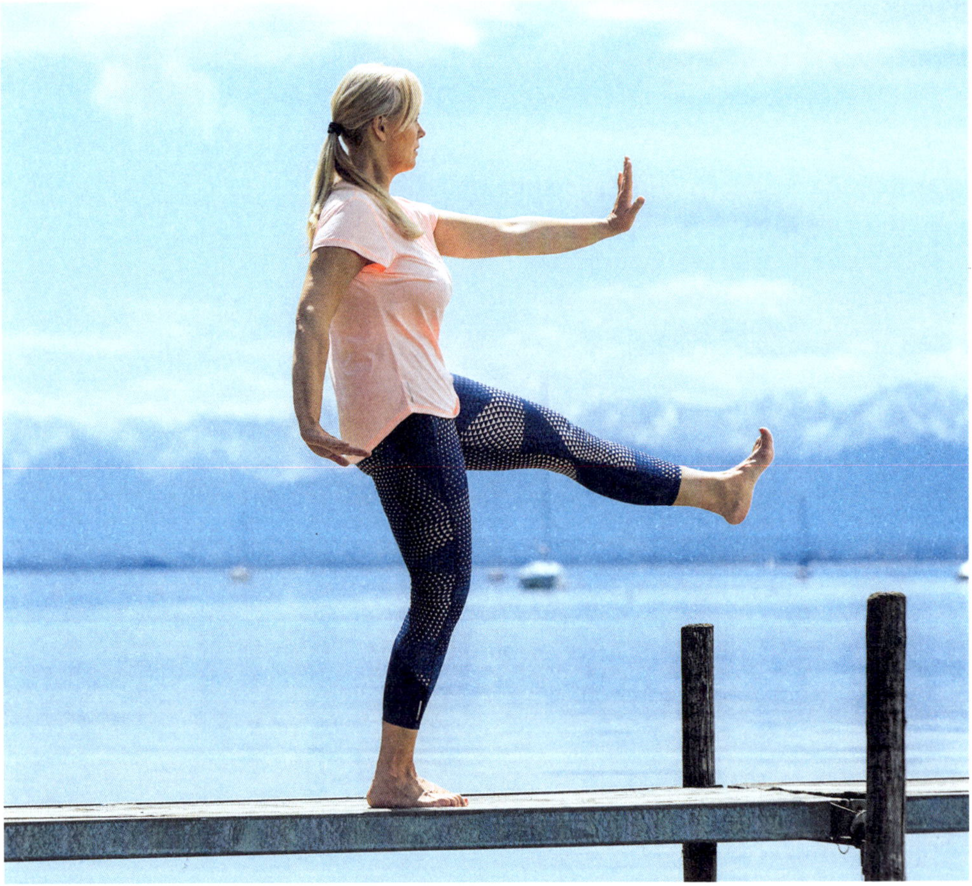

Auf einen Blick: Meine Top-Favoriten aus der Naturheilkunde

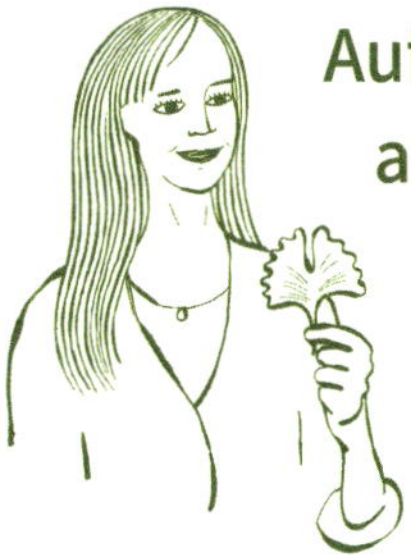

Vorbeugung und das Aufhalten des weiteren Fortschreitens ist bei der Osteoporose das A und O. Mit viel Bewegung, einer klugen Ernährung und Unterstützung aus der Naturheilkunde können Sie oft das Rad zurückdrehen und müssen keine Angst vor Brüchen haben.

1. Sonnen-Tai-Chi
2. Kalzium-Booster
3. Traubensilberkerze
4. Gemeinsam positiv bleiben
5. Trockenschröpfen
6. Schüßler-Salze

1 Sonnen-Tai-Chi

> Einfach schwingen

So geht's: Laden Sie sich eine tägliche Tai-Chi-15-Minuten-Sequenz auf Ihr Tablet oder Smartphone, und machen Sie die Übungen nach, so gut es geht. Auf der Terrasse, auf dem Balkon, noch besser an einer Stelle in der Natur, wo Sie keiner stört oder bestaunt. Jeden Tag!

Das bringt's: Knochen mögen Kalzium, Magnesium, Silicium und Vitamin D: Vitamin D entsteht hauptsächlich durch Sonneneinstrahlung. Regelmäßig draußen sein im Freien ist im Herbst und Winter genauso wichtig wie im Sommer. Also so oft wie möglich raus an die frische Luft, mindestens 15 Minuten am Tag, besser eine Stunde. Besonders wichtig für gesunde Knochen ist stetige und sanfte, schwingende Bewegung, am besten jeden Tag. Denn Bewegung regt die Produktion knochenaufbauender Zellen an und ist damit ein wichtiger Gegenspieler zum Abbau. Im Grunde sind viele Ausdauersportarten wie Tanzen, Walken, Wandern, Joggen und Radfahren (mit geradem Rücken!) geeignet. Mein Tipp aber ist Tai-Chi. Der auch als Schattenboxen bekannte Sport schlägt viele Fliegen mit einer Klappe: Er stärkt den Knochen, die Ausdauer, die Kraft und Balance und dehnt die Muskeln. Außerdem fördert er eine tiefe Atmung und damit den Stressabbau.

WOW! PHYTOÖSTROGENE

In bestimmten Pflanzen liegen Substanzen mit östrogenartiger Wirkung vor. Lignane und Isoflavone sind zum derzeitigen Wissensstand die Phytoöstrogene mit der größten Bedeutung. Sie finden sich in beachtlichen Mengen in Sojabohnen und Leinsamen, aber auch in Kürbiskernen, Getreidekleien und Hülsenfrüchten.

2 Kalzium-Booster

> Sesammüsli mit Pflaumen und Grüntee

Starten Sie in den Tag mit einem Müsli, das reines Knochenfutter ist mit Hafer, Sesampaste, Leinsamen und Dörrpflaumen. Allein 100 Gramm Sesamsamen enthalten 700 Milligramm Kalzium und bis zu 350 Milligramm Magnesium! Dazu etwas Milch oder Joghurt und eine Tasse grünen Tee. Denn auch die Polyphenole aus dem Tee wirken knochenstärkend.

So geht's:

Zutaten: 2 EL Haferflocken • 1 EL Weizenkeime • 1 TL Rosinen oder Cranberrys • 1 EL Leinsamen • 1 EL Trockenpflaumen • 150 ml Milch oder Joghurt (oder Haferdrink, Mandeldrink oder ein anderer Pflanzendrink) • 1 bis 2 EL Tahin (Sesampaste).

Zubereitung: Alle Zutaten in einer Schüssel verrühren. Nach Belieben 1 bis 2 EL Tahin unterrühren.

Das bringt's: Viele Menschen halten Milch und Käse als kalziumreiche Lebensmittel für unersetzlich. Aber womöglich beschleunigt ein hoher Milchkonsum sogar Osteoporose: In Dänemark und Schweden, in denen Milch und Milchprodukte fester Bestandteil der Ernährung sind, erleiden etwa dreimal so viele Menschen Hüftfrakturen wie in China und Indonesien, wo viele Erwachsene keine Milch vertragen. Studien zeigen auch, dass mit zunehmendem Verzehr von säurereichen Milch- und Milchprodukten das Knochenbruchrisiko steigt.
Mein Tipp: Greifen Sie zu beidem, also zu etwas Milch und Käse – je nachdem, wie gut Sie es vertragen –, kombiniert mit einer weitgehend pflanzlichen Kost mit reichlich Kalzium, also viel Brokkoli, Rosenkohl, Rucola, Mohn und Sesam, Kichererbsen und Vollkornprodukten. Suchen Sie sich ein kalziumreiches Mineralwasser, das Sie jeden Tag trinken.

3 Traubensilberkerze

> Knochenmotivator

So geht's: Die Traubensilberkerze (Cimicifuga racemosa) fördert die Aktivität der knochenaufbauender Zellen, so neuere Forschungsergebnisse. Am besten einzunehmen als Präparat aus der Apotheke.

Das bringt's: Eine spürbare Wirkung, vergleichbar mit einer Östrogensubstitution, tritt nach zwei Wochen auf. Dabei hat die Traubensilberkerze keine negative Wirkung bei östrogenabhängigem Brustkrebs.

4 Gemeinsam positiv bleiben

> Seele und Knochengesundheit

Seit einigen Jahren ist der Zusammenhang zwischen seelischer Verfassung und Entstehung von Osteoporose im Fokus der Wissenschaftler.

So geht's: Suchen Sie sich eine Osteoporose-Selbsthilfegruppe oder auch eine Sportgruppe in Ihrer Nähe. Adressen unter
www.osteoporose-deutschland.de
www.netzwerk-osteoporose.de oder
www.osd-ev.org.

Das bringt's: Es ist belegt, dass Frauen mit Osteoporose häufiger an Depressionen leiden als andere. Betroffene sind seelisch »dünnhäutig«, was zum Beispiel in der oft dünnen Haut der an Osteoporose Erkrankten (früher wurde anstelle der Knochendichte die verminderte Hautfaltendicke bestimmt) seine äußere Entsprechung hat. Verantwortlich für die begleitende Depression werden auch der sich ändernde Hormonhaushalt und die Einschränkungen in der Beweglichkeit gemacht, dadurch reduzierte Sozialkontakte und Schmerzen. Zudem gilt die Verminderung des im Knochen gebildeten Osteocalcins als Risikofaktor für Stress und Depression.

5 Trockenschröpfen

> Hilfe aus der TCM

Diese Technik wird in der Traditionellen Chinesischen Medizin erfolgreich bei Osteoporose angewendet.

So geht's: Geschröpft wird mit kleinen runden Gläschen, in denen durch Feuer Unterdruck erzeugt wird. Diese setzt die Therapeutin dann auf die Haut entlang des Rückgrats. Das tut nicht besonders weh, macht aber oft blaue Flecken.

Das bringt's: Die Anwendung steigert die Hautdurchblutung und regt den Stoffwechsel des Skelettsystems an.

6 Schüßler-Salze

> Kalzium und Kieselsäure

Besonders wichtig ist es, die Schüßler-Salze über einen langen Zeitraum einzunehmen, da sie sonst nicht wirken können. Eingesetzt werden bei Osteoporose vor allem vier Kalziumsalze.

So geht's: 2- bis 3-mal täglich je 1 bis 3 Tabletten unter der Zunge zergehen lassen:

- Schüßler-Salz Nr. 1 *Calcium fluoratum D12:* zur Stärkung von Bindegewebe und Knochen. Soll Härte und Elastizität fördern.
- Schüßler-Salz Nr. 2 *Calcium phosphoricum D6:* gegen Kalkmangelzustände und Schwäche, für Blut und Abwehr.
- Schüßler-Salz Nr. 11 *Silicea D12:* zur Unterstützung der Kollagenbildung.
- Schüßler-Salz Nr. 17 *Manganum sulfuricum D6:* für die Wachstumsanregung von Knorpeln und Knochen.

Das bringt's: Diese drei Salze sollen die Kalziumeinlagerung in den Knochen verbessern. Die Wirkung von Schüßler-Salzen und homöopathischen Mitteln ist nicht wissenschaftlich bewiesen, kann aber einen Versuch wert sein.

ARTHROSE

Fakten, Fakten, Fakten

- Auch die Arthrose, die weltweit häufigste Gelenkerkrankung, ist eher weiblich. Ab dem 50 Lebensjahr ist jede dritte Frau von ihr betroffen, ab dem 60. sogar jede zweite. Zum Vergleich: Bei Männern ab 50 leidet jeder vierte, ab 60 jeder dritte an Arthrose.
- Etwa 200 000 Menschen pro Jahr bekommen in Deutschland ein neues Hüftgelenk (davon 150 000 wegen Arthrose), fast genauso viele ein neues Kniegelenk, besonders Frauen. Tendenz steigend.

Kurz und knapp

Von einer Arthrose, einem Gelenkverschleiß, kann prinzipiell jedes Gelenk betroffen sein. Besonders häufig sind es Knie-, Hüft- oder Sprunggelenke, aber auch die kleinen Gelenke der Wirbelsäule oder das beanspruchte Daumengrundgelenk. Röntgenbefunde zeigen oft, dass der Knorpel verschwindet, sich der Gelenkspalt verändert oder der Knochen unterhalb des Knorpels dichter wird. Begleitend kommt es phasenweise zu Entzündungen im Gelenk. Der Prozess geht mit wachsenden Schmerzen und dem Verlust der Beweglichkeit des betroffenen Gelenks einher.

Symptome

Eine beginnende Arthrose macht sich gar nicht bemerkbar. Schreitet der Knorpelverlust fort, schmerzt das betroffene Gelenk oder die umgebende Muskulatur bei Belastung. Später kommt es zum sogenannten Anlaufschmerz nach einer Ruhephase. Das Aufstehen nach dem Sitzen schmerzt, und verhärtete Muskeln verursachen zusätzlich Schmerzen wie auch Entzündungsprozesse. Am Ende schmerzt das Gelenk dann sogar in Ruhe.

Das kann die moderne Medizin

Knorpel nachwachsen zu lassen gelingt bis heute nur für ganz kleine Defekte an den Gelenken. Die Behandlung zielt zu Beginn vor allem darauf ab, ein weiteres Fortschreiten der Arthrose zu verlangsamen und Schmerzen zu beherrschen. Dies geschieht durch schmerzlindernde und entzündungshemmende Medikamente (Ibuprofen, Diclofenac, Cortison und so weiter) mit nicht zu unterschätzenden Nebenwirkungen. Außerdem Krankengymnastik, durch welche stützende Muskulatur aufgebaut wird. Zur Diagnostik werden den Defekt darstellende Röntgen-/CT-/MRT-Bilder verwandt und der klinische Befund (Schmerzen, Bewegungseinschränkung). Ausschlaggebend für die Therapieentscheidung zur Operation ist das Befinden des Patienten.

Bei nicht mehr beherrschbaren Schmerzen und großen Einschränkungen ist oft ein Gelenkersatz notwendig. Wichtig: Ist eine Operation unumgänglich, wählen Sie mithilfe Ihrer Ärztin spezialisierte Kliniken mit hohen Fallzahlen und erfahrenen Operateuren aus.

Typisch weiblich

- **Fingergelenksarthrose:** 65 Prozent der 65-Jährigen leiden an der sogenannten Heberden-Arthrose (Frauen sechs- bis achtmal häufiger als Männer). Hier verschleißen zuerst die Fingerendgelenke, zum Teil mit Schmerzen und »Heberden-Knoten«, kleinen Knübbelchen an den Seiten der Finger durch Knochenauswachsungen.
- Die **Rhizarthrose** im Daumensattelgelenk äußert sich durch Schmerzen beim Greifen und Halten, aber auch auf Druck, und sie kommt in und nach den Wechseljahren bis zu zehnmal häufiger vor als bei Männern.
- **Kniegelenksarthrose:** Beim Knie wird der Geschlechterunterschied auch besonders deutlich, knapp 63 Prozent der Knieoperationen finden bei Frauen statt. Bei ihnen stellen sich danach häufiger Komplikationen ein.
- Sportarten wie Fußball, Handball oder Skifahren sind für Frauen riskanter und begünstigen eine spätere Arthrose. Frauen erleiden beim **Sport schneller Verletzungen** und bis zu achtmal mehr **Kreuzbandrisse** als Männer!
- 2006 wurde eine spezielle Knieprothese für Frauen eingeführt: das **Gender-Knee.** Es brachte leider keine besseren OP-Ergebnisse. Zum Misserfolg des »Gender-Knees« wird diskutiert, ob Frauen im Vergleich zu Männern zu spät zu einer Operation geraten wird und der Verschleiß des Knies dann womöglich schon zu fortgeschritten ist, sodass es hinterher zu andauernden Beschwerden kommt. Ein schwieriges Thema, da gleichzeitig auch kritisiert wird, dass generell zu oft und zu früh operiert wird.

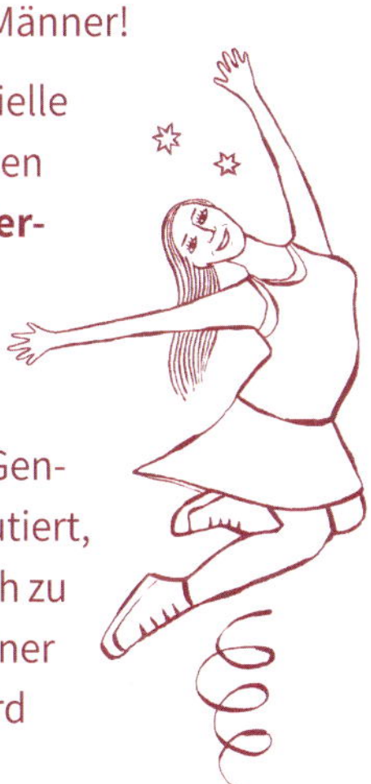

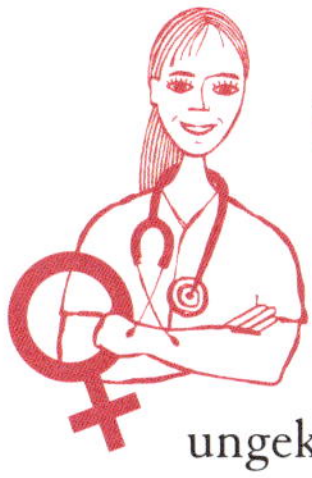

Woher kommt's?

- Das häufigere Auftreten von Fingerarthrosen bei Frauen ist nach wie vor ungeklärt. Es wird vor allem auf **genetische Faktoren** zurückgeführt. Auch **rheumatische Erkrankungen** können zu einer Verstärung der Symptome beitragen.

- **Weitere mögliche Ursachen:**
  - *Hormone:* Warum mehr Frauen als Männer an Arthrose leiden, ist wissenschaftlich noch nicht belegt. Auch hier wird der Mangel an Östrogen nach der Menopause als Risikofaktor vermutet. Zudem sind Muskeln, Sehnen und Bänder aufgrund der weiblichen Hormone dehnbarer. Frauen haben »laxere Bänder«.
  - *Körperbau:* Frauen sind kleiner, haben eine geringere Knochenmasse und nur die Hälfte der männlichen Muskelmasse und einen höheren Körperfettanteil. Daher ist die Muskulatur, die den Gelenken Halt geben könnte, weniger stark ausgeprägt. Außerdem ist bei Frauen von Natur aus der Knorpel dünner als bei Männern und wird viermal schneller abgebaut. Im kleineren, weiblichen

Knie ist weniger Platz – in der Fachsprache: ein schmalerer »Notch« – das Kreuzband kommt eher mit Knochen in Kontakt und reißt schneller.

– *Haltung:* Bei Frauen zieht durch das breitere Becken der Oberschenkelmuskel die Kniescheibe mehr nach außen, was Schmerzen und Unfälle begünstigt, insbesondere Kreuzbandrisse und Kniescheibenlockerungen. Gleichzeitig führt der etwas andere Muskelzug zu leichten X-Beinen und dadurch zu nach innen abweichenden Kniegelenken.
– *Alter:* Frauen werden in der Regel älter als Männer. Das Risiko, etwa eine Arthrose zu bekommen, steigt mit zunehmendem Alter stark an.

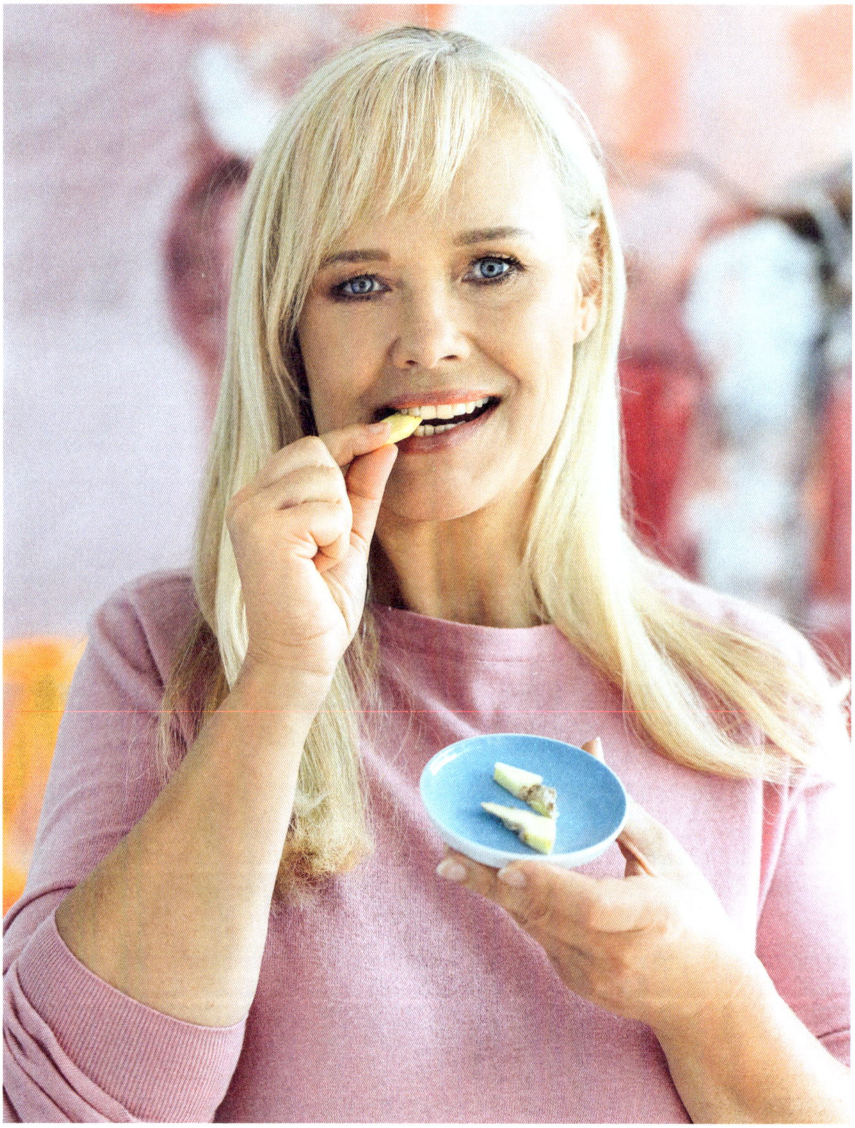

Auf einen Blick: Meine Top-Favoriten aus der Naturheilkunde

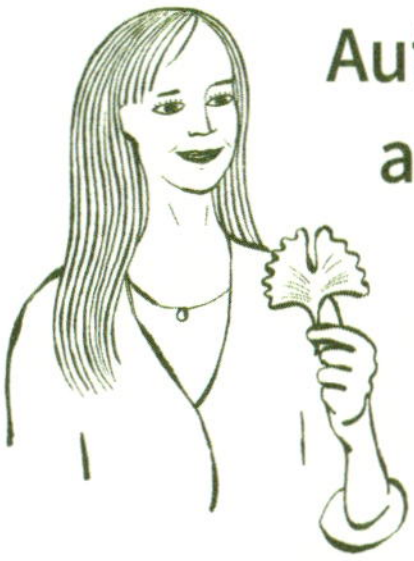

Die Naturheilkunde bietet viele Anwendungen, die den Lauf der Dinge bremsen und die Lebensqualität deutlich bessern. Eine Gewichtsabnahme durch Ernährungsumstellung oder Fasten, viel Bewegung und Stärkung der betroffenen Gelenke und pflanzliche Therapien können mit Unterstützung durch ärztliche naturheilkundliche Verfahren einen Gelenkersatz lange hinauszögern oder sogar unnötig machen.

1. **Veggie Day**
2. **Ab aufs Trampolin!**
3. **Blutegeltherapie**
4. **Kohlauflage**
5. **Handmassage**
6. **Akupunktur**

1 Veggie Day

> Kokos-Curry-Sauce gegen Entzündungen

Wer sich vegetarisch ernährt, kann entzündliche Prozesse stoppen und das Fortschreiten der Arthrose verhindern. Auch Übergewicht, das die Gelenke zusätzlich belastet, kann leichter abgebaut werden. Tolle Ideen für vegetarische Gerichte kommen aus dem Ayurveda. Basis ist oft eine Currysauce.

WOW! VIELSEITIG VERWENDBAR

Sie können diese Basissauce für viele gesunde Gerichte verwenden: Gemüse kurz darin gedünstet ergibt ein Gemüsegulasch. Rote Linsen darin gekocht, und Sie haben ein Dal. Auch Süßkartoffeln passen gut zu der Sauce. Und für Liebhaber der indischen Küche ist frischer Koriander ein Muss.

So geht's: Die Kokos-Curry-Sauce ist superschnell zubereitet, lässt sich im Kühlschrank aufbewahren und reicht für drei Mahlzeiten.

Zutaten: 1 mittelgroße Zwiebel • 1 Knoblauchzehe • 1 Stück Ingwer (ca. 2 cm) • 1 EL Öl • 100 ml Gemüsebrühe • 400 ml Kokosmilch • 2 TL Kurkumapulver • 1 TL Curry • ½ TL Kreuzkümmel • Salz, Pfeffer • Zitronensaft.

Zubereitung: Zwiebel, Knoblauch und Ingwer schälen und fein hacken. Das Öl erhitzen und die Zwiebel, dann den Knoblauch und den Ingwer kurz anschwitzen. Gemüsebrühe und 100 Milliliter Wasser dazugeben und kurz aufkochen lassen. Die Kokosmilch hinzufügen und mit den Gewürzen sowie Salz und Pfeffer und Zitronensaft abschmecken.

Das bringt's: Tierische Produkte, vor allem Fleisch -und Wurstwaren, sind reich an Arachidonsäure, die Entzündungsprozesse in den Gelenken anfeuert. Gegen Entzündungen und Schmerzen helfen Kurkuma und Ingwer, was in zahlreichen Studien nachgewiesen werden konnte. Curcumin und Gingerole wirken wie Schmerzmittel, aber ohne Nebenwirkungen.

WOW! ARTHROSE-GEWÜRZMIX

Eine besondere Gewürzmischung aus Kreuzkümmel, Muskat und Koriander kann Wunder wirken und auch die Durchblutung der Gelenkschleimhaut fördern. Somit schützt sie ebenfalls vor Degeneration und lindert Schmerzen. Die Mischung kann man sich selbst herstellen, indem man 50 Gramm gemahlenen Kreuzkümmel sowie Koriandersaat und 5 Gramm Muskatnuss mischt. Jeweils eine kleine Messerspitze der drei Gewürze (nicht mehr!) mit etwas Pflanzenöl 2-mal täglich unters Essen mischen. Bei Männern setzt die Wirkung nach 4 bis 6 Wochen, bei Frauen nach 8 bis 12 Wochen ein.

2 Ab aufs Trampolin!

> Hopp und ex gegen Schmerzen

Neben einer gelenkfreundlichen Ernährung ist die Bewegung die wichtigste Säule, um Arthrose in Schach zu halten. Das Gelenk belasten und gleichzeitig entlasten ist das Ziel. Gut eignen sich dafür Fahrradfahren, Wassergymnastik und spezielle Übungen auf dem Trampolin. Trainingszeit: anfangs 3 Minuten, nach und nach bis auf 15 Minuten pro Tag steigern!

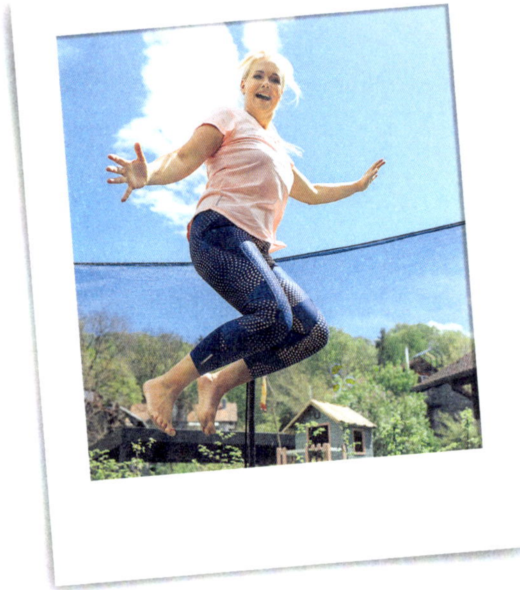

So geht's:

- *Übung für Anfänger:* Steigen Sie auf das Trampolin, und gehen Sie einfach nur auf der Stelle. Der wackelige Untergrund trainiert Ihren Gleichgewichtssinn und spricht viele Muskeln an, die im Alltag seltener gebraucht werden. Steigern Sie das Gehen bis zum leichten Laufen auf der Stelle. Stellen Sie anfangs einen Stuhl mit hoher Lehne neben das Sportgerät, daran können Sie sich festhalten.

- *Übung für Mutigere:* Stellen Sie die Füße nebeneinander, und deuten Sie ein Hüpfen an. Springen Sie aber nicht ab, nur schwingen! Festhalten an der Stuhllehne nicht vergessen! Steigern Sie nach einer gewissen Zeit die Übung, und springen Sie ab. Sie können die Füße mal weniger und mal mehr vom Trampolin abheben.

Das bringt's: Das Federn und Springen entlastet Knochen und Gelenke, verbessert die Knochenstruktur und fördert eine gute Versorgung des Gelenkknorpels mit Nährstoffen, Wasser und Sauerstoff. Schmerzen werden reduziert, die Entzündung nimmt ab, und die Muskulatur wird aufgebaut – ein Gefühl der Schwerelosigkeit inklusive!

3 Blutegeltherapie

> Schmerzkiller

Eine sehr wirksame Therapie aus der Naturheilkunde ist das Setzen von Blutegeln bei Arthrose, besonders im Kniegelenk, in den Schultergelenken, dem Sprunggelenk, dem Handgelenk und in den Facettengelenken. Es kommt häufig zu einer mehrere Monate anhaltenden Schmerzlinderung und Funktionsbesserung schon nach einer 1- bis 2-maligen Blutegeltherapie.

So geht's: Die Therapie dauert etwa 1 bis 2 Stunden. Die Blutegel werden um das schmerzende Gelenk platziert und saugen zwischen 45 und 90 Minuten. Ihr Biss ähnelt dem eines Insektenstichs. Sind die Egel satt, fallen sie ab. Zum Abschluss wird ein dicker Verband aufgelegt, da die Wunden noch etwas nachbluten können.

Das bringt's: Der genaue Wirkmechanismus dieser Therapie ist noch nicht bekannt. Die heilende Substanz ist der Speichel der Egel. In ihm befinden sich mehr als 200 bioaktive, durchblutungsfördernde, schmerzlindernde und entzündungshemmende Substanzen. Am bekanntesten ist das Eiweiß Hirudin.

4 Kohlauflage

> Schmerzstiller

Eine Kohlauflage lindert die Schmerzen im Gelenk. *Wichtig:* Legen Sie bei jeder Anwendung frische Blätter auf.

So geht's:

- Bei Schmerzen können Sie diese Auflage 1- bis 2-mal täglich einsetzen. Dazu 2 bis 3 große Blätter von einem Kohlkopf abnehmen, die Mittelrippe herausschneiden und die Blätter auf der Arbeitsfläche oder einem Kunststoffbrett mit einer Glasflasche oder einem Fleischklopfer andrücken, bis Flüssigkeit austritt. (Bitte kein Nudelholz oder Holzbrett benutzen, das Holz saugt den Saft auf.)

- Die Kohlblätter überlappend um das schmerzende Gelenk legen und mit Frischhaltefolie umwickeln, damit der Saft nicht ausläuft. Mit einer Mullbinde oder einem Tuch fixieren. Die Auflage 1 bis 2 Stunden einwirken lassen.

- Für die Anwendung auf kleineren Gelenken den Kohl in entsprechend kleine Streifen schneiden und ebenfalls dachziegelartig auflegen.

Das bringt's: Die Kohlauflage ist ein bewährtes Hausmittel. Sie wirkt kühlend, abschwellend, entzündungshemmend und entgiftend. Die Wirkung der Wickel führen Wissenschaftler auf die entzündungshemmenden Inhaltsstoffe (Flavonoide und Glycosinolate) des Kohls zurück.

5 Handmassage

> Fünf-Finger-Wellness-Programm

Unsere Hand flacht im Laufe des Lebens ab – und wird immer einseitiger: Die Daumenseite dominiert über die vernachlässigte Kleinfingerseite. Auch für die Hände gilt deshalb: Bewegung hat eine Schlüsselfunktion, um sie gesund zu erhalten. Mit dieser Massage verschaffen Sie Ihren Händen Bewegung und nehmen sie gleichzeitig achtsam wahr.

So geht's:

- Nehmen Sie etwas Creme oder warmes Öl zwischen die Handflächen und erkunden Sie dann mit der einen Hand die andere. Streichen Sie mit dem Daumen das Innere aus und fühlen Sie die robuste Sehnenplatte der Handinnenfläche. Wechseln Sie zum Handrücken. Nehmen Sie wahr, wie wenig Muskel- und Fettgewebe die unter der Haut liegenden Sehnen und Nerven schützen.
- Massieren Sie jeden Finger einzeln, vom Grundgelenk bis zur Fingerspitze. Was für Unterschiede fühlen Sie?
- Massieren Sie die Zwischenräume zwischen den Fingergrundgelenken. Was empfinden Sie dabei?
- Umfassen Sie den Unterarm, undvollführen Sie mit der freien Hand die unterschiedlichsten Bewegungen (greifen, kreisen). Sie werden entdecken, dass der Unterarm dabei nie unbeteiligt ist; die Finger- und Handbewegungen gehen von den Unterarmmuskeln aus.

Das bringt's: Die achtsamen Massagen fördern die Sensibilität der Hand und das Bewusstsein für ihre Bewegungen. Sie verbessern und erhalten die Funktionalität.

6 Akupunktur

> Piks mit Langzeitwirkung

In der Traditionellen Chinesischen Medizin gibt es viele hilfreiche Möglichkeiten, bei Arthrose den Verlauf zu verbessern. Einige Krankenkassen übernehmen die Kosten der Behandlung.

So geht's: Suchen Sie sich einen erfahrenen TCM-Arzt, der nicht nur die Nadeln setzt, sondern Sie auch mit chinesischen Kräutern (meist in Form von Tees) behandelt oder Ihnen ein Kräuter-Handbad – beispielweise bei Fingerarthrose – zubereitet. Viele erfahrene Akupunkteure setzen zusätzlich ein paar Nadeln am Ohr, um die Schmerzen noch mehr zu lindern.

Das bringt's: Die Akupunktur konnte insbesondere im Bereich der Kniegelenks-, Hüft- und Schulterarthrose in groß angelegten Studien beweisen, dass sie Schmerzen deutlich lindern kann und damit die Beweglichkeit verbessert.

RHEUMATOIDE ARTHRITIS (RA)

Fakten, Fakten, Fakten

- 1,5 Millionen Menschen – 2 Prozent der erwachsenen Bevölkerung – sind betroffen. Im Laufe eines Lebens entwickeln geschätzt 8 Prozent der Frauen und 5 Prozent der Männer eine entzündlich-rheumatische Erkrankung.
- Hinzu kommen etwa 20 000 rheumakranke Kinder.
- Frauen bekommen die RA nicht nur häufiger, sondern auch früher und stärker.
- Frauen mit RA im Alter zwischen 18 und 45 Jahren – also noch sehr jung – haben ein vierfach höheres Risiko der Erwerbsunfähigkeit als gleichaltrige Männer mit RA.

Kurz und knapp

Rheuma ist ein Sammelbegriff für über 200 verschiedene Erkrankungen. Zu den häufigsten gehören die rheumatoide Arthritis (RA) und die Arthrose (siehe Seite 92). Frauen sind deutlich häufiger betroffen. Auch die Gicht zählt dazu, die aber neunmal häufiger Männer betrifft.

RA ist eine chronisch entzündliche Systemerkrankung. Sie befällt vor allem Gelenke, verläuft meist in Schüben und individuell sehr unterschiedlich. Häufig sind erst kleine Gelenke betroffen. Eine chronische Entzündung der Gelenkinnenhäute führt je nach Schwere der Erkrankung rasch oder schleichend zur Zerstörung von Knorpeln und angrenzenden Knochen. Hinzu kommen Schmerzen wie auch typische Röntgenveränderungen. In späteren Stadien kann dieser Prozess zu bleibenden Fehlstellungen führen. Seltener befällt die RA innere Organe wie die Lunge, Gefäße oder Nerven.

Symptome

Typisch bei Gelenkbefall sind Schmerzen, Schwellungen, Rötungen, Überwärmung und eingeschränkte Beweglichkeit des betroffenen Gelenks. Manchmal entsteht auch ein entzündlicher Gelenkerguss, bei dem sich Flüssigkeit im Gelenk ansammelt. Die Entzündung tritt in Schüben auf. Nasskaltes Wetter führt oft zu einer Verschlechterung. Begleitend kommt es zu allgemeinen Krankheitszeichen wie Abgeschlagenheit, Muskelschmerzen, Kraftlosigkeit sowie Entzündungen von Sehnenscheiden, Gefäßen und inneren Organen mit eigenen Symptomen. In 20 Prozent kommt es zu Rheumaknoten an Händen und Ellbogen.

Das kann die moderne Medizin

Neben der Linderung der Symptome versucht der Arzt, die Zerstörung von Gelenken und Organen zu verhindern. Dies geschieht durch schmerzstillende und entzündungshemmende Medikamente wie nichtsteroidale Antirheumatika (NSAR), zum Beispiel Ibuprofen, Diclofenac oder Cortison. Bei chronischem Verlauf stehen spezielle Rheumamedikamente zur Verfügung, die sogenannten Basistherapeutika (Methotrexat und andere), sowie Medikamente, die das Immunsystem modulieren (Biologica). Diese Medikamente sind sehr kraftvoll, aber auch nebenwirkungsreich. Krankengymnastik und physikalische Therapien wie etwa Wärme- und Kälteanwendungen oder Ergotherapie helfen, die Beweglichkeit zu erhalten.

Typisch weiblich

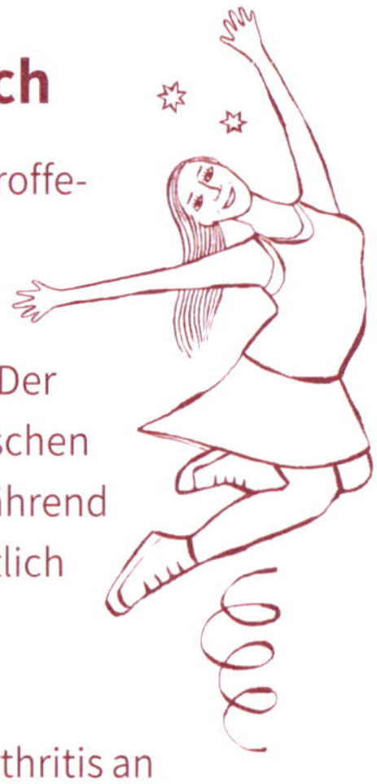

- **Zwei Drittel** der Betroffenen sind **Frauen.**
- **Frauen erkranken früher als Männer:** Der Altersgipfel liegt zwischen 55 und 64 Jahren, während Männer durchschnittlich zehn Jahre später erkranken.
- Von rheumatoider Arthritis an den **Handgelenken** – der häufigsten rheumatischen Erkrankung – sind Frauen **zwei- bis dreimal häufiger** betroffen als Männer. Frauen können sich dann nicht mehr so gut selbst versorgen und sind mehr auf Hilfe angewiesen.
- **Frauen leiden mehr unter RA:** Beobachtungen zeigen, dass Frauen aktivere Krankheitsverläufe haben und zusätzlich häufiger unter Fibromyalgie und Müdigkeit leiden als Männer. Dieser Unterschied verstärkt sich sogar noch im Verlauf der Erkrankung.
- **Frauen haben stärkere Schmerzen:** Der Anteil der Frauen mit RA, die starke Schmerzen angeben, ist deutlich höher als derjenige der männlichen Patienten. Je nach Altersgruppe liegt der Anteil von RA-Patientinnen mit massiven Gelenkschmerzen zwischen 15 und 25 Prozent, bei Männern sind es 9 bis 21 Prozent.
- Auch die **Begleiterkrankungen** sind bei RA-Frauen andere als bei Männern. Frauen leiden eher an Osteoporose und Depressionen, während bei Männern Herzkrankheiten oder Typ-2-Diabetes gehäuft auftreten.
- An sich selten, aber bei Frauen viel häufiger ist der **Lupus erythematodes.** Bei dieser rheumatischen Erkrankung beträgt das Verhältnis sogar 7 zu 1. Und selbst der Morbus Bechterew, der früher als fast ausschließliche Männerkrankheit galt, betrifft heute beide Geschlechter fast gleich häufig.
- Frauen werden **später behandelt** und **sprechen schlechter auf Therapien an** als Männer, die im Durchschnitt schneller eine Kontrolle über die Erkrankung (Remission) erreichen.
- Das **Kortisonpräparat** Methylprednisolon wirkt bei Frauen oft stärker als bei Männern und muss vorsichtiger dosiert werden.

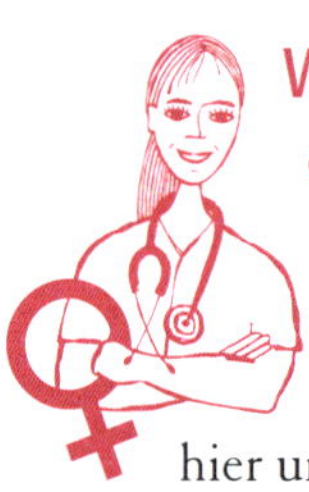

Woher kommt's?

● Die genaue Ursache für die rheumatoide Arthritis ist ungeklärt. Es wird aber vermutet, dass es sich auch hier um eine **Autoimmunerkrankung** handelt. Für die Fehlsteuerung des Immunsystems dürfte ein Zusammenspiel mehrerer Faktoren verantwortlich sein. Dazu gehören neben einer genetischen Veranlagung vor allem das

Rauchen und andere Umweltgifte oder Infektionen.

- Warum **Frauen heftiger erkranken** und im Durchschnitt schlechter auf die Therapien ansprechen als Männer, die Gründe für diese Differenzen sind unklar.

- Es gibt eine Vielzahl von Hinweisen, dass Autoimmunerkrankungen wie die RA nicht auf die Störung eines einzelnen Geschlechtshormons, sondern auf eine **Dysbalance verschiedener Hormone** zurückzuführen ist.

- Laut Prof. Angela Zink vom Deutschen Rheuma-Forschungszentrum in Berlin werden Frauen erst viel **später an einen Spezialisten überwiesen,** obwohl Frauen mit ihren Beschwerden sogar ein bisschen schneller zum Hausarzt gehen als Männer – statistisch gesehen zwei Wochen früher. Im Schnitt sind es drei bis vier Monate mehr, die vergehen, bis eine Frau dieselbe fachärztliche Versorgung wie ein Mann bekommt.

- Außerdem schätzen Ärzte die Beschwerden weiblicher Patienten offenbar geringer ein als bei Männern, obwohl Frauen nachweisbar **stärker unter den Beschwerden leiden.**

- Das am häufigsten verordnete Medikament, Methotrexat, kommt bei Frauen viel seltener zum Einsatz. Möglicherweise liegt das daran, dass Frauen mehr Nebenwirkungen berichten. Andererseits sind Frauen, wie man aus vielen Untersuchungen weiß, aufmerksamer, was Nebenwirkungen betrifft. Frauen bekommen also eher die **milderen Medikamente,** um Nebenwirkungen zu vermeiden, die aber eventuell weniger wirksam sind.

- **Anhaltender Stress** gilt als wichtiger Risikofaktor für die Entstehung einer RA, heizt aber auch Entzündung und Schmerzen an. Frauen sind besonders stressanfällig und nehmen sich selten die Zeit für eigene Entspannung, sodass dies zu schlechteren Verläufen beitragen kann.

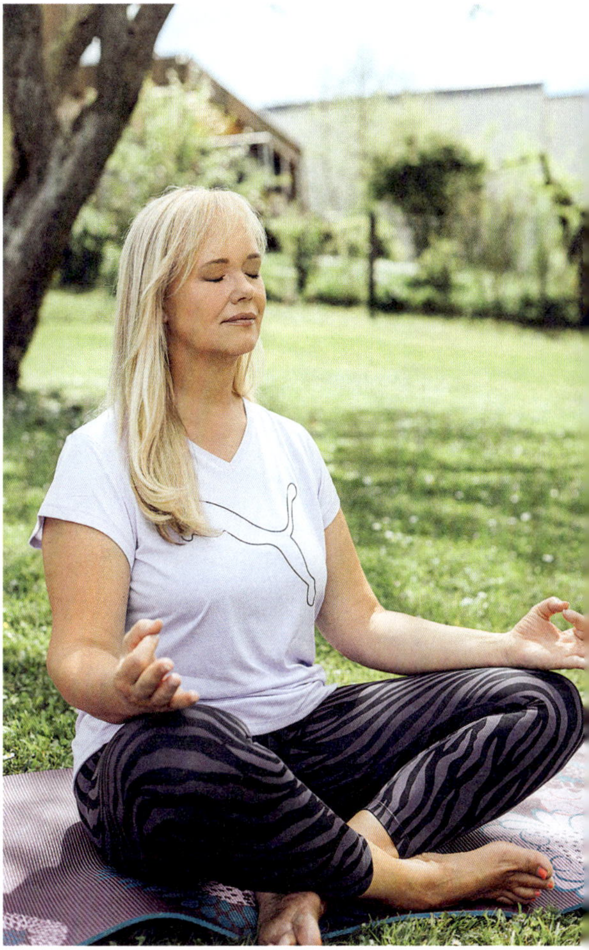

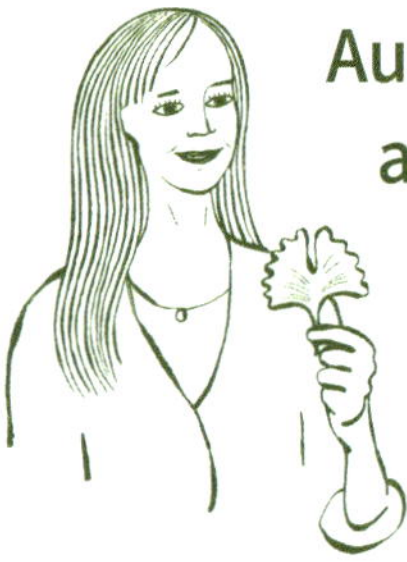

Auf einen Blick: Meine Top-Favoriten aus der Naturheilkunde

Gerade bei Erkrankungen wie der RA, die einen lebenslang begleiten können, ist es wichtig, sich Handwerkszeug anzueignen, um in Schüben schmerzmildernd selbst einzugreifen und neben der medizinischen Therapie durch die eigene Lebensweise den Verlauf der Erkrankung abzumildern oder gar zu stoppen. Ganz wichtig ist auch Stressabbau.

1. Fasten
2. Fingerübungen
3. Salzhandschuhe
4. Reha mit Radon
5. Pflanzenpower

1 Fasten

> Reset

Eine wahre Geschichte, ein Happy End und Bestätigung durch die neueste Forschung: Dr. Otto Buchinger erkrankte 1916 an schwerem Gelenkrheuma, und die zu jener Zeit übliche Behandlung zeitigte keinen Erfolg. Auf Anraten führte Buchinger ein dreiwöchiges Fasten durch. Die Gelenkschmerzen verschwanden; er wurde wieder gesund und arbeitsfähig. Buchinger-Fasten zählt heute zu den etablierten Fastentherapien.

So geht's: Eine länger andauernde Heilfastenkur über 5 bis 10 Tage dürfen Rheumatiker wegen möglicher Nebenwirkungen der Medikamente nur stationär und unter ärztlicher Aufsicht durchführen. Ein solcher Reset lohnt aber in jedem Fall, wie zahlreiche Studien belegen. Beantragen Sie eine Heilfastenkur wie jede andere Reha-Maßnahme.
Nach dem Fasten ist es wichtig, den Effekt durch eine entsprechende Ernährung lange zu erhalten. Das bedeutet eine möglichst entzündungshemmende, vor allem pflanzenbasierte Kost. Entzündungs-Booster wie Fleisch -und Wurstwaren sowie Eier sollten vom Speisezettel gestrichen werden, bei Milchprodukten sind kleine Mengen erlaubt.

Das bringt's: Fasten wirkt entzündungshemmend, besonders der Verzicht auf Nahrungsmittel tierischen Ursprungs mit der Fettsäure Arachidon. Sie dient als Vorläufer von entzündungsfördernden Botenstoffen, den Prostaglandinen. Durch den mehrtägigen Verzicht auf Nahrung erhöht sich die Verfügbarkeit von Serotonin, einem stimmungsaufhellenden und appetitvermindernden Botenstoff. Dadurch reduziert sich

die Schmerzempfindlichkeit. Zudem schüttet der Körper vermehrt körpereigene schmerzstillende Substanzen aus.
In den Zellen wird die körpereigene Müllabfuhr (Autophagie) angekurbelt, und Reparaturgene werden aktiviert. Vorbeugend kann auch ein Fastentag pro Woche (zum Beispiel ein Saft- oder Rohkosttag) oder Intervallfasten regenerative Prozesse unterstützen und längere schmerzfreie Perioden ermöglichen.

WOW! KURKUMA

Verwenden Sie täglich 2 TL Kurkuma in Speisen und Getränken, das nachweislich entzündungshemmend wirkt. wirkt, die Zellen aufgrund seiner antioxidativen Wirkung schützt und das Immunsystem unterstützt. Außerdem regen die darin enthaltenen Wirkstoffe die Leber dazu an, mehr Gallen- und Magensaft zu produzieren, was gut für die Verdauung ist.
Die Zugabe von Pfeffer und etwas Fett erhöht die Wirksamkeit um ein Vielfaches, weil der Wirkstoff Curcumin fettlöslich ist. (Fibromyalgie-Syndrom, siehe Seite 106).

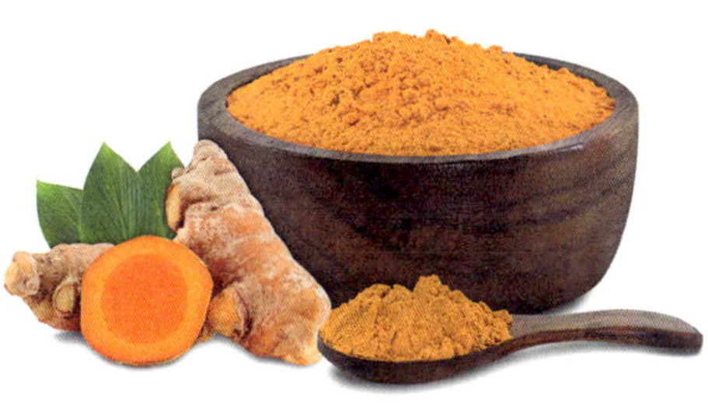

2 Fingerübungen

> Wärmendes Linsen-Handbad

Die typische Morgensteifigkeit in den Händen kann sich durch Wärmeanwendungen bessern. Ein Handbad in einer Schüssel voller warmer Linsen (Rapssamen sind auch geeignet) verbessert die Beweglichkeit.
Bitte nicht im akuten Stadium bei roten geschwollenen Gelenken anwenden. Dann lindert Kälte die Entzündung, zum Beispiel mit einem kalten Linsenbad – dazu eine große Schüssel mit Linsen in den Kühlschrank stellen –, Eisbädern oder kalten Güssen.

So geht's: Sie brauchen so viele getrocknete Linsen, dass Ihre Hände davon gut bedeckt sind. Erwärmen Sie die Linsen in der Mikrowelle oder im Backofen auf 40 °C und geben Sie sie in eine größere Schüssel, in der Sie Ihre Hände gut bewegen können. Bewegen Sie die Finger darin, wühlen Sie sich durch die Linsen, kneten Sie sie, lassen Sie die Hülsenfrüchte durch Ihre Finger gleiten und genießen Sie das Spielerische dieser Fingergymnastik. Wenden Sie dieses Bad täglich 5 bis 10 Minuten an.

Das bringt's: Linsen üben aufgrund ihrer Größe und Form einen besonders wohltuenden Berührungsreiz auf die Hände aus. Die Wärme fördert die Durchblutung, regt den Stoffwechsel an, entspannt die Muskulatur und verbessert so die Beweglichkeit.

3 Salzhandschuhe

> Entspannung pur

Soleanwendungen sind schmerzlindernd und können über Nacht ihre wohltuende Wirkung entfalten.

So geht's:

Zutaten: Fingerhandschuhe aus Baumwolle • Fausthandschuhe • Salz.

Anwendung: Lösen Sie 3 bis 5 Gramm Salz in 100 Milliliter lauwarmem Wasser auf. Tauchen Sie die Fingerhandschuhe in die Salzlösung, wringen Sie sie aus, und ziehen Sie sie an, die Fäustlinge darüber. Die Sole mindestens 1 Stunde einwirken lassen, besser noch über Nacht. Die Anwendung so lange wiederholen, bis die Beschwerden abgeklungen sind.

Das bringt's: Die in Wasser gelösten Salze reagieren mit der Haut und bewirken eine Weitung der Gefäße. Dadurch entspannen sich die Muskeln, wodurch die Gelenke entlastet werden – die Schmerzen lassen nach, und die Beweglichkeit verbessert sich.

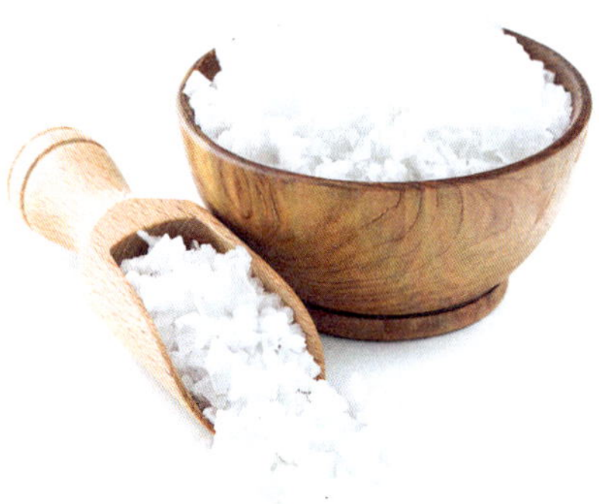

4 Reha mit Radon

> Ab in die Kur!

Was früher Kur hieß, nennt man heute stationäre Reha oder Rehabilitationsmaßnahmen (Heilverfahren). Um eine solche Reha zu beantragen, benötigen Sie die Unterstützung Ihres Arztes. Der Antrag geht an die zuständige Rentenversicherung, wenn es um den Erhalt der Erwerbsfähigkeit geht. Die gesetzliche Krankenversicherung ist zuständig, wenn einer drohenden Behinderung oder Pflegebedürftigkeit vorgebeugt oder nach ihrem Eintritt eine Besserung erzielt oder Verschlimmerung verhütet werden soll. Mehr Informationen unter www.reha-servicestellen.de.

So geht's: Es gibt in Deutschland Kurorte, in denen eine stationäre Radontherapie als Rehabilitationsmaßnahme durchgeführt werden kann.
Das radioaktive Element Radon wird in Form von Bädern und/oder als Inhalation in Heilstollen genutzt. Es gibt Wannenbäder, bei denen das Badewasser und die Atemluft mit mindestens 660 Bq/l Radon angereichert werden, und Heilstollen, deren warmfeuchte, radonhaltige Luft von 40 bis 50 Bq/l eingeatmet wird. Bq steht für die Maßeinheit Becquerel, die üblicherweise bei radioaktiven Stoffen verwendet wird. Radonkuren umfassen 10 bis 15 Bäder oder 8 bis 12 Stolleneinfahrten in 3 Wochen.

Das bringt's: Radon greift als niedrig dosierte Strahlentherapie in Entzündungsprozesse ein, die auch durch eine übermäßige Immunreaktion des Körpers ausgelöst werden können. Dabei unterstützt es die Ausschüttung entzündungshemmender Substanzen. Die Entzündung und Schmerzen lassen nach, wie Studien und Befragungen zeigten. Eine deutliche Verbesserung tritt oft erst nach einigen Wochen auf und hält mehrere Monate an.

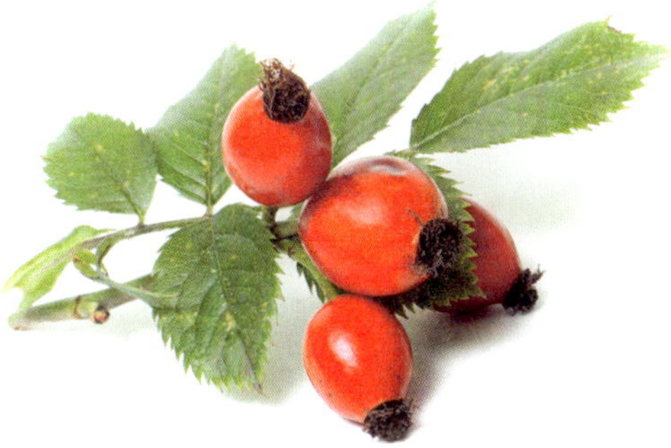

5 Pflanzenpower

> Unterstützung aus der Botanik

So geht's: Nehmen Sie die folgend empfohlenen Pflanzen bitte nur nach Absprache mit Ihrem behandelnden Arzt beziehungsweise Ihrer Ärztin ein.

- *Indischer Weihrauch* mindert die Entzündung und die Knorpelzerstörung. Der Arzt verschreibt ein Fertigpräparat, in der Regel 1200 bis 3600 Milligramm täglich.

- *Krallendorn* oder *Katzenkralle* hemmt die Entzündung und verändert die Reaktionen des Immunsystems. So konnte es in Studien eine leichte Schmerzverbesserung an Gelenken zeigen. Es hat relativ wenig Nebenwirkungen, ist aber etwas teurer. Täglich 3-mal 20 Milligramm.

- *Teufelskralle* braucht 7 bis 10 Tage, um zu wirken, hilft dann aber gegen Schmerzen, Entzündung und Wassereinlagerungen. Bevorzugen Sie Präparate ohne Alkohol. 2- bis 3-mal täglich 400 bis 500 Milligramm.

- *Hagebuttenpulver* (Apotheke) kann man in Joghurt, Quark oder Müsli rühren. Durch das enthaltene Galaktolipid, zellschützende Polyphenole und Carotinoide, Mineralstoffe und Gerbstoffe sowie das 20-Fache an Vitamin C wie in der Zitrone hilft Hagebuttenpulver gegen Gelenkschmerzen und -entzündungen. 3-mal täglich als Pulver nach Packungsbeilage einnehmen.

- *Weidenrindenextrakt* wird in der Leber in Salicylsäure umgewandelt und wirkt gegen Schmerzen und Entzündungen. 2-mal täglich als Fertigpräparat nach Packungsbeilage einnehmen.

WOW! RHEUMA-AUSZEIT

Die App »Rheuma-Auszeit« der Deutschen Rheuma-Liga ist ein hilfreicher Alltagsbegleiter für Rheumatikerinnen. Sie enthält zahlreiche praktische Anleitungen aus den Bereichen progressive Muskelentspannung und passive Entspannung, Selbstmassage, Gedankenreisen, Kälte- und Wärmebehandlungen sowie Bewegungstraining. Seit dem Inkrafttreten des Digitalen Versorgung-Gesetzes (DVG) im Jahr 2020 können Ärzte Patienten Gesundheits-Apps auf Krankenkassenkosten verschreiben.

FIBROMYALGIESYNDROM (FMS) – MEIST FRAUENSACHE

Fakten, Fakten, Fakten

- Geschätzt wird, dass 1 bis 2 Prozent der Deutschen, also über 800 000 bis 1,7 Millionen Menschen, an einer Fibromyalgie leiden! Rund 80 Prozent davon sind Frauen.
- Ökonomisch betrachtet, sind die Kosten für diese Erkrankung, die durch Arbeitsunfähigkeit der Betroffenen entstehen, genauso hoch wie die durch die rheumatoide Arthritis verursachten.
- Der Altersgipfel liegt bei 59 Jahren.

Kurz und knapp

Die Übersetzung für Fibromyalgie bedeutet Muskelfaserschmerz. Früher wurde die Erkrankung auch als Weichteilrheuma bezeichnet. Da die Symptome vielfältig sein können, spricht man ebenso vom Fibromyalgiesyndrom (FMS). Trotz eines teils erheblichen Leidensdrucks der Patienten finden sich in der Regel keine Schäden an Organen.

Symptome

Das Leitsymptom ist der chronische Ganzkörperschmerz (also Schmerzen in mehreren Körperregionen), der im Gegensatz zu anderen Schmerzerkrankungen eine höhere Intensität aufweist und seit mindestens drei Monaten besteht. Außerdem kommen oft Steifigkeit und Schwellungsgefühl in Gesicht, Händen und Füßen sowie Müdigkeit, Schlafstörungen und häufig auch Depressivität dazu. Zudem beklagen die Patientinnen Konzentrations- und Antriebsschwäche, eine verminderte Leistungsfähigkeit und Vergesslichkeit.

Das kann die moderne Medizin

Weil die Ursache der Erkrankung noch nicht wirklich verstanden wird, gibt es bislang nur begrenzte therapeutische Ansätze. Neben Bewegungstherapie, beratenden und verhaltenstherapeutischen Gesprächen kommen Antidepressiva und Schmerzmittel zum Einsatz.

Typisch weiblich

→ Das FMS betrifft Frauen **fünfmal häufiger** als Männer.

→ Frauen haben dabei nicht nur häufiger Schmerzen, sie klagen auch über eine **höhere Intensität.** Dies trifft auf (fast) alle Schmerzarten zu, wie beispielsweise Kopfschmerzen, Migräne und verschiedene Formen von Muskel-, Gelenk- und Knochenschmerzen.

→ Ebenso geben Frauen **mehr von Schmerzen betroffene Körperbereiche** als Männer an, wenn sie an einer FMS leiden.

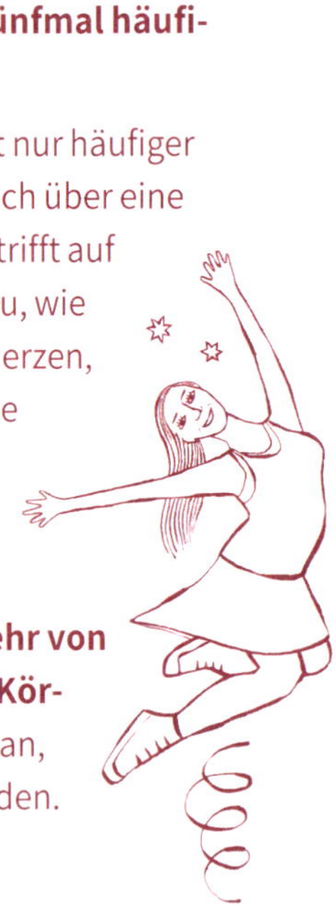

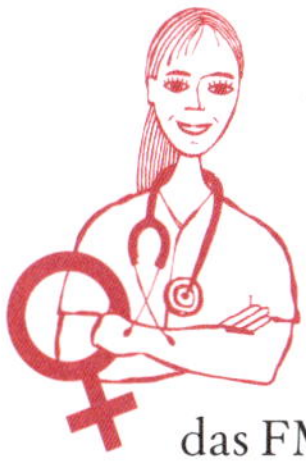

Woher kommt's?

- Auf Basis der aktuellen Studienlage kann **keine eindeutige Ursache** für das FMS ausgemacht werden.

- Man unterscheidet zwischen einer **primären Fibromyalgie,** deren Ursachen oft unentdeckt bleiben, und einer **sekundären Fibromyalgie,** die durch eine andere Grunderkrankung ausgelöst wird, vor allem entzündlich-rheumatische Erkrankungen, andere Autoimmunkrankheiten, Infektionen oder auch eine Operation.

- Studien geben Hinweise darauf, dass Frauen eine **niedrigere Schmerzschwelle** und empfindlichere Schmerzsensoren haben, welche die Schmerzwahrnehmung verstärken.

- Eine Forschergruppe stellte fest, dass es sich bei FMS auch um eine **Erkrankung der Nervenfasern** handeln könnte. Im Vergleich zu Patienten mit anderen Schmerzerkrankungen fanden sich bei den FMS-Probanden mehr zerstörte kleine Nervenfasern in der Haut, welche die Ursache für die veränderte Weiterleitung von Schmerzimpulsen sein könnten.

- In einer Studie aus Florida konnten Forscher herausfinden, dass die **Empfindlichkeit des Gehörs** bei Fibromyalgie deutlich erhöht ist. Auch bekannt ist, dass Fibromyalgie-Patientinnen eine höhere Empfindlichkeit gegenüber Druck und Hitze an bestimmten Haut- und Körperstellen haben. Eine mögliche Erklärung lautet, dass die gesamte Wahrnehmung über die Sinnesorgane beim Fibromyalgiesyndrom verändert ist. Das könnte auch erklären, warum Therapiemaßnahmen nur langsam greifen.

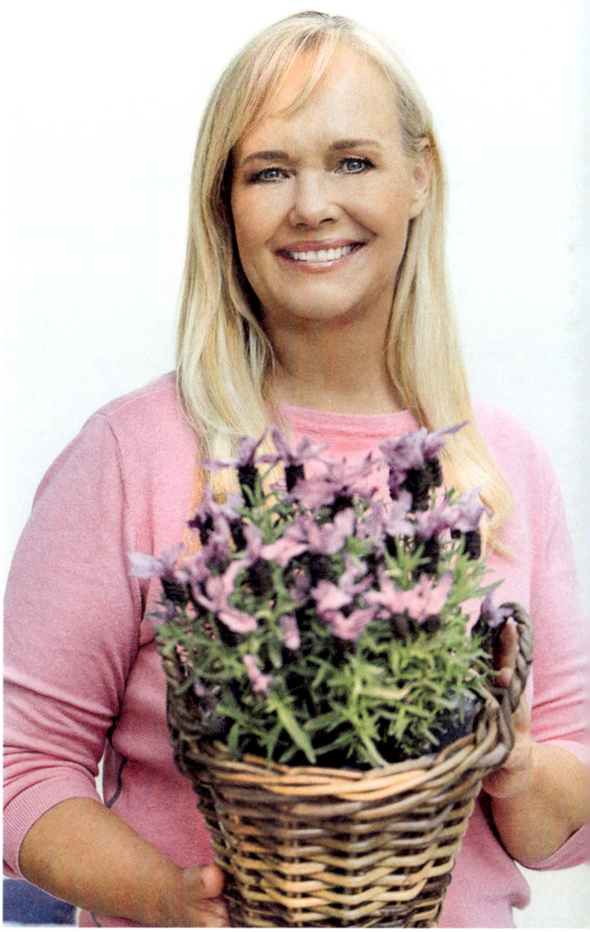

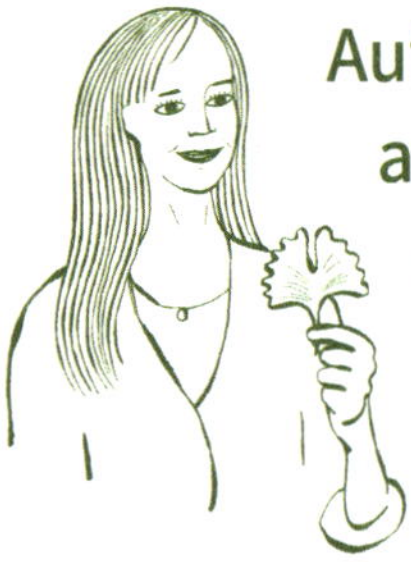

Auf einen Blick: Meine Top-Favoriten aus der Naturheilkunde

Die Therapie kann durch komplementäre Verfahren und häusliche Anwendungen ergänzt werden, um die Lebensqualität deutlich zu verbessern. Wichtig ist, aktiv zu bleiben und sein Leben nicht von der Krankheit beherrschen zu lassen. Insbesondere Temperaturreize scheinen die Schmerzwahrnehmung zu verändern.

1. Lavendelvollbad
2. Kältekammer
3. Kneipp-Time
4. Homöopathie
5. Tai-Chi
6. Kurkuma-Ingwer-Drink

1 Lavendelvollbad

> Im Akutfall Wärme

Bei akutem Schmerzgeschehen wirkt Wärme oft schmerzlindernd. Ein warmes Vollbad – so warm, wie Sie es vertragen –, angereichert mit entspannungsfördernden Kräutern wie Lavendel oder Melisse, tut wirklich gut.

So geht's: Für ein Vollbad überbrühen Sie 50 Gramm getrocknetes Lavendelkraut mit 1 Liter kochendem Wasser, lassen es 10 bis 15 Minuten zugedeckt ziehen, seihen es ab und geben es ins Badewasser. Alternativ können Sie auch 10 bis 15 Tropfen ätherisches Lavendelöl mit einem Becher Sahne (mindestens 10 Prozent Fett) verrührt ins Badewasser geben. Die optimale Badedauer beträgt 20 Minuten, danach 30 Minuten ruhen.

Das bringt's: Wärme fördert die Hautdurchblutung, was zu einer Erweiterung der Blutgefäße führt. Dadurch werden Zellen besser mit Sauerstoff und Nährstoffen versorgt. Die Muskeln entkrampfen sich.

WOW! AKTIVIERE DEIN KÖRPERGEDÄCHTNIS

Unser Geist kann auch mit einer einfachen Übung helfen: Stellen Sie sich jeden Tag immer wieder vor, wie es Ihnen ging, als Sie noch schmerzfrei waren. Erinnern Sie sich lebhaft, was alles möglich war, wie sich das angefühlt hat, beweglich und schmerzfrei zu sein. Auf diese Weise aktivieren Sie Ihre körpereigenen Selbstheilungskräfte.

2 Kältekammer

> Den Schmerz langfristig besiegen

Kälteanwendungen (Kryotherapie) sind ebenso wie Wärmeanwendungen alte Heil- und Hausmittel. Vor allem in der Therapie von chronischen Schmerzen erzielt die Ganzkörpertherapie in einer Kältekammer erstaunliche Wirkung.

So geht's: Die Kältekammertherapie ist gut verträglich für jedes Alter. Der Patient betritt die Kältekammer in Badekleidung, kälteempfindliche Körperteile wie Ohren, Mund, Hände und Füße werden geschützt. Zunächst betritt man für 30 Sekunden einen Raum mit minus 60 °C, damit sich der Körper an die kalten Temperaturen gewöhnt. Im zweiten Schritt geht es in die richtige Kältekammer mit minus 110 bis 120 °C. Der Aufenthalt dauert höchstens 3 Minuten. Jederzeit ist Sicht- und Gesprächskontakt zur außen stehenden Aufsichtsperson möglich.
Handelt es sich bei der Kryotherapie um eine medizinisch notwendige Therapie, übernehmen die meisten Krankenkassen die Kosten. Auch Rehakliniken wenden diese Methode an. Nicht geeignet für Patienten mit Durchblutungsstörungen oder Asthma.

Das bringt's: Die Wirkweise beruht auf der schockartigen Abkühlung der Haut, deren Temperatur bis auf 2 °C absinkt. Der Körper hingegen bleibt warm. Die Kälte betäubt so schlagartig die Nerven, und die Blutgefäße bilden eine Schutzzone um den Körperkern, damit er nicht auskühlt. Das führt zu einer Reihe von positiven Veränderungen, die teils über die Herabsetzung der Nervenleitgeschwindigkeit und damit Schmerzunterbrechung, teils über eine positive Beeinflussung bestimmter Nervenbotenstoffe entstehen. Verkrampfte Muskeln entspannen sich, erkrankte Gelenke werden beweglicher, die Durchblutung verbessert sich, als angenehmer Nebeneffekt werden die Abwehrkräfte gestärkt und Entzündungsreaktionen eingedämmt.

3 Kneipp-Time

> Temperaturempfindlichkeit trainieren

Fibromyalgie-Patienten sind oft »Frostbeulen« oder schwitzen leicht. Sie reagieren auch sehr sensibel auf Wetteränderungen. Zur besseren Regulierung dieser Überempfindlichkeiten sind regelmäßige Saunabesuche und Kneipp-Anwendungen sehr gut geeignet. Güsse wie der kalte Knieguss nach der morgendlichen Dusche oder Wechselfußbäder sind ein gutes Training für die Temperaturregulation.

So geht's: Sie benötigen 2 Fußbadewannen oder hohe Schüsseln. Das Wasser sollte bis zur Mitte der Wade reichen. Die Temperatur des warmen Bades beträgt 35 bis 40 °C, die des kalten maximal 15 °C. Baden Sie die Füße 3 Minuten im warmen Bad, 30 Sekunden im kalten. Der Wechsel erfolgt 2- bis 3-mal unmittelbar nacheinander. Man beginnt stets warm und endet immer kalt.

Das bringt's: Infolge der erheblichen Temperaturunterschiede kommt es zu einer intensiven Reizwirkung. Dadurch kräftigen Sie Ihren Körper. Auf der vegetativen

Ebene wirken die Bäder entspannend. Sie sollten sie alle zwei Tage – am besten abends – durchführen. Wenn Sie besser trainiert sind, können Sie auch kalte Güsse in Ihr Trainingsprogramm integrieren (siehe kalter Knieguss, Seite 109).

4 Homöopathie

> Ein ergänzendes Angebot

Homöopathische Mittel können hier eine wichtige Ergänzung zu anderen therapeutischen Angeboten sein. Diese Möglichkeit wurde sogar in die aktualisierte Leitlinie der Ärzte für das Fibromyalgiesyndrom aufgenommen!

So geht's: Da die Fibromyalgie ein sehr komplexes Krankheitsbild ist und ein Teil der Patienten unterschiedliche Begleitsymptome wie Reizdarm, Reizblase, Spannungskopfschmerz oder unspezifische Rückenschmerzen hat, ist eine individualisierte Behandlung durch eine erfahrene Homöopathin oder einen Arzt mit Zusatzausbildung in Homöopathie sinnvoll. Aber auch ohne Arzt kann Homöopathie in bestimmten Situationen helfen:

- Bei elektrisch einschießenden Schmerzen in Muskeln und Gelenken ist *Cimicifuga racemosa D6* das Mittel der Wahl. 3-mal täglich 5 Globuli.

- Verstärken sich die Schmerzen vor der monatlichen Regel oder in den Wechseljahren, dann kommt *Caulophyllum thalictroides D6* infrage. 3-mal täglich 5 Globuli.

- Treten die Schmerzen vor allem bei Bewegungsbeginn auf oder nach körperlicher Überanstrengung, und verspüren Sie innere Unruhe, dann kann

- **Rhus toxicodendron D12** (2-mal täglich 5 Globuli) hilfreich sein.

Das bringt's: In mehreren Studien wurde die Wirkung homöopathischer Mittel bei Fibromyalgie untersucht. Sie zeigten eine deutliche Schmerzlinderung, weniger Erschöpfung und teilweise auch verminderte depressive Episoden. In einer placebokontrollierten Doppelblindstudie wurde untersucht, wie die Gabe individualisierter homöopathischer Mittel auf das Krankheitsgeschehen wirkt. Signifikant viele Teilnehmer, die Hochpotenzen bekamen, zeigten eine deutliche Verbesserung der Lebensqualität.

5 Tai-Chi

> Sanfte Bewegungen mit Entspannungseffekt

Der Mix aus den weichen, gut geführten Bewegungen, gepaart mit meditativen entspannenden Elementen, scheint eine ideale Kombination zu sein. So wurde in Studien gezeigt, dass das chinesische Schattenboxen (Tai-Chi) eine bis zu 50-prozentige Schmerzverringerung erzielen kann. Auch andere körperbetonte Entspannungsverfahren wie Qigong und Yoga sind empfehlenswert.

So geht's: Schließen Sie sich einer Tai-Chi-Gruppe an, belegen Sie einen Kurs an der Volkshochschule oder finden Sie einen Onlinekurs. Idealerweise üben Sie mindestens einmal pro Woche.

Das bringt's: Normalerweise wird »das Medikament« Bewegung in Form von Ausdauertraining empfohlen. In einer Studie verglich man die Wirkung von leichtem Ausdauertraining mit Tai-Chi. Am meisten profitierten Patienten, die es 24 Wochen lang durchgehend praktiziert hatten. Ihre Beschwerden waren sogar merklich zurückgegangen – und zwar unabhängig davon, ob sie 1- oder 2-mal wöchentlich den Kurs besucht hatten.

6 Kurkuma-Ingwer-Drink

> Die Entzündung hemmen

Für Fibromyalgie-Patienten gelten die gleichen Ernährungsempfehlungen wie bei rheumatoider Arthritis. Dazu zählen Heilfasten, das Umstellen auf eine überwiegend vegetarische Kost oder mediterrane Ernährung sowie der Einsatz entzündungshemmender Gewürze (Kurkuma, Ingwer) und Omega-3-Fettsäuren in der Küche. Bevorzugen Sie frische, regionale und saisonale Produkte. Meiden Sie Fertiggerichte, in denen oft Glutamat enthalten ist. Möglicherweise intensiviert dieser Geschmacksverstärker das Schmerzempfinden. Bereiten Sie sich, wenn möglich, täglich einen schmerz- und entzündungshemmenden Drink zu.

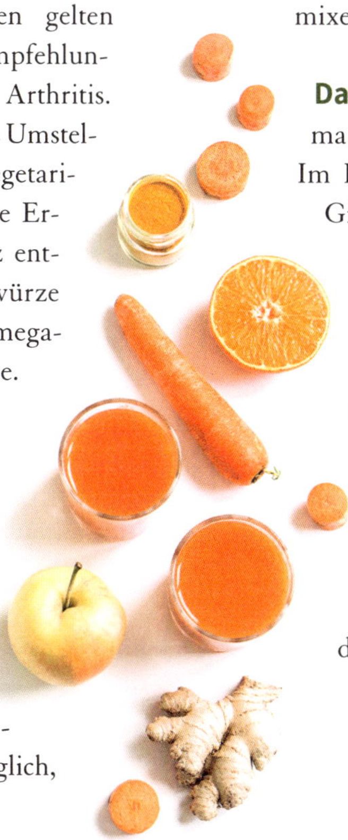

So geht's:

Zutaten für 1 Liter: 2 Orangen • 1 Bio-Zitrone • 10 g frische Kurkuma • 15 g Ingwerwurzel • 1 Möhre • ½ TL Leinöl • 1 EL Honig.

Zubereitung: Die Orangen mit einem scharfen Messer schälen, dabei die weiße Haut mit entfernen und die Früchte halbieren. Die Zitrone heiß waschen und abtrocknen, etwas Schale abreiben und den Saft auspressen. Kurkuma (am besten Einmalhandschuhe anziehen, färbt stark), Ingwer und Möhre schälen und klein schneiden. Orange, Zitronensaft, Kurkuma, Ingwer, Möhre, Leinöl und 0,2 Liter Wasser fein pürieren. Zitronenschale, Honig und noch mal 0,2 Liter Wasser hinzufügen und mixen.

Das bringt's: Ingwer und Kurkuma wirken entzündungshemmend: Im Ingwer sind es die Scharfstoffe Gingerol und Shogaol, im Kurkuma ist es das Curcumin. Diese Substanzen hemmen, ähnlich wie Ibuprofen oder Diclofenac, Entzündungen und lindern Schmerzen. Und das ganz ohne Nebenwirkungen. Leinöl ist besonders reich an entzündungshemmenden Omega-3-Fettsäuren. Zitrone und Orangen liefern zellschützendes Vitamin C.

SCHMERZEN

Fakten, Fakten, Fakten

- In Deutschland leiden etwa 3,25 Millionen Menschen an chronischem Schmerz. Doch trotz wichtiger Fortschritte muss ihre Versorgung noch verbessert werden.
- Rund 73 Prozent der von Statista befragten Frauen zwischen 18 und 24 Jahren gaben an, Schmerzen im Nacken zu haben.
- Chronische Schmerzen werden in allen Altersgruppen deutlich häufiger bei Frauen dokumentiert, wobei die Zahl der Betroffenen mit dem Alter ansteigt. In der Gruppe der über 80-Jährigen waren im Jahr 2014 etwa 13,2 Prozent betroffen, 143 000 Männer und 444 000 Frauen. Das entsprach Diagnoseraten von 9,3 Prozent bei den Männern und 15,2 Prozent bei den Frauen. Bei den über 90-Jährigen sind etwa 10 Prozent der Männer und knapp 16 Prozent der Frauen betroffen, rund 15 000 Männer und knapp 83 000 Frauen.
- 17 Prozent aller Deutschen leiden unter chronischen Schmerzen, das sind mehr als zwölf Millionen Menschen.
- Nur 10 Prozent von ihnen werden einem Schmerzspezialisten vorgestellt.
- Schmerzmittel sind die am meisten verordneten Medikamente.
- Chronische Schmerzpatienten leiden durchschnittlich sieben Jahre bis zur Beschwerdefreiheit, mehr als 20 Prozent 20 Jahre.

Kurz und knapp

Schmerz ist definiert als ein unangenehmes Sinnes- und Gefühlserlebnis, das mit einer tatsächlichen oder drohenden Gewebeschädigung verknüpft ist. Während ein akuter Schmerz häufig ein sinnvolles Warnzeichen ist, um weitere Körperschäden zu vermeiden (beispielsweise eine heiße Herdplatte), hat chronischer Schmerz diese Funktion verloren. Dann wird er selbst zu einer Erkrankung mit weitreichenden Folgen für Körper und Psyche. Man spricht von der Entwicklung eines Schmerzgedächtnisses. Aber auch viele andere chronische Erkrankungen (Rheuma, Durchblutungsstörungen, Tumoren) verursachen chronische Schmerzen.

Symptome

Wissenschaftler sind sich einig darüber, dass Frauen Schmerz anders empfinden als Männer und ihn auch anders ausdrücken. Aber es gibt auch bestimmte Körperregionen, in denen Frauen öfter Schmerzen entwickeln oder gar zur Entwicklung von chronischen Schmerzsyndromen neigen:

- **Spannungskopfschmerz:** Er ist die häufigste Kopfschmerzform mit – wie eine Schraubzwinge am Kopf – stumpf drückenden Schmerzen, meist ohne weitere Symptome. Vor allem die chronische Form kann die Lebensqualität massiv beeinträchtigen und zu Schmerzmittelmissbrauch führen. Die Erkrankung beginnt oft im jungen Erwachsenenalter. Frauen sind dreimal häufiger vom episodischen Spannungskopfschmerz (an weniger als 15 Tagen im Monat) betroffen als Männer. Vom chronischen Spannungskopfschmerz (an 15 oder mehr Tagen im Monat) sogar zehnmal häufiger.

- **Migräne** ist der Name für einen anfallsartigen pulsierenden, stechenden oder pochenden Kopfschmerz. Er betrifft meist eine Seite des Kopfs mit Begleitsymptomen, die dem Kopfschmerz schon vorausgehen können, wie Schwindel, Sehstörungen, Übelkeit, Lärm und Lichtscheuheit. 10 Prozent der erwachsenen Bevölkerung sind von Migräne betroffen, zwei Millionen leiden an wiederkehrenden Attacken. 12 bis 14 Prozent der deutschen Frauen haben Migräne (und 6 bis 8 Prozent der Männer).

- **Schulter- und Nackenschmerzen:** Rückenschmerzen sind den meisten Menschen bekannt, allerdings in ganz unterschiedlicher Ausprägung und Stärke. Die häufigste Ursache sind Muskelverspannungen nach Fehl- oder Überbelastung. Frauen sind insbesondere von Verspannungen im oberen Rücken mit Schulter- und Nackenschmerzen deutlich öfter betroffen als Männer.

- **Kalkschulter:** Die zum Teil sehr schmerzhafte Erkrankung entsteht durch Kalkeinlagerung in eine Sehne des Schultergelenks und führt vorübergehend zu Unbeweglichkeit und Entzündungen, bevor sich der Kalk in der Regel von selbst wieder auflöst. Auch hiervon sind Frauen öfter betroffen als Männer. Schulterschmerzen bei Frauen zwischen 30 und 55 Jahren sind zu 70 Prozent durch eine Kalkschulter verursacht.

- **Verstauchungen:** Frauen verstauchen sich laut einer US-amerikanischen Studie zweimal häufiger als Männer den Knöchel am Sprunggelenk. Der Grund: Die Bänder, die das Gelenk halten, sind weniger stark ausgeprägt. Auch leiden sie häufiger an einer chronischen Instabilität des Bandapparates am oberen Sprunggelenk.

- **Hallux valgus:** Den sogenannte Großzehenballen haben 10 Millionen Menschen in Deutschland, allerdings überwiegend Frauen über 50. Er ist zum einen familiär veranlagt, geht aber vor allem auf fußschädigendes Schuhwerk (»schöne« Schuhe) zurück. Das Tragen von zu engen Schuhen und insbesondere High Heels fördert den Großzehenballen und kann zur Verkürzung der Wadenmuskeln und Problemen an der Wirbelsäule führen.

- **Karpaltunnelsyndrom (KTS):** Der Mittelhandnerv läuft mit anderen Gefäßen und Sehnen durch den stabilisierenden Karpaltunnel in die Hand. Wird der Tunnel zu eng, wird auch der Nerv geklemmt. Das führt zu Symptomen wie nächtlichem Kribbeln und Taubheit von Daumen bis Mittelfinger. Später können auch Muskeln des Daumens schwinden. Frauen sind davon drei- bis viermal häufiger betroffen als Männer. Krankheiten wie Diabetes und hormonelle Veränderungen (zum Beispiel eine Schwangerschaft) können Wassereinlagerungen im Handgelenk auslösen, die den Tunnel verengen.

- **Sehnenscheidenentzündung:** Typisch für Frauen ist auch die sogenannte Tendovaginitis de Quervain. Das ist eine Sehnenscheidenentzündung im Handgelenk, die durch eine Überbeanspruchung des Daumens ausgelöst wird.

Das kann die moderne Medizin

Wichtig ist: Schmerzen brauchen manchmal eine eigene Behandlung, insbesondere chronische Schmerzen sind heutzutage als eigenständige Krankheit anerkannt und sollten auch so therapiert werden! Schmerztherapien sind oft langwierig, und die Suche nach den Ursachen kann mühevoll sein und Geduld erfordern.
Die moderne multimodale Schmerztherapie umfasst viele Behandlungsansätze: neben der Verordnung von Medikamenten (Schmerzmitteln, Antidepressiva, Antiepileptika und anderen) Verfahren wie psychologische Schmerzbewältigung, Entspannungsübungen, Stressbewältigung, aktive physikalische und manuelle Therapiemethoden sowie Operationen. Angeboten wird die multimodale Schmerztherapie zum Beispiel von Schmerzzentren, Schmerz-(tages-)Kliniken und Schmerz-Rehakliniken.

Typisch weiblich

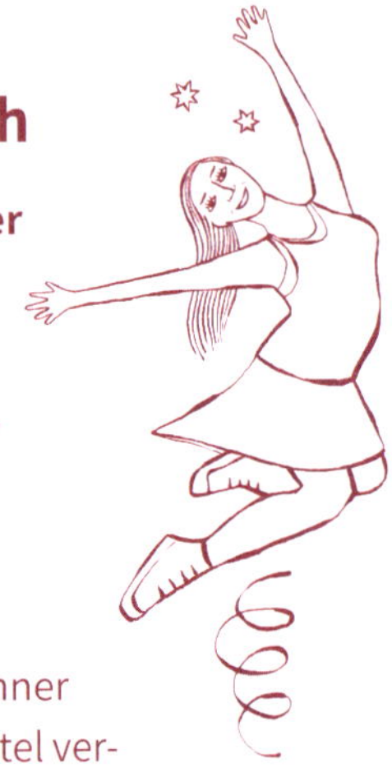

→ Frauen leiden **häufiger** unter Schmerzen als Männer.

→ Frauen sind **schmerzempfindlicher.**

→ Sie bekommen gegen Schmerzen eher eine **Psychotherapie,** Männer hingegen Schmerzmittel verschrieben.

→ **Migräne** betrifft vor allem Frauen im gebärfähigen Alter, während der Schwangerschaft lässt ihre Intensität oft nach.

→ **Hellhäutige, rothaarige Frauen** sind von allen Menschen am schmerzempfindlichsten.

→ Frauen benötigen **mehr Schmerzmittel.**

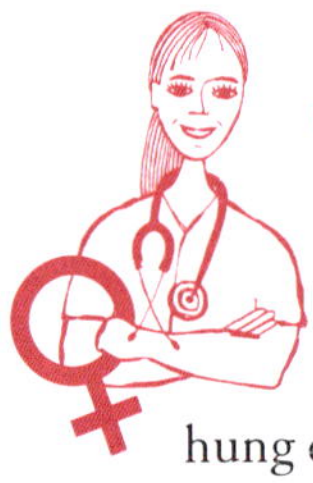

Woher kommt's?

- Das **weibliche Geschlecht** scheint per se ein Risikofaktor für die Entstehung chronischer Schmerzen zu sein. Zudem spielen weitere genetische, hormonelle wie auch psychologische und soziokulturelle Faktoren eine Rolle, zudem das Alter und Verletzungen.

- Daten, die meist in Experimenten an gesunden Versuchspersonen erhoben wurden, sprechen dafür, dass das **Nervensystem** von Frauen und Männern unterschiedlich »eingestellt« ist. »Schmerzsensoren«, also jene

Nervenfasern, die Schmerzreize aufnehmen und an das Rückenmark weiterleiten, scheinen bei Frauen »empfindlicher« zu sein.

- Ebenfalls scheinen Frauen eine niedrigere Schwelle für schmerzhafte Reize zu haben als Männer, sodass sie einen weniger starken Reiz eher als schmerzhaft empfinden. Das begünstigt die Schmerzchronifizierung, das Weiterbestehen eines Schmerzes, wenn die eigentliche Ursache längst vorbei ist.

- Dabei verfügen Frauen eigentlich über einen Mechanismus, der die **Schmerzwahrnehmung** unterdrücken kann. Es ist bekannt, dass hormonelle Veränderungen schon während der Schwangerschaft und insbesondere kurz vor und während der Geburt schmerzunempfindlicher machen.

- Eine Studie zeigt, dass bei chronischen Schmerzen an Nervenenden möglicherweise bei Frau und Mann **unterschiedliche Gene** beteiligt sind. Das mag bedeuten, dass sie für gleiche Erkrankungen unterschiedliche Medikamente gebrauchen könnten.

- **Drei große Körpersysteme** arbeiten bei der Schmerzentstehung zusammen. Sie wurden früher als unabhängig angesehen. Das sind das Nervensystem, das Hormonsystem und das Immunsystem. Alle drei Systeme unterscheiden sich bei Männern und Frauen.

- **Östrogene** scheinen die Entwicklung chronischer Schmerzen zu fördern, während männliche Hormone schützend wirken. Untersuchungen zeigten, dass Frauen nach den Wechseljahren schmerzempfindlicher werden (insbesondere in den Gelenken), wenn sie eine Östrogentherapie erhielten. Und Frauen sind aufgrund des höheren Östrogenspiegels in der ersten Zyklushälfte schmerzempfindlicher als in der zweiten.

- **Im Krankenhaus:** Frauen haben nach Operationen mehr Schmerzen als Männer. Sie verbrauchen deutlich größere Mengen an Schmerzmitteln und reagieren schlechter auf Schmerztherapien.

- Schmerzen werden bei Frauen vom **Therapeuten** eher als weniger intensiv eingeschätzt, selbst wenn sie gleich stark sind. Das wirkt sich auf die Behandlung aus. Bei Frauen wird oft eher eine Psychotherapie für geeignet gehalten, während von Männern angenommen wird, dass Schmerzmittel die beste Lösung sind.

- Frauen bleiben von den **Reaktionen des Partners** weitgehend unbeeindruckt, wenn sie Schmerzen haben. Bei Männern verstärkt sich das Schmerzerleben und -verhalten hingegen.

Auf einen Blick: Meine Top-Favoriten aus der Naturheilkunde

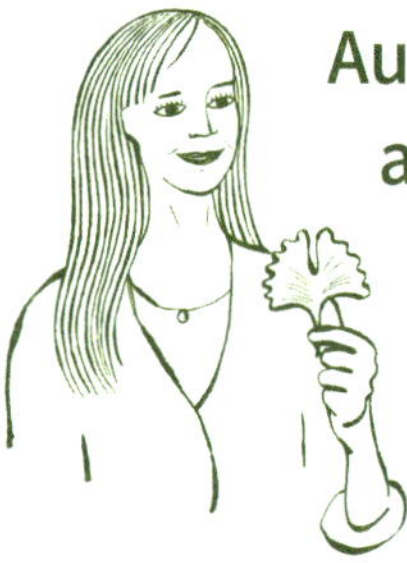

Die rechtzeitige und konsequente Behandlung von akuten Schmerzen ist wichtig, damit sie nicht chronisch werden können. Aber auch länger existierende Schmerzen lassen sich gut naturheilkundlich mildern, sodass Sie Medikamente sparen und Lebensqualität gewinnen. Je konsequenter Sie Hausmittel und Lebensstilveränderungen anwenden, desto eher erreichen Sie sogar eine Schmerzfreiheit. Nutzen Sie auch die Tipps aus den anderen Kapiteln gegen Schmerzen. Hier folgen meine Favoriten für die speziellen Schmerzsyndrome.

1. Osteopathie
2. Heublumen- oder Ingwersack
3. Rosmarin
4. Quarkwickel
5. Dynamische Übungen
6. Blutiges Schröpfen
7. Kohlwickel und Blutegel

1 Osteopathie

> Manuelle Therapie gegen Spannungskopfschmerz

Studien haben ergeben, dass eine osteopathische Behandlung die Häufigkeit und Intensität von Migräne und Spannungskopfschmerzen reduzieren und die Medikamentendosis senken kann.

So geht's: Machen Sie einen Termin bei einer Osteopathin. Häufig reichen wenige Behandlungen aus, manche Krankenkassen übernehmen die Kosten anteilig.

Das bringt's: Osteopathen widmen sich neben der Kaumuskulatur, der Schulter-Nacken-Muskulatur und den kleinen Nackenmuskeln auch dem Bindegewebe und den darin verlaufenden Nerven. Jeder Muskel besitzt, wenn er verspannt ist, ein bestimmtes schmerzhaftes Ausstrahlungsmuster, das verschwindet, sobald der Muskel entspannt. Auch die knöcherne Struktur des Schädels wird untersucht, da es dort ebenfalls zu feinsten Verschiebungen kommen kann, die regelmäßige Migräneanfälle auslösen können.

2 Heublumen- oder Ingwersack

> Gegen Schmerzen in Schulter und Nacken

Bei Rückenschmerzen und Schmerzen im Nacken sowie im Schulterbereich, die bis in den Arm ausstrahlen können, eignet sich

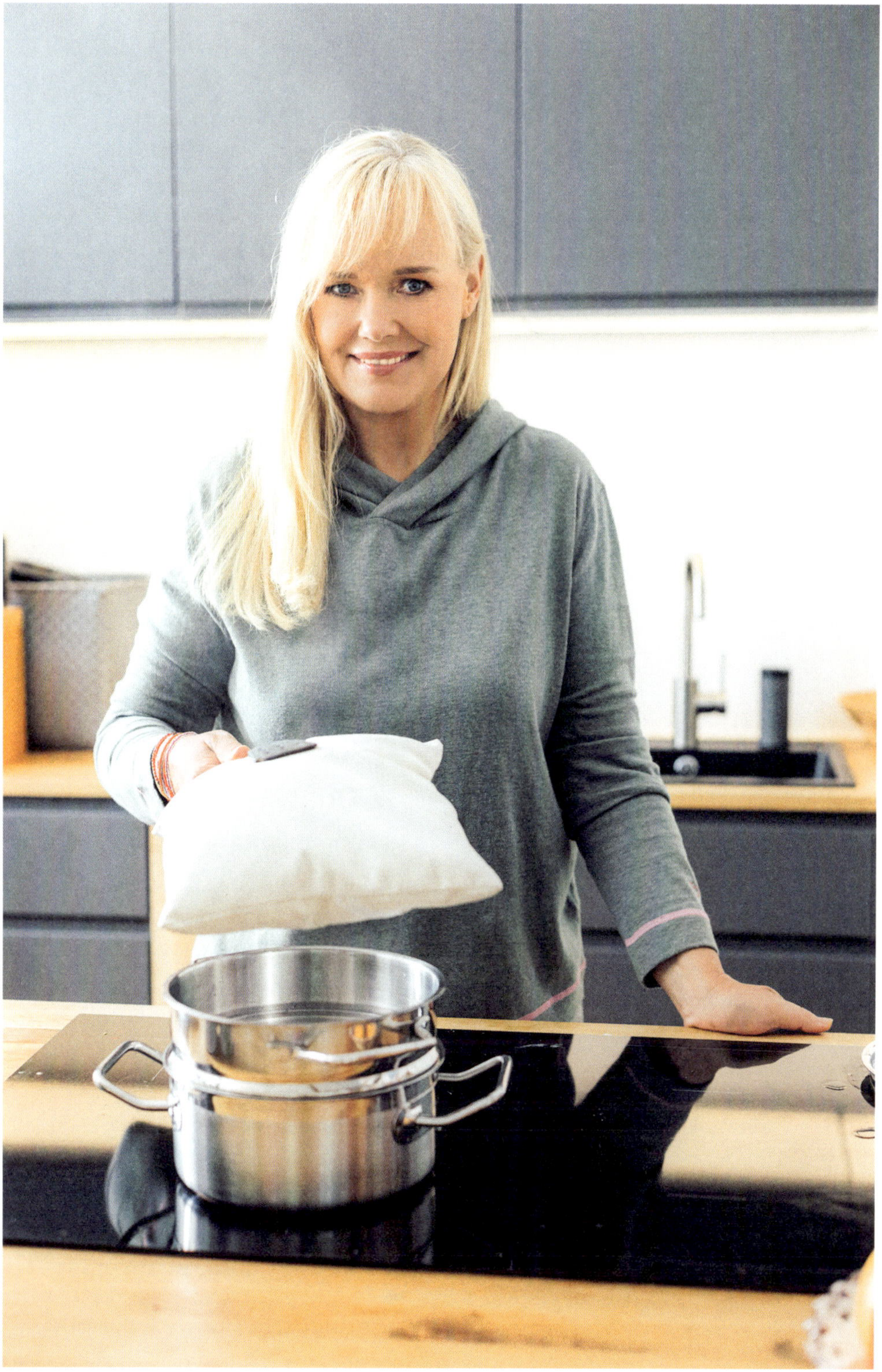

die Auflage eines Heublumen- oder Ingwersacks. Ebenso hilfreich sind das blutige Schröpfen (siehe unten, KTS) und die Teufelskralle (siehe Seite 105).

So geht's: Erwärmen Sie den Heublumen- oder Ingwersack 3 bis 6 Minuten in der Mikrowelle, den Heublumensack nach Packungsbeilage über Dampf. Dann auf die betroffene Stelle legen, ein Handtuch darüber. Circa 20 Minuten liegen lassen.

Das bringt's: Der Heublumensack gilt als das »Schmerzmittel der Naturheilkunde« – er wirkt durch die ätherischen Öle der Heublumen und -samen durchblutungsfördernd, krampf- und schmerzlindernd. Der Ingwersack beruhigt durch die entzündungshemmenden Inhaltsstoffe des Ingwers.

3 Rosmarin

> Heilsames Küchenkraut bei Migräne

Bei einer sich ankündigenden Migräne helfen das Trinken von Rosmarintee, die Inhalation oder Massagen mit dem ätherischen Öl sowie ein Vollbad.

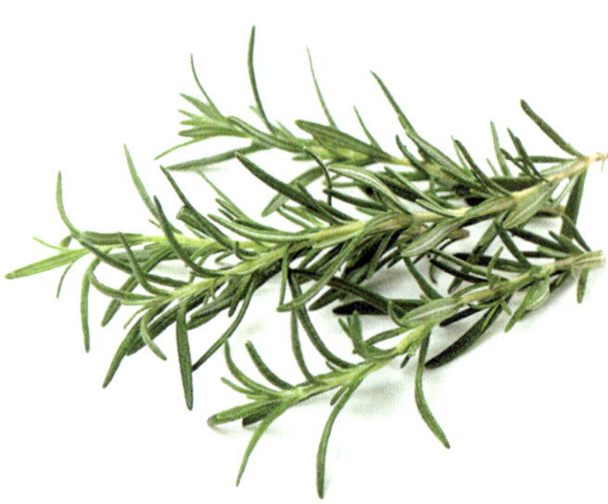

So geht's: Übergießen Sie 1 TL getrocknete oder 2 TL frische Rosmarinblätter mit 150 Milliliter kochendem Wasser, abgedeckt 5 bis 10 Minuten ziehen lassen. Danach langsam trinken. Täglich bis zu 3 Tassen, bis die Migräne vorbei ist. Bei den ersten Migräneanzeichen 1 bis 2 Tropfen ätherisches Rosmarinöl auf ein Taschentuch oder in die hohle Hand geben und tief einatmen (inhalieren). Für das Vollbad 15 Tropfen mit 1 Becher Sahne vermischt ins Badewasser geben und darin etwa 20 Minuten baden.

Das bringt's: Rosmarin wirkt innerlich und äußerlich entkrampfend, schmerzlindernd und durchblutungsfördernd. Außerdem regt er den Kreislauf an. Den Tee sollten Sie deshalb nicht abends trinken und auch nicht zu spät baden.

4 Quarkwickel

> Schnelle Hilfe bei Verstauchungen

So geht's: Bestreichen Sie ein dünnes, feuchtes Baumwolltuch (Taschentuch), Gaze oder ein angefeuchtetes Küchenkrepp etwa 1 Zentimeter dick mit Quark aus dem Kühlschrank, falten Sie daraus ein Päckchen und legen Sie es auf die betroffene Stelle. Achten Sie dabei darauf, dass die einfach bedeckte Quarkseite auf der Haut liegt. Dann noch mit einem weiteren Baumwoll- und Wolltuch umwickeln und so lange liegen lassen, bis es nicht mehr als kühl empfunden wird.

Das bringt's: Die feuchte Kälte wirkt entzündungshemmend, abschwellend und damit schmerzlindernd. Die Milchsäurebakterien und die Kältespeicherung des Quarks unterstützen die Wirkung.

5 Dynamische Übungen

> Gegen den Hallux valgus

So geht's: Spezielle Übungen unter Anleitung kräftigen und dehnen die Fußmuskulatur und wirken so der Abflachung des muskulären Vorfußes und des Quergewölbes aktiv entgegen.

Das bringt's: Die Spiraldynamik® ist ein aktives Therapieverfahren gegen den Ballenzeh und bei regelmäßigem Training eine vielversprechende Option speziell im Anfangsstadium der Erkrankung. Der große Zeh kann sich wieder gerader stellen, und der Ballen verschwindet. Therapeutensuche unter www.spiraldynamik.online/fachkraefte.

6 Blutiges Schröpfen

> Hilfe beim Karpaltunnelsyndrom (KTS)

So geht's: Naturheilkundlich arbeitende Ärztinnen oder TCM-Mediziner bieten diese Art der Behandlung an. Beim blutigen Schröpfen wird die Haut von der Therapeutin an der zu behandelnden Stelle vorher angeritzt, sodass beim Ansaugen der Schröpfköpfe Blut austritt. Die kleinen gläsernen Schröpfköpfe liegen circa 15 Minuten auf.

Das bringt's: Dieses (Blut) ausleitende Verfahren führt zu einer starken Anregung der Durchblutung im schmerzenden Gebiet, was Schmerzlinderung und Entspannung bewirkt.

7 Kohlwickel und Blutegel

> Schmerzstiller bei Sehnenscheidenentzündung

Da die Stecksehnen des Daumens entzündet sind, helfen vor allem entzündungshemmende Maßnahmen wie ein kalter Kohlwickel oder eine Blutegeltherapie (beides siehe Seite 97).

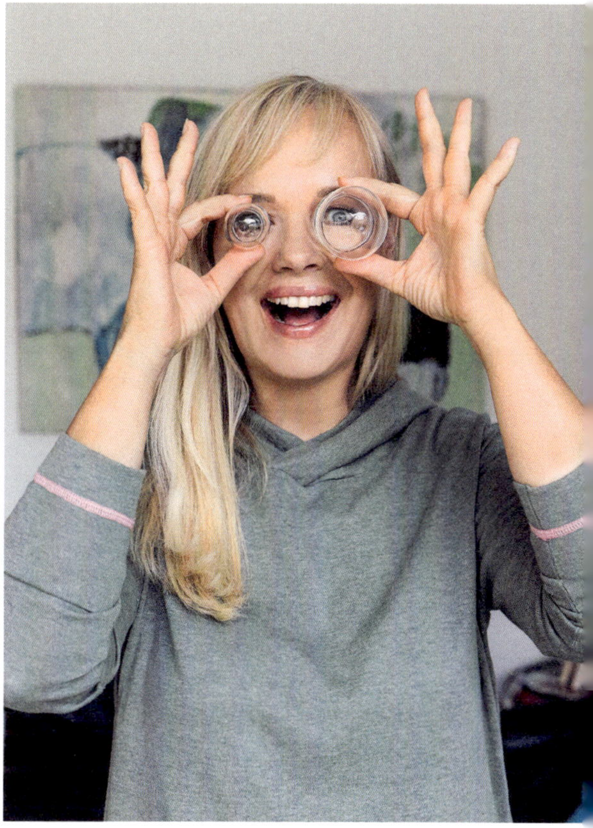

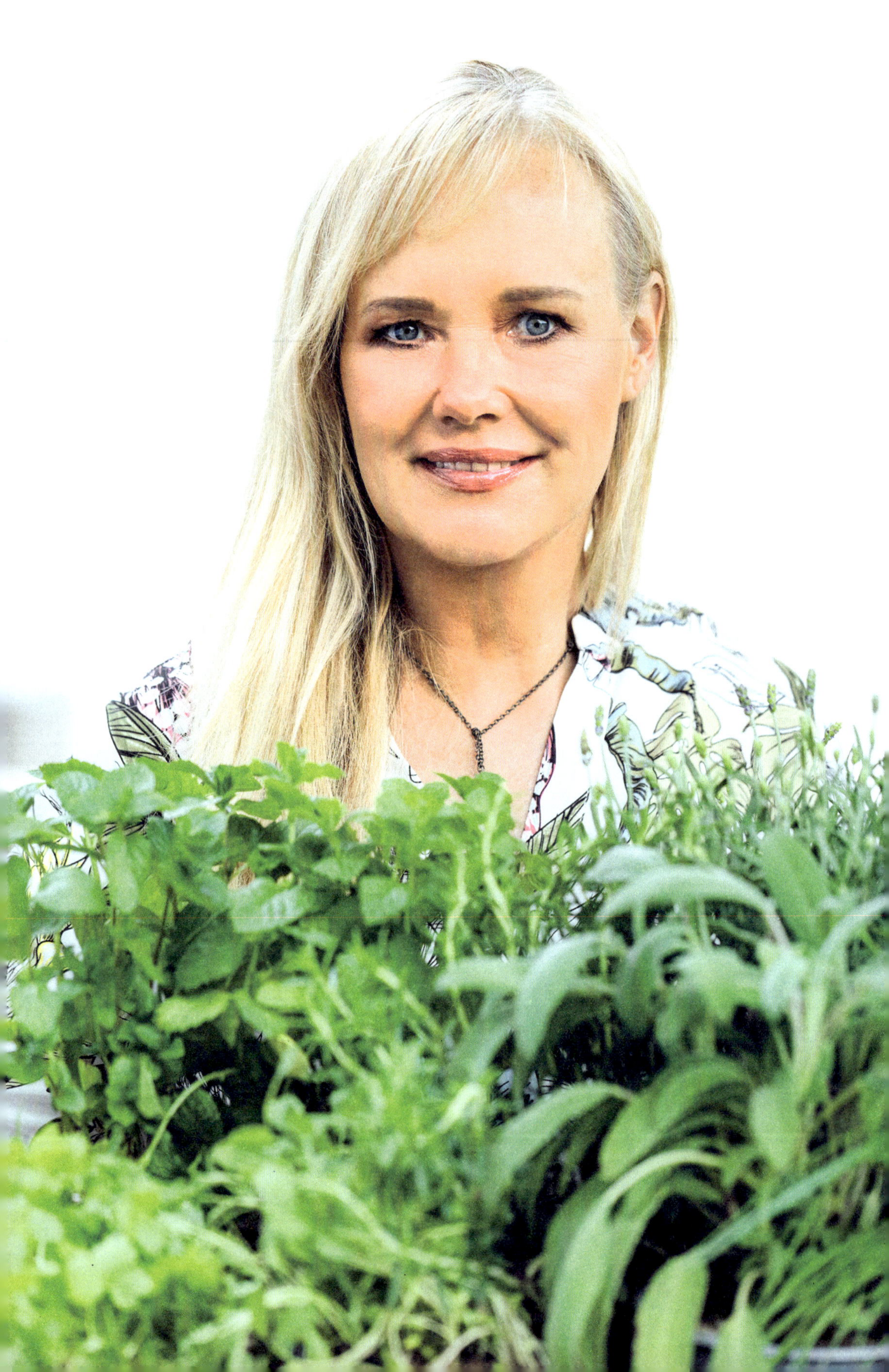

Demenzerkrankungen

Demenzerkrankungen machen vielen Menschen Angst. Vor allem der Gedanke, nicht mehr zu wissen, wer man ist, oder nicht mehr für sich sorgen zu können, Angehörigen zur Last zu fallen. Fakt ist, Demenzen nehmen mit steigendem Alter zu, aber vor dem 70. Lebensjahr sind nur 2 Prozent der Bevölkerung davon betroffen. Die häufigsten Demenzformen sind der Morbus Alzheimer und die gefäßbedingte (vaskuläre) Demenz.

ALZHEIMER UND VASKULÄRE DEMENZ

Fakten, Fakten, Fakten

- Nach dem 75. Lebensjahr sind gut 7 Prozent, nach dem 85. mehr als 25 Prozent, über 90 sind 40 Prozent der Menschen dement.
- Zwei Drittel von ihnen haben die Alzheimer-Krankheit. Sie gilt als Hauptursache für Demenz, gefolgt von der vaskulären (gefäßbedingten) Demenz mit 20 bis 30 Prozent. Häufig treten auch Mischformen auf.
- Durchschnittlich erkranken jeden Tag in Deutschland etwa 900 Menschen neu an Alzheimer. Das macht im Jahr mehr als 300 000.
- Schätzungen sagen, dass sich die Krankenzahl bis zum Jahr 2050 verdoppelt haben wird.
- Auch die vaskuläre Demenz nimmt mit dem Alter zu und betrifft allein in Deutschland schon etwa 250 000 Menschen.

Kurz und knapp

- Dement zu sein bedeutet wörtlich, »ohne Verstand« zu sein (lat. *demens* [unvernünftig, wahnsinnig]) von *de* [weg, von, ab] und *mens* [Geist, Vernunft]), ein kaum vorzustellender Zustand, für einen selbst und auch die mitbetroffenen Angehörigen.
- Bei der Alzheimer-Erkrankung kommt es zu Eiweißablagerungen im Gehirn und Entzündungen, sodass das Gehirn schrumpft. Fatalerweise sind hiervon vor allem die Bereiche für Sprache, Erinnerungen, Denkvermögen und Orientierung betroffen, was die typischen Symptome verursacht.
- Die vaskuläre Demenz beruht auf einer Durchblutungsstörung durch Arteriosklerose oder/und einem Schlaganfall, sodass es zur Minderdurchblutung von Hirnbereichen kommt.

Symptome

- Der Verlauf der **Alzheimer-Erkrankung** ist schleichend und besonders am Anfang nicht klar abgrenzbar vom normalen Altern. Kleine Gedächtnislücken, Riechstörungen, Stimmungsschwankungen und Wortfindungsprobleme sind die ersten Zeichen, dann kommt es zu örtlichen und zeitlichen Orientierungsschwierigkeiten, Worte fehlen immer häufiger, Namen entfallen, und tägliche Aufgaben werden immer schwieriger. Im späteren Verlauf werden Familienmitglieder nicht mehr erkannt, Gespräche unmöglich, und es bedarf der umfassenden Pflege und Betreuung.

- Die **vaskuläre Demenz** kann ähnlich, aber auch ganz anders verlaufen, da sie davon abhängig ist, welche Gehirnbereiche wie stark von der Minderversorgung betroffen sind. Häufig treten aber auch hier Fehleinschätzungen, Sprachstörungen, Stimmungsschwankungen und der Verlust des Kurzzeitgedächtnisses auf oder aber Gangstörungen, Blasenprobleme und so weiter.

Das kann die moderne Medizin

- Zur Diagnostik führen Ärztinnen und Ärzte verschiedene Gedächtnistests, Blut- und körperliche Untersuchungen durch, nutzen aber auch bildgebende Verfahren wie ein CT oder MRT des Gehirns. Zur Behandlung stehen verschiedene Medikamente zur Verfügung: Antidementiva stabilisieren den Gesundheitszustand oder verbessern ihn leicht, Neuroleptika helfen gegen Wahnvorstellungen, Misstrauen gegenüber Angehörigen und Unruhe, Antidepressiva gegen die schlechte Stimmungslage. Zusätzlich können Physiotherapie oder Logopädie Betroffenen helfen, fitter zu bleiben. Wichtig ist auch die konsequente Behandlung von Risikofaktoren wie Bluthochdruck, Diabetes, Rauchen, Fettstoffwechselstörungen und Übergewicht.

Typisch weiblich

→ Frauen leiden **häufiger** sowohl an Alzheimer wie auch Demenz. Es entfallen etwa 70 Prozent der Erkrankungen auf Frauen und nur 30 Prozent auf Männer.

→ Frauen erkranken **selten vor dem 65. Lebensjahr,** aber dann fast **doppelt so häufig** wie Männer.

→ Die Alzheimer-Erkrankung **schreitet bei ihnen langsamer und weniger aggressiv** voran, und sie **sterben nicht so oft** daran.

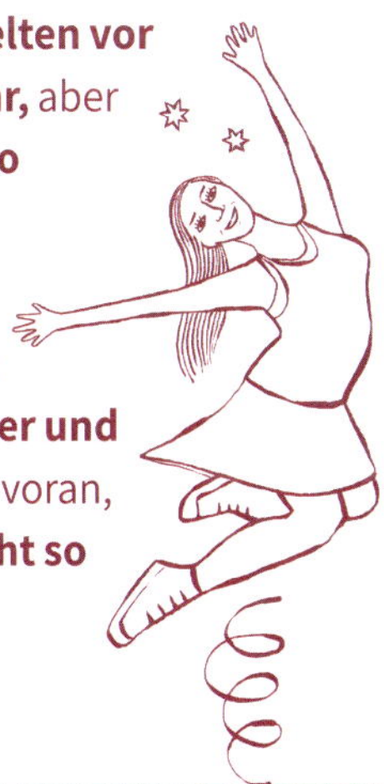

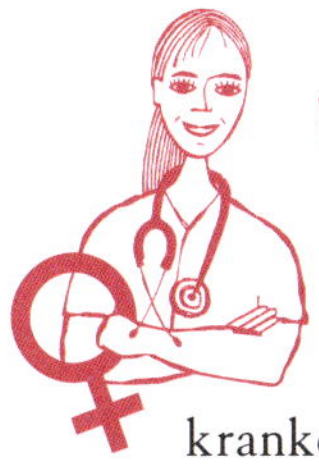

Woher kommt's?

- Weil Frauen durchschnittlich fünf bis zehn Jahre länger leben, erkranken sie deutlich häufiger an Demenz als Männer.

- **Östrogen** ist einer der wichtigsten Botenstoffe im zentralen Nervensystem von Frauen. Bis zu den Wechseljahren schützen Östrogene die Nervenzellen und insbesondere ihre Schnittstellen, die Synapsen. Eine bestimmte Östrogenform wird sogar im Gehirn produziert. Dieses Östrogen spielt eine wesentliche Rolle für die Kommunikation der Nervenzellen und damit für das Erinnerungsvermögen. Fehlt es, sind die geistigen Defizite bei weiblichen Labortieren höher als bei männlichen. Das neuronale Östrogen wird weiter erforscht, auch dahin gehend, ob es im Zuge natürlicher Alterungsprozesse abnimmt und wie man dies womöglich verhindern kann.

- Auf dem **X-Chromosom** haben Forscher ein Gen identifiziert, das den geistigen Abbau bei Alzheimer bremst. Da Frauen zwei Kopien des X-Chromosoms besitzen, vermutet man, dass bei ihnen deswegen die Erkrankung langsamer voranschreitet.

- Zur **Vorbeugung** von Demenzerkrankungen: Mehrere wissenschaftliche Untersuchungen ergaben, dass vor allem Sport das Demenzrisiko vermindern kann. So scheinen Sporttreibende oder kräftig körperlich arbeitende Menschen um 20 Prozent seltener zu erkranken. Andere Studien untermauern dies indem sie zeigen, dass ein Mangel an Bewegung der bedeutsamste Risikofaktor für die Alzheimer-Erkrankung ist.

- **Stress und Angst** gelten auch als wichtiger Risikofaktor, Personen mit anhaltenden Sorgen und Angsterkrankungen entwickelten zu 30 Prozent mehr Demenzerkrankungen. Interessanterweise wirkte Sport auch hier als Gegenmittel. Wer seinen Stress mit Sport abbaut, erkrankt nicht häufiger. Die Tatsache, dass sowohl chronischer Stress, Angsterkrankungen und Bewegungsarmut Frauen in fortgeschrittenem Alter häufiger betreffen als Männer, könnte zur Erklärung beitragen, warum Frauen mehr von Demenz betroffen sind als Männer.

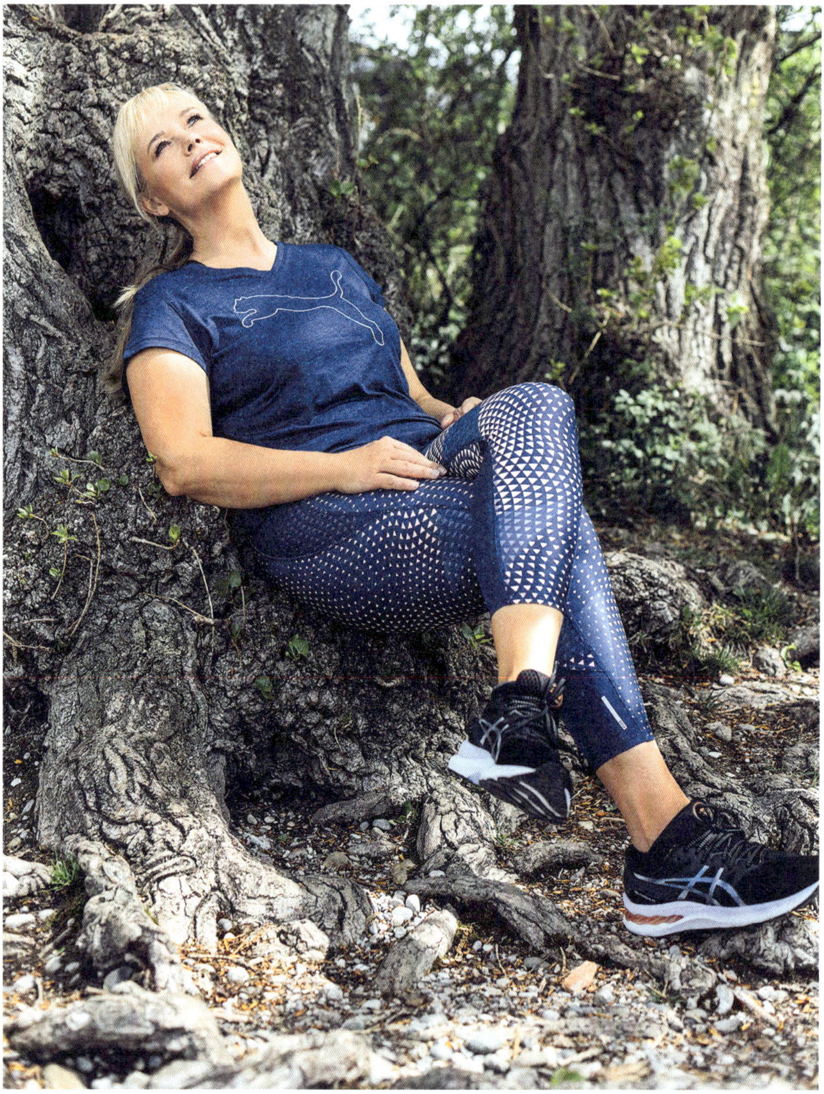

Auf einen Blick: Meine Top-Favoriten aus der Naturheilkunde

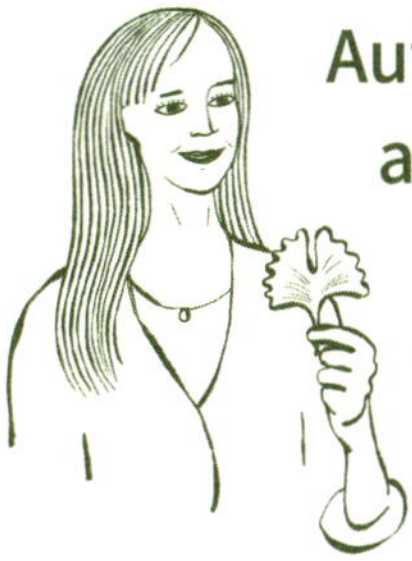

Auch bei Demenzerkrankungen ist es ganz wichtig, aktiv zu bleiben und weiter am Leben teilzunehmen, so gut es geht. Denn es gibt einiges, was man selbst tun kann, um die Erkrankung zu verlangsamen.

1. Kräuter
2. MAKS aktiv
3. Ätherische Öle
4. Ölwickel mit Melisse
5. Fasten

1 Kräuter

> Grünkraft gegen das Vergessen

Gegen alles ist ein Kraut gewachsen, sagt man. Aber doch nicht gegen Demenz, werden viele stirnrunzelnd denken. Doch es gibt ernsthafte Studien, die der Melisse, dem Salbei, dem Rosmarin und der Pfefferminze gedächtnisfördernde Wirkungen nachweisen. Hochinteressant sind die ersten beiden, die sogar bei Alzheimer-Patientinnen punkten konnten. Benutzen Sie diese Kräuter regelmäßig in der Küche, bereiten Sie Smoothies mit Melisse und Pfefferminze zu. Es folgt das Rezept für einen Tee, der dem Gedächtnis auf die Sprünge hilft.

So geht's:

Zutaten für 1 große Tasse: 5 frische Salbeiblätter • 3 Stängel Pfefferminze • 3 Stängel Melisse • Honig.

Zubereitung: Die gewaschenen Blätter zerkleinern, in eine Tasse geben und mit 300 Milliliter kochendem Wasser übergießen, 5 Minuten zugedeckt ziehen lassen, abseihen und auf Trinktemperatur abkühlen lassen. Den Honig hinzufügen.

Das bringt's:

- Studien mit *getrocknetem Melissenextrakt* (verschiedener Konzentrationen zwischen 600 und 1600 Milligramm) in Kapselform haben gezeigt, dass Melisse die Freisetzung des Nervenbotenstoffs Acetylcholin fördert, das bei Alzheimer-Patienten nur in geringen Mengen vorhanden ist. Es wird für nahezu alle wichtigen geistigen Denkprozesse benötigt, denn seine Konzentration bestimmt darüber, wie schnell die Kommunikationsprozesse zwischen den Synapsen ablaufen können.

- Auch zwei Salbeiarten, *Salvia officinalis* (Echter Salbei) und *Salvia lavendulae folia* (Spanischer Salbei), haben aufgrund der darin enthaltenen Rosmarin- beziehungsweise Kaffeesäure eine vielversprechende Wirkung auf die geistige Leistungsfähigkeit, bei der Vorbeugung von Alzheimer und bei bereits schwach ausgeprägter Demenz.

- Gute Belege gibt es auch für *Pfefferminztee,* der das Langzeitgedächtnis positiv beeinflusst.

- Auch der tägliche Genuss von *Rosmarin* als Gewürz soll gedächtnisfördernd und angstlösend wirken.

2 MAKS aktiv

> Demenz ohne Medikamente aufhalten

MAKS (ein Akronym für »motorisch, alltagspraktisch, kognitiv, sozial«) ist eine nichtmedikamentöse multimodale Therapie, die Betroffene mit leichter bis mittelschwerer Demenz in stationären oder ambulanten Einrichtungen täglich zwei Stunden erhalten können. Sprechen Sie Ihre Ärztin darauf an.

So geht's: Es wird nach einem festen Tagesplan vorgegangen: Etwa 10 Minuten gibt es eine Einstimmung zur Orientierung in der Gruppe und zur Förderung sozialer Kompetenzen. Danach geht es um die Aktivierung der Grob- und Feinmotorik. Nach einer zehnminütigen Pause wird für eine halbe Stunde alles rund um das Gedächtnis, das Sprachverständnis, Erinnerungsvermögen, Schreiben, Lesen und so weiter trainiert. Den Abschluss bildet das Üben alltäglicher Handgriffe und Hausarbeiten, um sie nicht zu verlernen.

Das bringt's: Diese neue Methode hat gleich starke Effekte auf Gedächtnis und Denken wie die derzeit besten verfügbaren Medikamente, so die »Erfinderinnen und Erfinder« des Modells vom Uniklinikum Erlangen. Sie wirkt sogar stärker auf die alltagspraktischen Fähigkeiten sowie die gesamte Symptomatik und hat wahrscheinlich länger anhaltende Effekte. Auch das Sozialverhalten der Teilnehmerinnen und Teilnehmer hat sich im Rahmen der Behandlung eindeutig verbessert, und sie waren weniger aggressiv sowie seltener de-

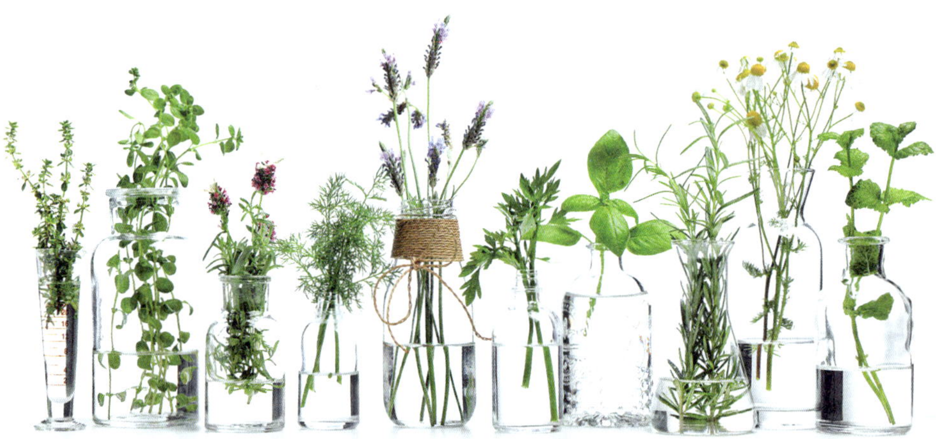

pressiv. Das Schulungskonzept der MAKS-Therapie® wurde am 14. März 2019 für drei Jahre von der Deutschen Alzheimer Gesellschaft e. V. zertifiziert. Es wird von Einrichtungen und Therapeuten angeboten: www.maks-therapie.de.

3 Ätherische Öle

> Unterstützung aus der Welt der Düfte

Ätherische Öle können in vielerlei Hinsicht die Therapie und Pflege unterstützen.

So geht's: Räume beduften Sie bitte nur über Zerstäuber. Bei Duftlampen besteht die Gefahr, dass die Patientinnen und Patienten womöglich das Wasser trinken.
Sehr gut eignen sich ätherische Öle für Massagen. Geben Sie dafür 2 bis 3 Tropfen eines ätherischen Öls auf 1 EL Körper- oder Pflanzenöl, und massieren Sie beispielsweise die Hände. Auch Einreibungen der Brust, zum Beispiel bei Unruhe, sind ein bewährtes Mittel wie auch Waschungen.

Das bringt's: Nach Bedarf können Sie zur Unterstützung die folgenden ätherischen Öle anwenden:

- *Bei Unruhe:* Lavendel, Römische Kamille, Jasmin.
- *Zur Stimmungsaufhellung:* Bergamotte, Rose, Muskatellersalbei.
- *Bei Lethargie, Passivität:* Rosmarin, Pfefferminze, Speicklavendel, Eukalyptus.
- *Zur Appetitanregung:* Zitrone, Zimt, Koriander, Kardamom.
- *Zur Stärkung des Gedächtnisses:* Rosmarin, Pfefferminze, Basilikum.
- *Zur Verbesserung der Hirndurchblutung:* Eukalyptus, Rosmarin.

4 Ölwickel mit Melisse

> Beruhigend bei demenzieller Unruhe

So geht's:
Zutaten: 10-prozentiges Melissenöl (zum Beispiel Wala) • kleines Baumwolltuch (zum Beispiel Küchenhandtuch, Waschlappen) • Handtuch • Wolltuch/-decke.

Anwendung: Geben Sie 9 Tropfen Melissenöl auf ein angewärmtes, dünnes Baumwolltuch. Legen Sie das Tuch auf den Oberbauch, decken Sie es mit einem weiteren Handtuch ab und legen Sie noch ein Wolltuch darüber. Den Wickel 15 bis 20 Minuten einwirken lassen, danach das Öltuch vorsichtig herausziehen. Weitere 10 Minuten die Wärme des großen Wickeltuchs nachwirken lassen. Das Öltuch können Sie mehrfach verwenden.

Das bringt's: Wickel wirken auf verschiedenen Ebenen. Da ist zunächst die menschliche in Form des Kontakts und der damit verbundenen Zuwendung. Dann die thermische Wirkung, in diesem Fall die Wärme, und die pharmakologische: der stark beruhigende Effekt der ätherischen Öle.

5 Fasten

> Fitness fürs Gehirn

Bei der Ernährung gibt es immer wieder mal neue Schlagzeilen: Wurst, gebratener Speck und süße Getränke sollen Alzheimer fördern, zum Beispiel berichtet das *American Journal of Clinical Nutrition,* dass der Verzehr von nur 25 Gramm verarbeitetem Fleisch täglich – etwa einer Scheibe Salami – das Risiko für Demenz um 44 Prozent erhöht. Unverarbeitetes Fleisch scheint sich dagegen eher schützend auszuwirken: Menschen, die 50 Gramm pro Tag aßen, erkrankten zu 19 Prozent seltener an Demenz. Eine andere Studie zeigte, dass Menschen, die häufig zuckerhaltige Getränke zu sich nehmen, ein größeres Risiko hatten, an Alzheimer zu erkranken. Hingegen geben zahlreiche Studien Anlass zu der berechtigten Annahme, dass Fasten einen positiven Einfluss auf die Gehirngesundheit hat und degenerativen Erkrankungen wie Alzheimer oder Demenz vorbeugen und sie verlangsamen kann.

So geht's: Es gibt mehrere Möglichkeiten des Fastens. Heilfasten führen Sie am besten 5 bis 7 Tage (oder auch länger) unter ärztlicher Aufsicht in Kliniken ein- bis zweimal im Jahr durch. Für zu Hause eignet sich Intervallfasten gut. Sie können – je nach persönlichen Lebensumständen – verschiedene Fastenrhythmen ausprobieren. Ob alternierend (beispielsweise 3 Tage normal essen, 1 Tag fasten), 16 zu 8 oder eventuell auch 14 zu 10. Letzteres bedeutet, Sie können innerhalb von 8 oder 10 Stunden normal essen und machen dann eine längere Pause von 16 oder 14 Stunden. Die einen verzichten dabei lieber auf das Frühstück, den anderen fällt es leichter, das Abendbrot ausfallen zu lassen.

Das bringt's: In jeder einzelnen Zelle unseres Körpers sind Reinigungskolonnen unermüdlich dabei, für Sauberkeit zu sorgen. Sie suchen fehlgefaltete Proteine und beschädigte Zellbestandteile. Haben sie diese aufgespürt, bekommen sie einen »Müllbeutel« übergestülpt, werden zerlegt und wieder als Baumaterial und Energiespender für die Zelle verwendet. Fasten pusht dieses körpereigene Reinigungssystem und fördert so auch die Fitness unserer grauen Zellen. Was noch Gegenstand weiterer Forschungen ist, herauszufinden, welche Fastenform den größten Effekt hat.

WOW! HIRNFUTTER WEIZENKEIME

Weizenkeime enthalten besonders viel eines Stoffs namens Spermidin, eine Substanz, die im Körper produziert wird, aber auch über die Nahrung zugeführt werden kann. In Beobachtungsstudien fiel auf, dass gesunde Hundertjährige oder Hochaltrige einen auffallend hohen Spermidinspiegel im Blut haben. Die Substanz pusht ebenfalls die Autophagie und ist so neben dem Fasten ein Supermittel gegen Angriffe auf die grauen Zellen. Wer nachhelfen möchte: Den höchsten Spermidingehalt haben Weizenkeime. Auch Kürbiskerne und Nüsse, reifer Käse, Zitrusfrüchte (vor allem Grapefruit) sowie Trauben und Birnen sowie Knoblauch sind empfehlenswert.

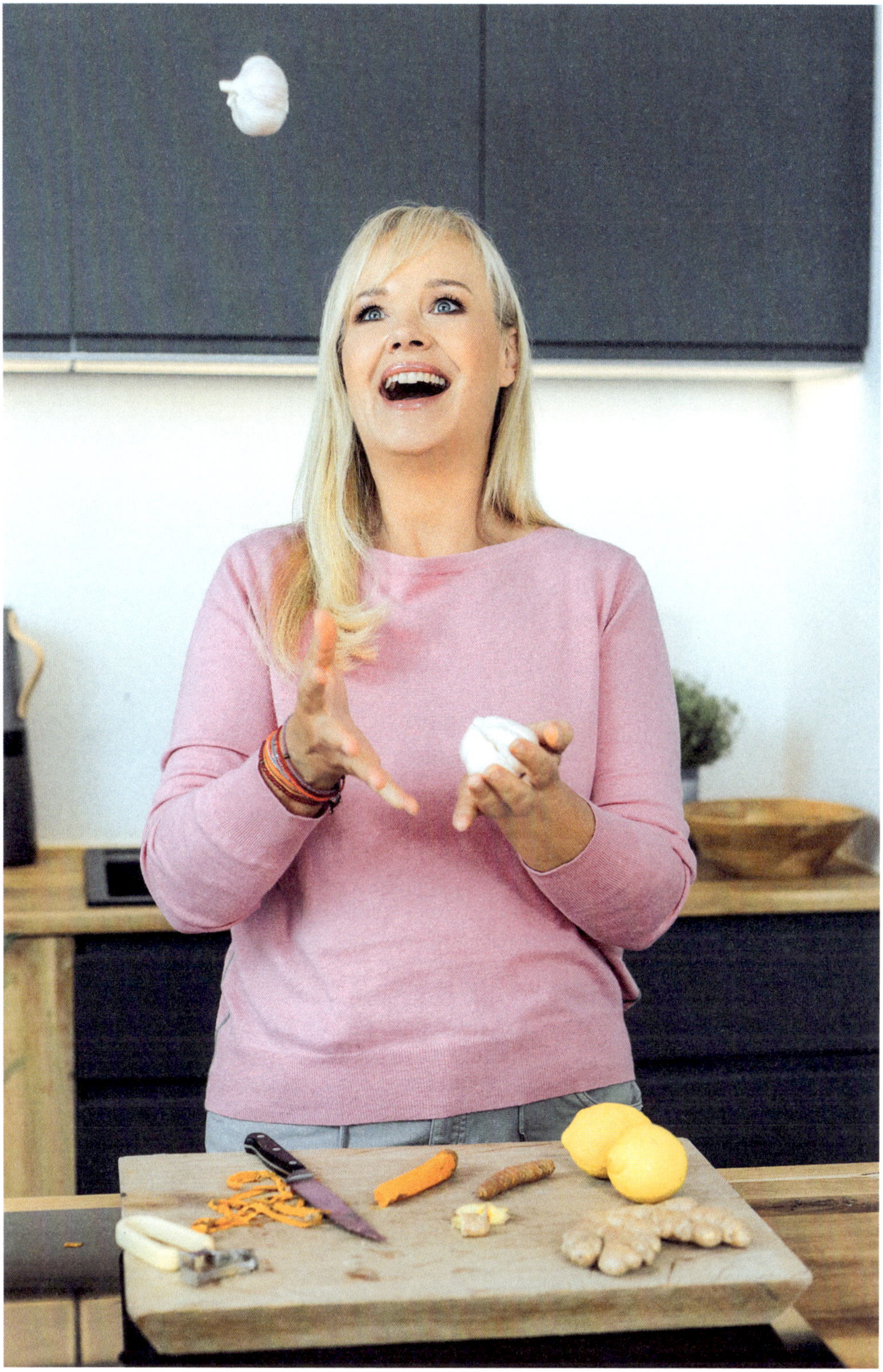

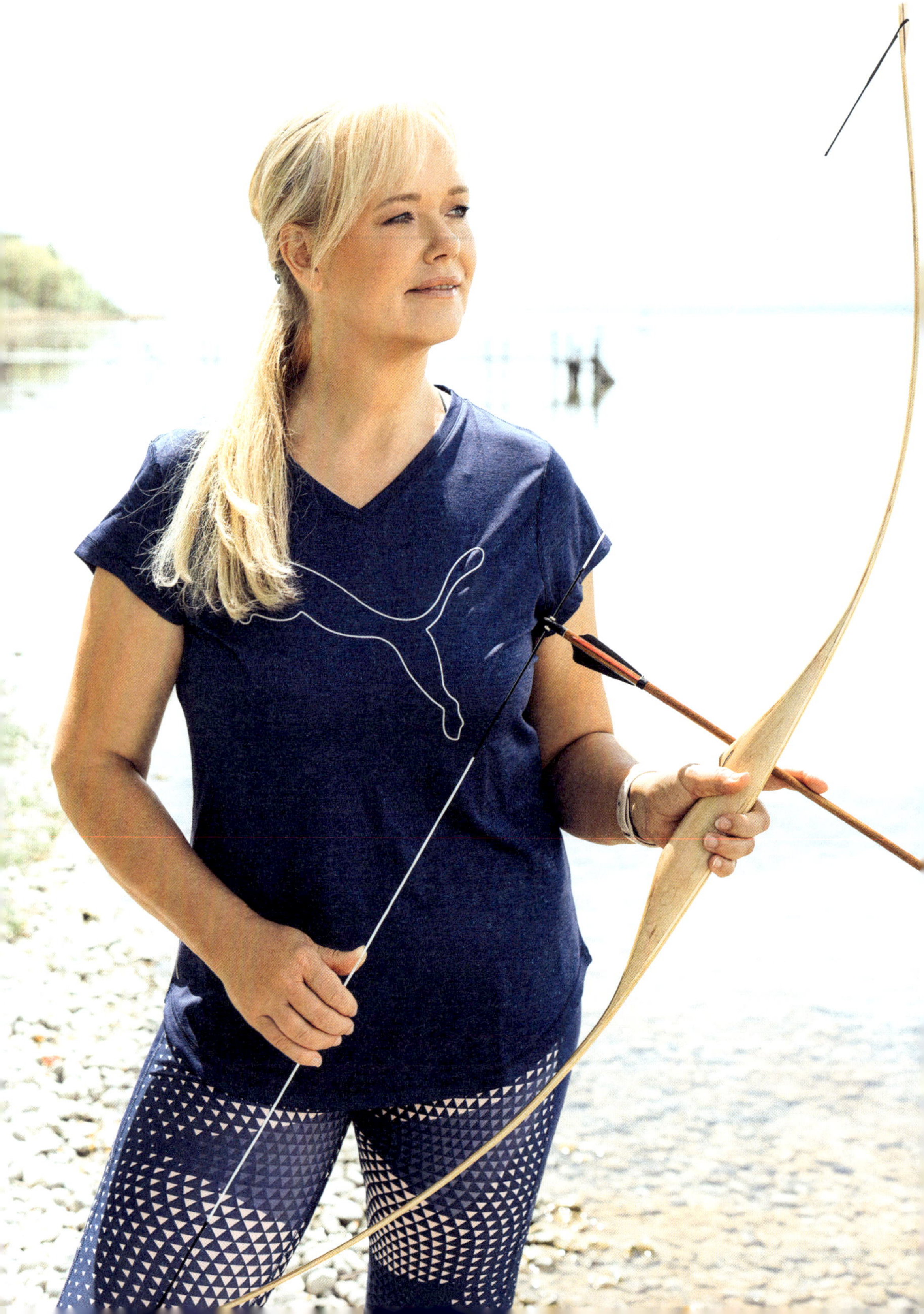

Psychische Störungen

Die häufigste psychische Störung in Deutschland ist nach einer repräsentativen Erhebung des Robert Koch-Instituts von 2014 die »Störung durch Substanzgebrauch«. Dies bedeutet die Abhängigkeit von Alkohol und Medikamenten. Fast elf Millionen Menschen, etwas mehr Männer als Frauen, sind davon betroffen. Hingegen bei der Depression, den Angst- und Essstörungen sind es weit mehr Frauen.

→ Depressionen S. 132

→ Angststörungen S. 135

DEPRESSIONEN

Fakten, Fakten, Fakten

- Depressionen sind in Deutschland mit jährlich 5,3 Millionen Betroffenen allein zwischen 18 und 79 Jahren eine der häufigsten und hinsichtlich ihrer Auswirkungen besonders unterschätzten Erkrankungen.
- Etwa jede vierte Frau und jeder achte Mann ist im Laufe des Lebens von einer Depression betroffen.
- Es sterben mehr Menschen durch Selbsttötung als durch Verkehrsunfälle, Drogen und Mord zusammen. Männer begehen etwa dreimal so häufig Suizid wie Frauen.
- Depressionen gehören neben Demenzerkrankungen zu den häufigsten psychischen Erkrankungen im höheren Lebensalter.
- Etwa 15 Prozent aller Arbeitsunfähigkeitstage sind auf psychische Erkrankungen zurückzuführen, ihr Anteil hat sich zwischen 2000 und 2018 fast verdreifacht. Damit sind Depressionen der dritthäufigste Grund für Fehltage.

Kurz und knapp

Eine Depression (lat. *depressio* [das Niederdrücken]) ist eine psychische, also die Gefühlswelt betreffende Störung. Ab 65 Jahren spricht man von einer Altersdepression. Bei Bewohnern von Altersheimen, schätzt man, sind 30 bis 40 Prozent von einer solchen Depression betroffen.

Symptome

Betroffene fühlen sich freudlos, antriebsarm und niedergeschlagen. Die Spanne der Beschwerden reicht von Müdigkeit über Konzentrations- und Schlafstörungen, schlechte Laune bis hin zu purer Verzweiflung, Hoffnungslosigkeit und Teilnahmslosigkeit. Nicht selten kommen körperliche Symptome wie Schmerzen dazu.
Bei der Altersdepression treten diese oft in den Vordergrund. Betroffene leiden mehr unter Kopf- und Rückenschmerzen, Schwindelanfällen oder Magen-Darm-Beschwerden. Dabei wird die depressive Verstimmung nicht bewusst wahrgenommen.

Das kann die moderne Medizin

Depressionen, die länger als sechs Wochen anhalten, gehören in die Hände einer Fachärztin (Psychiaterin, Psychotherapeutin oder Gerontologin). Die Behandlung hängt von der Schwere der Erkrankung ab. In der Regel ist es eine Kombination aus Psycho- und Gesprächstherapie sowie verschiedenen Medikamenten, die bestimmte Botenstoffe (insbesondere Serotonin und Noradrenalin) im Gehirn erhöhen, um die Hirnaktivität wieder zu verbessern. Außerdem gibt es einen ärztlich begleiteten Schlafentzug, die Lichttherapie, Ergo- und Entspannungstherapie wie auch Bewegung auf Rezept.

Typisch weiblich

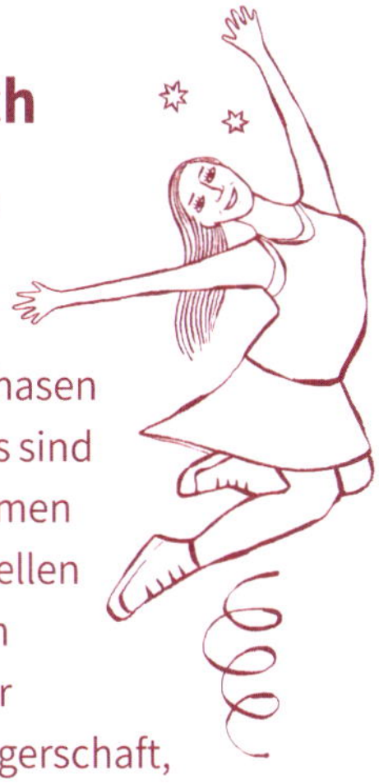

- **Hormonell bedingt:** Bei Frauen gibt es Depressionen, die in besonderen Lebensphasen gehäuft auftreten. Das sind Depressionen im Rahmen des PMS (prämenstruellen Syndroms, also einem Stimmungstief vor der Regel), in der Schwangerschaft, nach einer Geburt oder in den Wechseljahren.
- **Häufung von depressiven Episoden bei Mädchen:** US-amerikanische Psychologinnen fanden heraus, dass es bei etwa 13-jährigen Mädchen zu Beginn der Pubertät besonders häufig zum ersten Auftreten von Depressionen kommt, und empfehlen ein besonderes Vorsorgeprogramm. Wichtig ist, dass Ärztinnen und Ärzte sowie Eltern um diese Gefahr wissen.
- **Depressionen** gelten als **typisch weiblich,** und es ist richtig, dass sie Frauen häufiger betreffen, allerdings sind mehr Männer depressiv, als es der weitläufigen Meinung entspricht. Dies führt dazu, dass Depressionen bei ihnen häufiger übersehen und nicht adäquat behandelt werden.
- Frauen mit **niedrigem Sozialstatus** haben mehr Depressionen (11,7 Prozent) als Frauen mit einem höheren **Bildungsgrad** und **Einkommen** (6,9 Prozent).
- **Alleinerziehende** und **allein lebende Frauen** mit **geringer sozialer Unterstützung** sind besonders häufig von einer Depression betroffen.
- **Frauen sind offener:** Hinsichtlich der Symptome sind Depressionen bei Frauen und Männern ähnlich. Frauen sprechen jedoch generell offener über ihre Krankheitszeichen, sie fühlen sich stärker belastet und weinen mehr. Männer hingegen geben eher Schlaflosigkeit und Gereiztheit an.
- Bezüglich der **Therapie** gibt es Hinweise, dass **SSRI** (sie erhöhen vor allem den Botenstoff Serotonin im Gehirn) offenbar besser bei Frauen, Trizyklika besser bei Männern wirken (die sowohl Serotonin als auch Noradrenalin im Gehirn erhöhen).

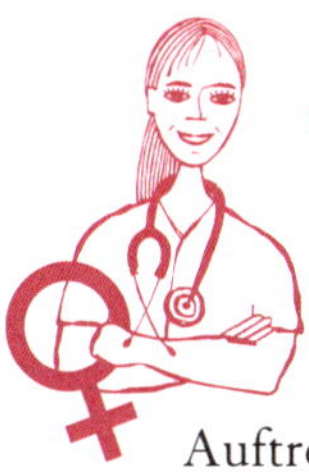

Woher kommt's?

- **Gene, Persönlichkeit und Hormone** sind der Mix, der für das gehäufte Auftreten von Depressionen bei Frauen verantwortlich gemacht wird.
- Auch **Traumatisierungen** in frühen Lebensabschnitten und Verlusterlebnisse können eine depressive Phase triggern. Da eine beginnende Depression mit Überforderung und Erschöpfung einhergehen kann, wird nicht selten die Arbeit als Ursache ermittelt. Doch Arbeit bietet eher einen Schutz vor Depressionen, denn sie fördert eine Tagesstruktur, den Schlaf-wach-Rhythmus und bietet sozialen Austausch. Überforderung am Arbeitsplatz hingegen gilt tatsächlich als Risikofaktor.
- **Frauen sind sensibler.** Da Depressionen erst mal nicht nach außen sichtbar

sind, ist hier die Betroffene gefragt. Er oder sie muss wahrnehmen und auch zugeben, dass es ihm/ihr nicht gut geht. Dies fällt Frauen leichter als Männern, berichtet die Deutsche Gesellschaft für Psychiatrie.

- Das Robert Koch-Institut fand in seinen Untersuchungen eine **»künstliche Differenz«** durch die Therapeutin oder den Therapeuten. Sie scheinen Frauen eher eine Depression zu bescheinigen als Männern (stereotype Rollenzuweisungen).

- Frauen sind stressanfälliger, insbesondere für **Spannungen in Beziehungen.** Da für sie das soziale Umfeld, also Familie, Freunde, Verwandte, besonders wichtig ist und sie oft die Hauptlast und Verantwortlichkeit dafür tragen, leiden sie mehr unter Missstimmungen, Konflikten, aber auch unter dem Verlust geliebter Personen als Männer und reagieren häufiger mit einer Depression.

- **Verheiratete Frauen** sind häufiger depressiv als verheiratete Männer. Letztere sind oft deutlich zufriedener in der Ehe. Frauen leiden vor allem unter Unglücklichsein, mangelnder Geborgenheit oder gar Übergriffen.

- **Frauen geben sich gern selbst die Schuld,** wenn es nicht läuft im Leben oder in der Beziehung, was das negative Lebensgefühl befördert.

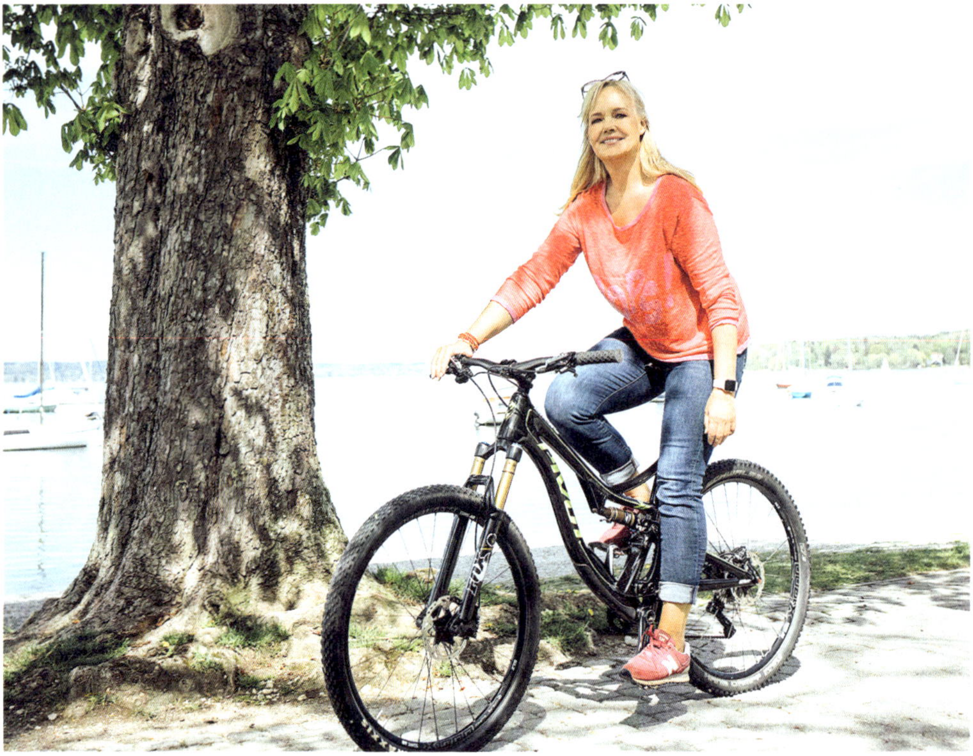

ANGSTSTÖRUNGEN

Fakten, Fakten, Fakten

- Jedes Jahr erkranken aktuell 15,3 Prozent der Deutschen zwischen 18 und 79 Jahren an einer klinisch relevanten Angststörung.
- Insgesamt sind 21,3 Prozent der Frauen und 9,3 Prozent der Männer betroffen, Frauen also mehr als doppelt so häufig.
- Angststörungen beginnen durchschnittlich im zweiten bis vierten Lebensjahrzehnt.
- Nur ein kleiner Teil der Angstpatientinnen und -patienten wird laut Bundesgesundheits-Survey richtig behandelt. Denn: Obwohl es effektive Therapiestrategien gibt, nimmt nur weniger als die Hälfte der Erkrankten professionelle Hilfe in Anspruch, dabei fällt es Frauen leichter, über ihre Symptome zu sprechen, und sie suchen eher medizinische Unterstützung als Männer.

Kurz und knapp

Angststörungen haben viele Gesichter, Auslöser und Ursachen. Bei manchen Menschen verursachen Spinnen und harmlose Tiere die übertriebene Angst (spezifische Phobien), bei anderen vor allem andere Menschen, Vorgesetzte, eine Rede halten zu müssen oder auch nur ins Restaurant zu gehen (soziale Phobien). Wieder andere leiden in Fahrstühlen, auf öffentlichen Plätzen, im Flugzeug, auf Reisen (typische Orte für Panikattacken). Die häufigste aber ist die generalisierte Angststörung, die sogar ganz ohne Grund auftreten kann. Meist dreht sich die übertriebene und immer wiederkehrende Angst um mögliche Unfälle, Erkrankungen oder andere drohende Katastrophen.

Symptome

Die Symptome entsprechen denen bei begründeter Angst: Herzrasen, Zittern, Schwitzen, feuchte Hände, Unruhe, Übelkeit, sogar Erbrechen, starker Harn- und/oder Stuhldrang, Muskelverspannungen. Manche Betroffene schildern ihrem Hausarzt nur diese körperlichen Symptome, verminderte Belastbarkeit oder Magen-Darm-Beschwerden. Ihre Angst benennen sie dabei nicht. Daher wird die Erkrankung oft erst nach Jahren erkannt. Die stetige Angst kann zu Rückzug aus dem Sozialleben und Depressionen führen.

Das kann die moderne Medizin

Sie setzt vor allem auf die kognitive Verhaltenstherapie. Hier lernt der Patient, seine Erkrankung zu verstehen und sich den Auslösern bewusst auszusetzen, um wieder ein normales Leben führen zu können. Unterschiedliche Medikamente können dabei unterstützen. Beruhigungsmittel und Alkohol sollten vermieden werden, da diese in eine Abhängigkeit führen können.

Typisch weiblich

→ Alle Angststörungen sind **bei Frauen häufiger.** Sie beginnen meist um das 30. Lebensjahr herum und können auch im höheren Lebensalter noch bestehen.

→ Frauen sind **wesentlich häufiger** als Männer von **Phobien** betroffen. 75 bis 90 Prozent der Patienten mit Tierphobien und 55 bis 70 Prozent der Patienten mit Phobien vor Blut oder Verletzungen sind weiblich.

→ Frauen **leiden mehr unter psychischen Problemen** als Männer. Zudem entwickeln sie häufiger zusätzliche psychische Beschwerden wie **Depressionen** und **Suchterkrankungen.**

→ **Frauen sprechen gut auf soziales Kompetenztraining an:** Hier wird geübt, sich nicht missverstanden zu fühlen, Kontakte zu pflegen und zu halten, zu geben und zu nehmen, um sozial aktiv zu bleiben.

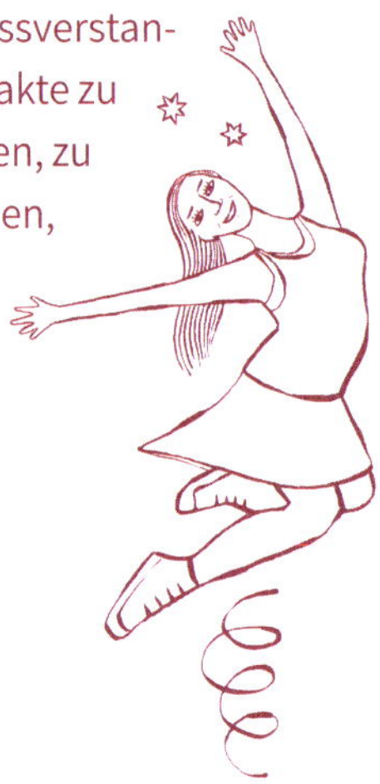

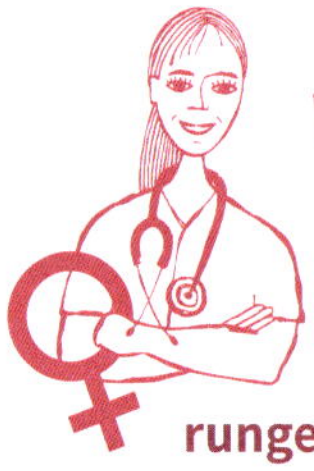

Woher kommt's?

- Vermutlich entstehen Angststörungen durch **biochemische Veränderungen im Gehirn.** Der normale Kampf-oder-Flucht-Mechanismus ist fehlgesteuert. Ein unangenehmes Erlebnis erzeugt Angst, woraufhin die Betroffenen diese Situation zukünftig meiden. Hierdurch bleibt aber die positive Erfahrung aus, diese beängstigende Situation aus eigener Kraft erfolgreich bewältigen zu können. Die Angst vor dem gefürchteten Objekt oder der gefürchteten Situation verfestigt sich immer mehr. Eine Heilung ist ohne Behandlung kaum möglich.

- Als Auslöser gelten **persönliche Lebenserfahrungen** (wie zum Beispiel häusliche Gewalt oder sexuelle Gewalterfahrung, die Frauen häufiger erleiden), die aktuelle Lebenssituation, die Erziehung, Stress und soziale Belastungen (auch hier sind Frauen besonders empfänglich) wie erbliche Faktoren.

- Die **weiblichen Geschlechtshormone (Östrogene)** verändern die Wirkung vieler bei Angststörungen verordneter Medikamente. Daher kann es notwendig sein, die Therapie anzupassen an den Zyklus, bei Einnahme von Verhütungsmitteln, einer Schwangerschaft oder in den Wechseljahren.

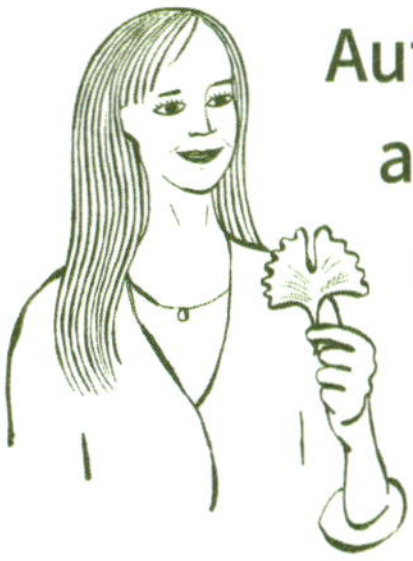

Auf einen Blick: Meine Top-Favoriten aus der Naturheilkunde

Ergänzende Verfahren sind sehr gut geeignet, die klassischen Therapien bei Depressionen und Angststörungen zu unterstützen, insbesondere durch eine individualisierte Vorgehensweise. So helfen sie auch, die Standardmedikation und damit die Nebenwirkungen zu reduzieren.

1. Bogenschießen
2. Nein sagen
3. Rosenwurz
4. EFT

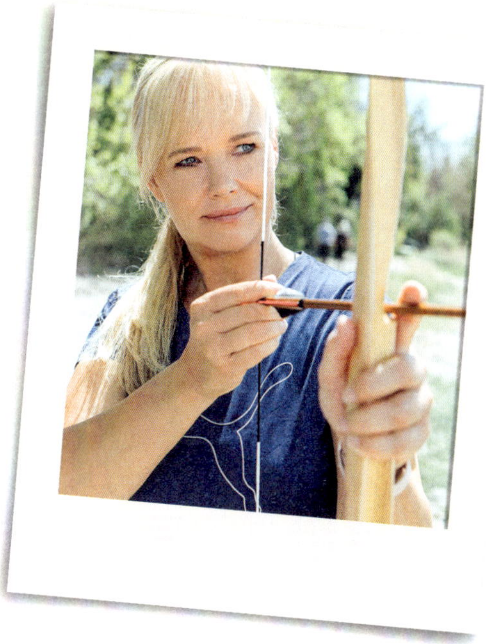

1 Bogenschießen

> Zen-Übung mit Loslasseffekt

Frauen nach der Menopause sind mehr von Depressionen betroffen als jüngere. Studien belegen: Bewegung macht nicht nur zufriedener mit dem Leben, sondern wirkt direkt positiv auf Stimmungshormone.

So geht's: Regelmäßiges Lauftraining oder schnelles Gehen 3-mal pro Woche für etwa 30 bis 45 Minuten oder Radfahren hilft. Ebenfalls eine gute Wirkung hat Yoga, auch 3-mal wöchentlich. Etwas exotischer, aber wirkungsvoll ist das therapeutische Bogenschießen. Es gibt viele Anbieter, die Einzelunterricht oder Gruppenseminare anbieten. Infos finden Sie im Internet.

Das bringt's: Regelmäßige Bewegung sorgt dafür, dass vermehrt Glücksbotenstoffe wie Serotonin und Noradrenalin ausgeschüttet werden. Dieser Effekt ist bereits während der Laufeinheit zu beobachten, hat aber auch länger anhaltende Wirkungen. Außerdem steigert Bewegung das Selbstwertgefühl, die körperliche sowie seelische Gesundheit, lenkt von negativen Gedanken ab und sorgt so auch für einen besseren Schlaf.

Beim Bogenschießen erfahren depressive Patientinnen oder Patienten kontrollierte Anspannung und Loslassen. Sie lernen, diese Gegensätze sowie Festhalten und Loslassen besser zu steuern. Es werden zudem intuitive Elemente geschult, wie zum Beispiel den »richtigen Moment« zu erspüren. Die Patienten lernen zu treffen, ohne zu zielen, sie lernen Vertrauen statt Kontrolle.

WOW! KLASSE APP

Die kostenlose App Cogito von der Arbeitsgruppe »E-Mental-Health« am Universitätsklinikum Erlangen hilft bei leichten psychischen Störungen, Glücksspielsucht, Depressionen und auch Psychosen. Sie enthält kleine Achtsamkeitsübungen (»Nehmen Sie Ihre Umgebung mit allen Sinnen wahr«), Selbstwertübungen (»Schreiben Sie auf, was Sie heute Schönes erlebt haben«) und Entspannungstechniken. Die Nutzerinnen und Nutzer notieren Stimmung und Stressempfinden, sammeln für erledigte Aufgaben virtuelle Medaillen. Mit diesen spielerischen Elementen wird die Lust am Üben immer wieder geweckt. Durch die Beschäftigung mit der eigenen Gefühlswelt können Betroffene auch erkennen, wann ein Gang zum Therapeuten nötig ist.

2 Nein sagen

> Viel gesünder als nett sein

Frauen investieren viel in zwischenmenschliche Beziehungen und wollen, dass sie funktionieren. Gelingt das nicht so, fühlen sie sich dafür auch noch verantwortlich. Sie geben und geben, packen sich ein Päckchen nach dem anderen auf die Schultern und mehren so unablässig den eigenen Stress. Fehlt dann noch die erhoffte Wertschätzung, kommt eins zum anderen, und plötzlich ist frau in einer Depressionsspirale.

So geht's: Lernen Sie, Nein sagen, wenn es Ihnen danach ist – um sich zu schützen und damit auch für andere in angemessener Weise da sein zu können. Denken Sie darüber nach, was Sie wirklich wollen und leisten können, inhaltlich wie auch zeitlich, ob im Job, in der Familienarbeit, in der Partnerschaft. Das macht es einfacher, hinter einem Nein zu stehen.
Zum Neinsagen gehört auch, es körperlich rüberzubringen: fester Stand, deutlich vernehmbare Stimme – und schauen Sie Ihrem Gegenüber in die Augen. So verhindern Sie, dass der andere Sie doch noch überredet. Machen Sie eine klare Ansage, damit Ihr Gegenüber weiß: Widerspruch ist zwecklos. Das Ganze freundlich, aber bestimmt.

Das bringt's: Nein sagen zu können schützt vor Überlastung und vor Selbstausbeutung. Sie werden spüren, dass Ihnen diese Selbstfürsorge, also das eigene Ich einmal im Blick zu haben, guttut und etwas Befreiendes, Heilendes hat. Nutzen Sie die Zeit für sich statt für andere.

3 Rosenwurz

> Ein ganz besonderes Kraut

Zu den Klassikern der Pflanzenheilkunde bei Depressionen zählt Johanniskraut. Baldrian und Melisse sind außerdem hilfreich bei Unruhe oder Schlafstörungen im Zusammenhang mit Depressionen oder Angststörungen. Eine weniger bekannte Pflanze ist Rosenwurz (Rhodiola rosea). Bei depressiven Störungen mit Burn-out- oder Müdigkeitssyndrom sowie bei Angsterkrankungen kann diese Pflanze, die in Russland und den skandinavischen Ländern beheimatet ist, wohltuend wirken.

So geht's: Empfohlen wird die Einnahme des Fertigpräparats (Apotheke) mit 340 bis 680 Milligramm pro Tag über mindestens 6 Wochen (siehe Beipackzettel).

Das bringt's: Rosenwurz erhöht den Serotoninspiegel. Das Kraut gehört zu den wenigen Pflanzen, die als sogenanntes Adaptogen anerkannt sind. Sie wirken sowohl anregend als auch beruhigend – je nach Bedarf. Die Wirkung ist umso ausgeprägter, je tiefgreifender die krankhaften Veränderungen im Organismus sind.

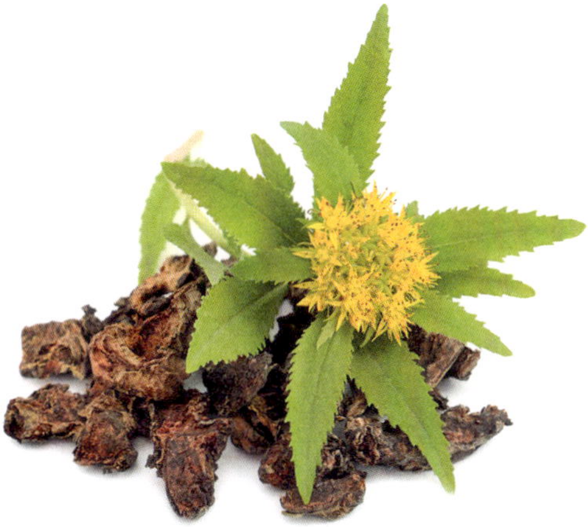

4 EFT

> Klopfen gegen die Angst

Für Situationen, in denen die Angst wieder zuschlägt und das Herz bereits beginnt, schneller zu schlagen, hat der US-Amerikaner Gary Craig eine Selbsthilfetechnik gegen Stress und Angst (EFT: Emotional Freedom Techniques) entwickelt.

So geht's: Diese Methode können Sie überall anwenden. Alles, was Sie benötigen, sind zwei Finger der rechten Hand, um auf definierte Punkte am Körper zu klopfen, kurz, aber bestimmt und mehrfach hintereinander. Dabei formulieren Sie Glaubenssätze, also wovor Sie Angst haben, aber auch, dass Sie die Situation bewältigen oder sich trotzdem lieben. Am besten lernen Sie diese Therapie mit einem Coach oder übers Internet. Dort finden Sie viele gute Videos.

Das bringt's: EFT konnte in zahlreichen Studien zeigen, dass sie bei Angst und Phobien hilft. EFT kombiniert zwei verschiedene Methoden: Durch das Klopfen auf bestimmte Akupressurpunkte werden Meridiane, also Energieleitungen des Körpers stimuliert. Dieser Teil der Methode stammt aus der Traditionellen Chinesischen Medizin. Das laute Aufsagen von beschreibenden, aber auch ermutigenden Glaubenssätzen kommt aus dem NLP (Neuro-Linguistischen Programmieren). Wir schaffen unsere Gefühle durch unsere Gedanken. Das laute Aussprechen löst Angst und Stress.

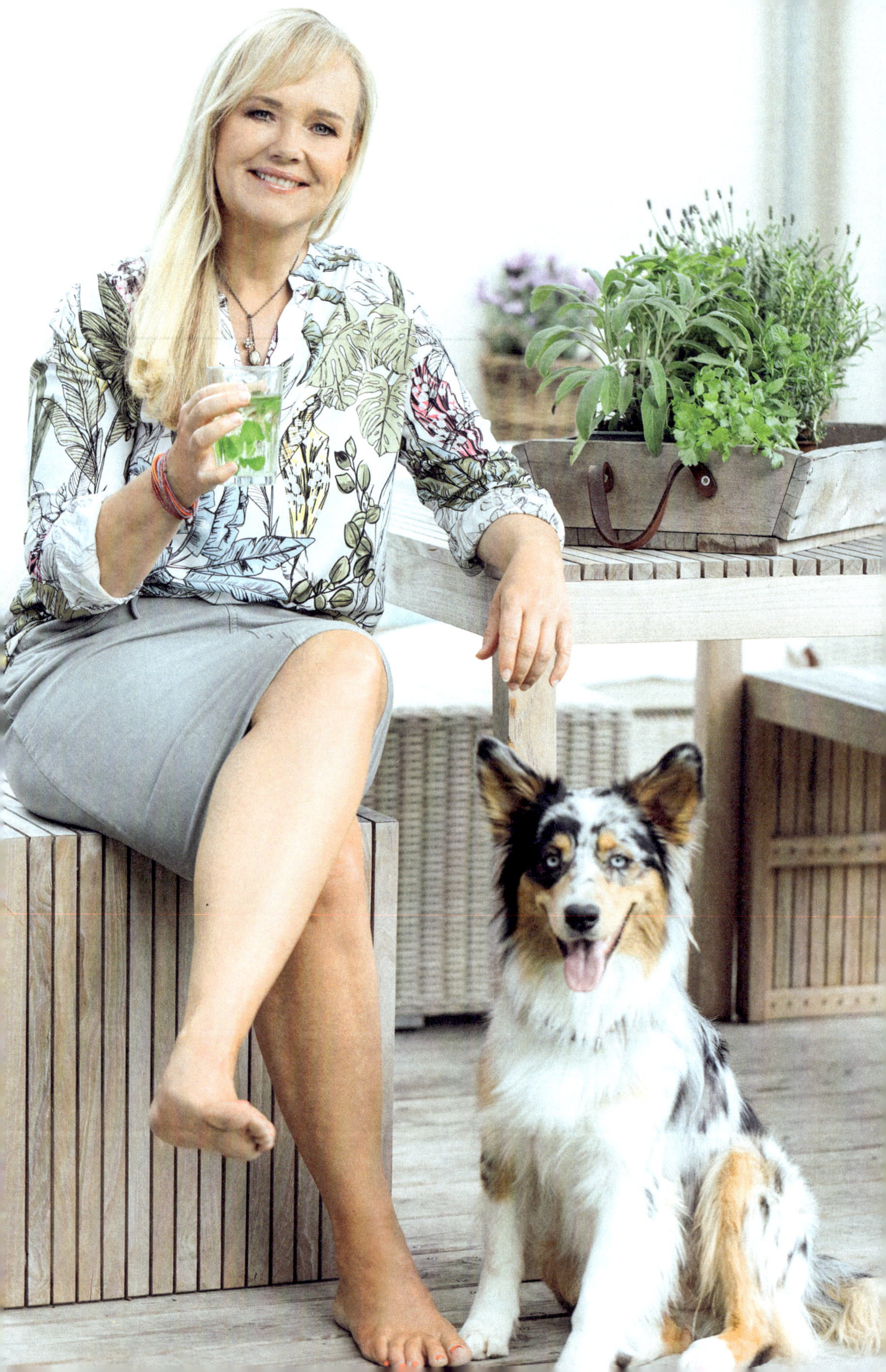

Endokrinologische Erkrankungen

Die Endokrinologie beschäftigt sich mit den Funktionen und Erkrankungen der Drüsen im Körper, die Hormone herstellen. Hormone sind lebenswichtige Botenstoffe, die viele Stoffwechselvorgänge und Wachstumsprozesse steuern. Sie werden von einigen wenigen Organen wie zum Beispiel der Schilddrüse, der Leber oder der Bauchspeicheldrüse produziert. Erkranken diese, sind die Folgen oft im ganzen Körper zu spüren. Bei den nachfolgend besprochenen Erkrankungen sind Frauen häufiger oder anders betroffen.

TYP-2-DIABETES

Fakten, Fakten, Fakten

- Aktuell gibt es in Deutschland geschätzt etwa sieben Millionen Menschen, die »zuckerkrank« sind.
- Da die Diagnose oft erst spät gestellt wird, wissen vermutlich circa zwei Millionen noch nicht, dass sie Diabetes haben. Jeden Tag gibt es fast 500 Neuerkrankungen.
- Die meisten Erkrankten leiden an Typ-2-Diabetes, 300 000 an Typ-1-Diabetes, davon mehr als 30 000 Kinder und Jugendliche unter 19 Jahren.
- Frauen und Männer erhalten ungefähr gleich oft die Diagnose Diabetes, allerdings entwickeln die beiden Geschlechter unterschiedliche Folgeerkrankungen.

Kurz und knapp

Die Zuckerkrankheit (Diabetes mellitus) ist eine Stoffwechselstörung, die zu weiteren oft schwer behandelbaren Erkrankungen führt. Sie ist in der Regel lebensstilbedingt und wird durch eine Überernährung und zu wenig Bewegung gefördert. Weil ein hoher Blutzucker keine Schmerzen verursacht, entwickelt sich der Diabetes unbemerkt. Es kommt zu Durchblutungs- und Nervenstörungen, die alle Regionen im Körper und Organe betreffen können. Die körpereigenen Reparatur- und Abwehrmechanismen leiden.

Symptome

Typ-2-Diabetes kann viele Jahre symptomlos bleiben. Anzeichen, die auf erhöhte Blutzuckerwerte hindeuten, sind vor allem allgemeine Schwäche, häufige Infektionen (insbesondere Pilzinfektionen im Intimbereich), schlecht heilende Wunden (auch kleine Verletzungen), unangenehmer Juckreiz, Durst, häufiges Wasserlassen wie bei einer Reizblase, aber von großen Urinmengen. Weitere spätere, gefürchtete Komplikationen sind Herzinfarkt und Schlaganfall, Seh- und Sexualstörungen sowie Nierenschwäche und Amputationen infolge des diabetischen Fußes.

Das kann die moderne Medizin

Grundlage der Diabetestherapie ist eine gute Blutzuckereinstellung. Ziel ist es, den Blutzuckerspiegel den Werten von Gesunden anzunähern. Bei einem gesunden Erwachsenen liegt der Blutzucker nüchtern – also nach acht bis zehn Stunden ohne Nahrung – meist unter 100 mg/dl beziehungsweise 5,6 mmol/l. Zwei Stunden nach einer Mahlzeit liegt der Wert in der Regel unter 140 mg/dl (7,8 mmol/l). Wer die Diagnose Diabetes erhalten hat, klärt immer mit seiner Ärztin oder seinem Arzt ab, welche Zielwerte für einen individuell infrage kommen. Zum Selbermessen gibt es dann verschiedene Systeme von Streifen über Sensoren bis hin zum Implantat.

Weil der Blutzuckerwert immer nur eine Momentaufnahme ist, bestimmt der Endokrinologe oder die Endokrinologin regelmäßig – meist alle drei Monate – den sogenannten HbA1c-Wert. Man nennt ihn »Blutzuckergedächtnis«.

Um den Alltag mit der Krankheit zu meistern, heißt es für viele Diabetikerinnen und Diabetiker: Blutzucker messen, Unterzuckerung vermeiden und Tabletten nehmen oder Insulin spritzen. Verordnet werden verschiedene Medikamente: Antidiabetika wirken an unterschiedlichen Stellen im Körper, manche haben sogar einen Doppeleffekt: Sie senken den Zucker und schützen Nieren oder Herz. »Klassische« Wirkstoffe (Metformin, Glitazone) erhöhen die Empfindlichkeit der Zellen für Insulin oder seine Freisetzung in der Bauchspeicheldrüse (Sulfonylharnstoffe, Glinide). Andere Medikamente, DPP-4-Hemmer oder GLP-1-Analoga, greifen über den Darm in den Stoffwechsel ein oder erhöhen die Zuckerausscheidung über die Nieren (SGLT-2-Hemmer). Insulin verordnet der Arzt oder die Ärztin bei Typ-2-Diabetes, wenn der Blutzucker durch die Tabletten allein nicht mehr ausreichend reguliert werden kann.

Typisch weiblich

Beim Diabetes unterscheiden sich Frauen und Männer vor allem in den vorliegenden Risikofaktoren sowie durch die Schwere und Ausprägung der entstehenden Komplikationen:

→ **Schwangerschaftsdiabetes:** Manche Frauen entwickeln erstmals in der Schwangerschaft einen Diabetes, der aber nach der Geburt wieder verschwindet. Es steigt während der Schwangerschaft die Gefahr von Blutdruckkrisen und Frühgeburten. Ein Schwangerschaftsdiabetes kann ein Warnzeichen sein, denn bei Betroffenen liegt ein höheres Risiko für Übergewicht und einen späteren Typ-2-Diabetes vor – sogar um das Siebenfache.

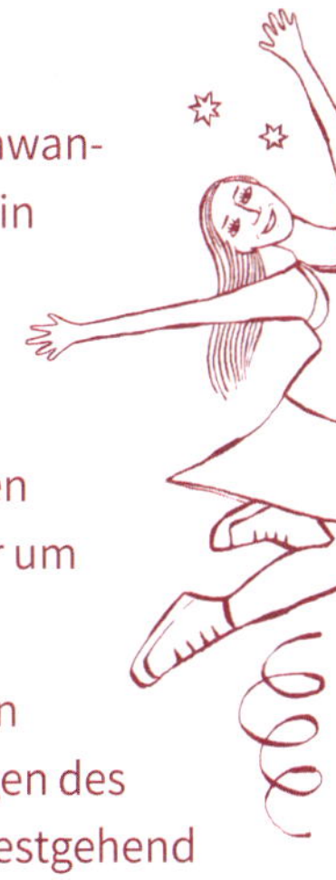

→ **Symptome:** Die Anzeichen und Nachfolgeerkrankungen des Diabetes äußern sich weitestgehend ähnlich. Wenn die Geschlechtsorgane schlechter durchblutet werden, entwickeln Männer Erektionsstörungen, Frauen leiden unter Scheidentrockenheit, fehlender Lust und Schmerzen beim Geschlechtsverkehr. Besprechen Sie das Tabuthema rechtzeitig mit dem Arzt oder der Ärztin, dann ist auch Hilfe möglich.

→ **Risikofaktoren:** Frauen mit Prädiabetes (Vorstufe des Diabetes) oder Diabetes haben häufiger als Männer noch andere Risikofaktoren wie einen erhöhten Blutdruck, schlechtere Entzündungs- und Blutgerinnungsparameter. Deshalb haben sie auch ein erhöhtes Risiko für Gefäßerkrankungen mit tödlichen Folgen wie Schlaganfall oder Herzinfarkt. Frauen haben zudem häufiger noch spezielle den Diabetes anfeuernde Risikofaktoren:

- **Bewegungsmangel:** Nur eine Muskelzelle, die aktiv sein darf, lässt Zucker (Glukose) herein. Frauen verfügen von Natur aus über weniger Muskeln als Männer. Durch Untersuchungen ist gut belegt, dass Frauen schon von leichtem Training, wie etwa Walken, profitieren.

- **Essstörungen:** 3 Prozent der Menschen, hauptsächlich Frauen, in Deutschland leiden unter einer Binge Eating Disorder (BED), also zeitweise unkontrollierbaren Heißhungeranfällen. Damit haben sie ein erhöhtes Risiko für Adipositas und Typ-2-Diabetes, und das bereits in jungen Jahren. BED kommt viel häufiger bei Diabetikerinnen vor als bei Männern mit Diabetes. Das Gewicht der Frauen ist höher, sie berichten öfter von depressiven Symptomen und einer schlechteren Lebensqualität.
- **Softdrinks:** Frauen beschäftigen sich zwar oft mehr mit ihrer Ernährung und sind auch eher willig, zu Salat und Gemüse zu greifen, aber das Abnehmen fällt ihnen meist schwerer als Männern. Softdrinks mit viel Zucker wurden in Studien als den Diabetes anfeuernde Getränke identifiziert, ähnlich wie bei den Männern das geliebte Bier.
- **Rauchen:** Möglicherweise werden dadurch die Insulinrezeptoren lädiert. Frauen sind für Schäden durch Zigaretten prädestiniert.
- **Medikamente:** allen voran Cortison (innerlich eingenommen), Blutdrucksenker (wie Betablocker) und Antidepressiva, die Frauen häufiger verschrieben bekommen.
- **Erkrankungen:** Infektionen, Hormonstörungen, Erkrankungen der Leber (Fettleber) und Stress, der die Entstehung von bauchbetontem Übergewicht fördert.

→ **Diagnosestellung:**
- Für Männer ist häufig ein erhöhter Nüchternblutzucker das erste Zeichen eines Typ-2-Diabetes, bei Frauen zeigt er sich eher in einem starken **Anstieg der Zuckerwerte nach dem Essen.** Bei Männern lässt sich der Diabetes also eher aus einem Nüchternbluttest erkennen, bei Frauen eher aus einem **Glukosetoleranztest.** Vor dem Test wird der Blutzucker bestimmt, dann trinkt man auf nüchternen Magen eine konzentrierte Zuckerlösung, nach zwei Stunden wird abermals gemessen.
- Manche Ärztinnen und Ärzte schreiben zudem bestimmte Krankheitssymptome bei Frauen viel schneller der **Psyche** zu. So bekommen sie häufiger eine Fehldiagnose und werden medikamentös nicht richtig eingestellt. Der Diabetes bleibt länger unentdeckt.

→ **Therapie:** Studien belegen, dass Frauen in der Therapie weniger oft die sogenannten Zielwerte für HbA1c, LDL-Cholesterin oder Blutdruck erreichen, die Ursachen dafür sind noch nicht erforscht.

→ **Outcome:** Es gibt Hinweise darauf, dass Frauen womöglich durch Diabetes auch einige Lebensjahre mehr als Männer verlieren.

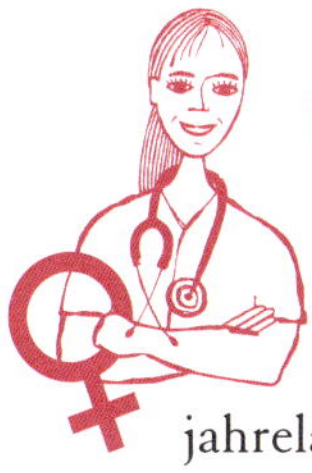

Woher kommt's?

- Beim Diabetes handelt es sich um eine **Zuckerverwertungsstörung.** Durch jahrelange Zuckerüberladungen im Blut (Hyperglykämie) kommt es zum Insulinüberschuss im Blut (Hyperinsulinämie). Mit der Zeit entgleist dann der Zellstoffwechsel. Das Insulin, das wie ein Schlüssel an der Zelle wirkt, damit der Zucker in die Muskel- und Leberzellen transportiert werden kann, funktioniert nicht mehr. Die Zellen machen ihre Schlösser dicht. Es kommt zu einer Insulinresistenz. Die Folge: Überschüssige Energie wird in Fettzellen eingelagert, die unendlich dehnbar sind. Gleichzeitig verfetten die Muskeln und die Leber. Der Zucker im Blut zerstört auf Dauer Gefäße und Nerven. Die Bauchspeicheldrüse erschöpft allmählich.

- Bei jüngeren Frauen hat Östrogen eine schützende Wirkung auf die Bauchspeicheldrüse und verbessert die Glukoseaufnahme in die Leber. Mit den **Wechseljahren** fällt diese positive Hormonwirkung weg, und alle Risikofaktoren schlagen voll zu Buche.

- Ein Risikofaktor für die Zuckerkrankheit ist **Übergewicht,** vor allem bauchbetontes. Frauen sind lange Zeit davor geschützt, weil sie normalerweise eher an Hüften und Oberschenkeln ansetzen. Dies ändert sich aber mit der Menopause, jetzt legen auch sie am Bauch zu.

- Dazu kommen **Herausforderungen in der Therapie:** Durch die Unterschiede im Hormon- und Immunsystem und Stoffwechsel wirken Medikamente bei Frauen teilweise ganz anders. Oft vertragen Frauen Blutdruckmedikamente nicht so gut, und durch die standardmäßige Insulintherapie kommt es häufiger zu Unterzuckerungen. Auch neigen Frauen dann dazu, ihre Medikamente nicht regelmäßig, zu wenig oder gar nicht zu nehmen. Meist ohne zu ahnen, wie sehr sie sich damit gefährden.

- Für Frauen ist es sehr wichtig, dass der Diabetes sehr gut eingestellt wird und alle **Risikofaktoren,** insbesondere erhöhte Blutdruck- und -fettwerte, behandelt werden. Frauen müssen bei ihrer Ärztin oder ihrem Arzt deshalb selbstbewusst nach einer Therapie fragen, die sie gut vertragen und mit der sie ihre Zielwerte erreichen.

- Die **höhere Sterblichkeit bei Diabetikerinnen** führt man hauptsächlich auf die durch die Verzuckerung entstehenden Gefäßschädigungen zurück. Das Risiko für Herzinfarkte oder Schlaganfälle steigt durch Diabetes (Typ 1 und Typ 2) bei Frauen mehr als bei Männern. Zudem ergaben Studien, dass ein Diabetes auch das Risiko für Brustkrebs und Gebärmutterkrebs sowie Osteoporose, Schilddrüsenerkrankungen und Depressionen erhöht. Nutzen Sie Vorsorgeuntersuchungen!

Auf einen Blick: Meine Top-Favoriten aus der Naturheilkunde

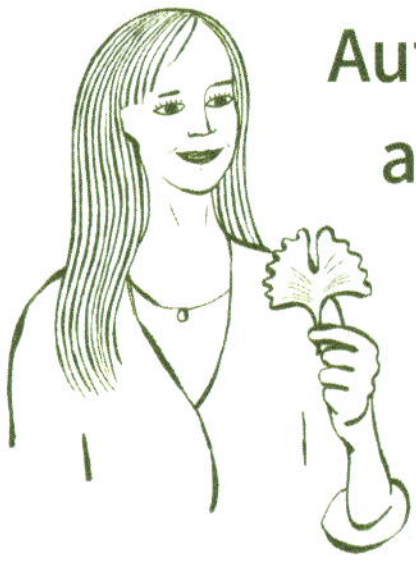

Um Diabetes zu vermeiden oder bei bestehender Erkrankung die möglichen Schäden an den Organen zu verhindern, sind naturheilkundliche Anwendungen eine wertvolle Ergänzung. Die beiden Hauptsäulen sind eine vernünftige Ernährung, gepaart mit ausreichend Bewegung und Entspannung, einschließlich Schlaf.

1. Schritte sammeln
2. Ernährungstipps
3. Blutzuckersenker
4. Besser schlafen
5. Vaginalzäpfchen

1 Schritte sammeln

> Auf den Hund kommen

Es gibt wohl keine andere Zivilisationskrankheit, für die man Bewegung als Medikament dringender verordnen müsste. Denn Bewegung, Muskulatur und Diabetes sind auf dramatische Weise miteinander verknüpft. Die Skelettmuskulatur macht beim Mann 40 Prozent der Körpermasse, bei der Frau etwa 23 Prozent aus. Jeder Schritt, jeder Handgriff, den Sie tun, ist nur durch die Bewegung von Muskeln möglich. Was vielen aber nicht klar ist: In der Muskulatur findet im Wesentlichen der Energiestoffwechsel statt.

So geht's: Wir brauchen also viel mehr Bewegung. Geht nicht? – Geht wohl, zum Beispiel, wenn Sie sich auf einen Hund einlassen. Der muss raus, bei jedem Wetter, und das zwei- bis dreimal am Tag. Da kann nicht mal der »innere Schweinehund« seinen Protest anmelden. So kommt schon mal was an Kilometern am Tag zusammen. Was noch geht: Lassen Sie das Auto möglichst stehen und nehmen das Fahrrad, entdecken Sie Tanzen, Wandern oder Schwimmen als Freizeitsport für sich. Laufen Sie beim Telefonieren herum und verabreden Sie sich mit der Freundin zum Waldlauf statt zum Kaffee.

Das bringt's: Wer sich bewegt, verbraucht Energie. Der wichtigste Energiespender für die Muskeln ist Zucker (Glukose). Der ist schnell verfügbar und wird mithilfe von Insulin in die Zelle geschleust. Damit sinkt der Zuckerspiegel im Blut. Bewegung ist also das natürlichste Medikament, um Diabetes zu vermeiden. Sie hilft, die Vorstufe (Prädiabetes) zurückzudrehen und einen bestehenden Diabetes in Schach zu halten.

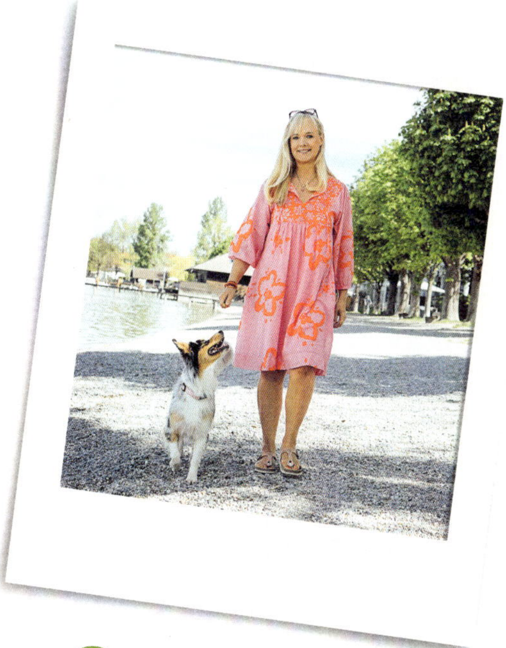

2 Ernährungstipps

> Bitter macht lustig

Es gibt den Spruch: Wenn alle so essen würden, wie es Diabetikern empfohlen wird, bekäme niemand die Zuckerkrankheit. Dabei muss man keine besondere Diät einhalten, aber ein bisschen wissen, wie der Körper funktioniert und wo im Supermarkt die versteckten Zuckerbomben lauern.

So geht's:

- *Tipp 1:* Essen Sie sich satt. Dafür reicht es aber, den Magen etwa zu 80 Prozent zu füllen.

- *Tipp 2:* Bevorzugen Sie frische, saisonale pflanzliche Produkte, Fisch, Pflanzenöle, nur mageres Fleisch und kaum Wurst.

- *Tipp 3:* Essen Sie mehr Bitter- und Ballaststoffe – täglich etwas Chicorée, Radicchio, Grapefruit – und würzen Sie mit Kräutern und Wildkräutern, mit Ingwer und Kurkuma. Ähnlich wirken Ballaststoffe. Regelmäßige Hafertage (3 Mahlzeiten mit jeweils 50 Gramm Haferflocken) wirken blutdrucksenkend.

- *Tipp 4:* Halten Sie zwischen den Mahlzeiten mindestens vier Stunden Pause ein.

- *Tipp 5:* Finger weg von Fertigprodukten und Konserven, denn viele Produkte sind wahre Zuckerbomben.

- *Tipp 6:* Eiweiß macht satt und liefert wertvolle Baustoffe für den Körper. Eiweiß steckt in Magerquark, Fisch, Geflügel, Eiern und magerem Fleisch, aber auch in Hülsenfrüchten (Linsen, Bohnen, Erbsen, Lupinen).

Das bringt's:

- Bei Untersuchungen, die dem Geheimnis von Hundertjährigen auf die Spur kommen wollten, entdeckten Wissenschaftler, dass Tipp 1 und 2 wohl ein entscheidender Faktor für Langlebigkeit bei guter Gesundheit sind.

- Bitterstoffe regen das gesamte Verdauungssystem an und unterstützen die Fettverbrennung. Sie dienen als Essbremse und verhindern die Lust nach Süßem.

- Pausen zwischen den Mahlzeiten sorgen dafür, dass der Körper in Ruhe verdauen kann und Zeit hat, die Glukose in die Zellen zu bringen. Snacks zwischendurch stören diesen Prozess und führen dazu, dass der Blutzucker- und der Insulinspiegel nicht sinken können.

- Werden Sie zum Verbraucherschützer für Ihre eigene Gesundheit. Ob im Joghurt, im Kraut-, Fisch- oder Eiersalat – überall sind Unmengen Zucker versteckt. Als Faustregel gilt: Je weiter vorn Zucker auf der Zutatenliste steht, desto mehr ist drin. Schlechte Fette, die den Cholesterinspiegel in die Höhe treiben, verstecken sich in Backwaren, Keksen oder Fertiggerichten.

WOW! BITTERMELONENTEE UND BOCKSHORNKLEE

→ Die *Bittermelone* oder auch *Bittergurke* wird viel in der asiatischen Küche verwendet und gilt als antidiabetische Heilpflanze. In gut sortierten Apotheken gibt es sie als Tee. Trinken Sie von dem Aufguss 2 bis 3 Tassen pro Tag. Informieren Sie Ihren Arzt, dass Sie den Tee therapeutisch nutzen.

→ *Bockshornklee* regt die Insulinproduktion an. Einer der Inhaltsstoffe, das 4-Hydroxyisoleucin, wirkt direkt auf die Betazellen der Bauchspeicheldrüse. Für den täglichen Verzehr weichen Sie abends 15 Gramm in Wasser ein. Die aufgequollenen Samen können Sie vielfältig verwenden: einfach so essen (schmecken wie Nüsse), ins Müsli, an Salate – und das Einweichwasser nicht wegschütten, sondern trinken.

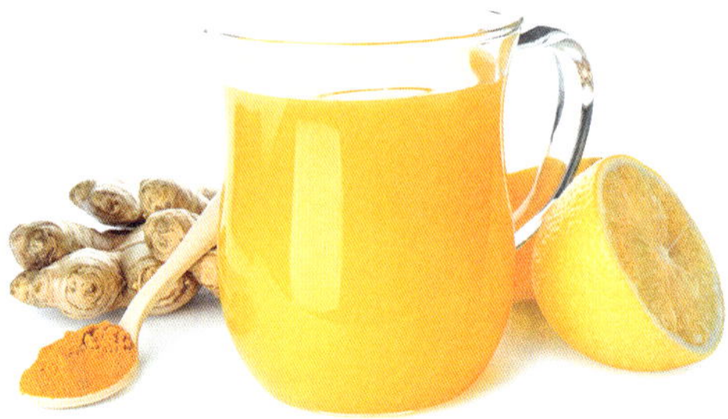

3 Blutzuckersenker

> Kurkuma-Ingwer-Shot mit Zimt

Einer der Begründer des Ayurveda, der indische Arzt Caraka, beschrieb schon um 350 n. Chr. die Wirkung von Kurkuma. Damit behandelte er auch eine Krankheit, die Madhumea genannt wurde, die Zuckerkrankheit.

So geht's:
Zutaten für 2 Gläser: 1 Stück Ingwer (ca. 2 Zentimeter) • 500 ml Haferdrink • ½ TL Kurkumapulver • 1 TL Zimtpulver (Ceylonzimt) • 2 TL Honig • 2 EL Cashew- oder Mandelmus • 20 g Couscous • etwas Zitronensaft • 1 Prise Zimt.

Zubereitung: Ingwer schälen und fein reiben. Haferdrink mit Ingwer, Kurkuma, Zimt, Honig und dem Nussmus aufkochen. Couscous (Hirse) unterrühren und 5 Minuten quellen lassen. Alles mit dem Stabmixer pürieren und etwas Zitronensaft und noch eine Prise Zimt hinzugeben.

Das bringt's: Die Wirkstoffe Curcumin und Tetrahydrocurcumin im Kurkuma haben eine antidiabetische Wirkung. Empfohlen für den täglichen Gebrauch werden 2 bis 3 TL, die man Speisen und Getränken zugeben kann. Ingwer unterstützt die Aufnahme von Glukose in Muskelzellen. Dafür sind Scharfstoffe, die Gingerole, verantwortlich. In der ayurvedischen Medizin wird auch ein weiteres Gewürz zur Stabilisierung des Stoffwechsels empfohlen, der Zimt. *Achtung:* nur Ceylonzimt verwenden, da er für die Leber verträglicher ist!

4 Besser schlafen

> Sweet little dreams

Die wichtigste Entspannungsphase für den Körper ist der nächtliche Schlaf. Viele Systeme werden heruntergefahren und können sich erholen. Andere laufen auf Hochtouren und sind mit Reparaturprozessen beschäftigt. Schlafmangel über einen längeren Zeitraum kann die Entstehung eines Diabetes begünstigen.

So geht's: Man weiß, dass Menschen, die lange in Schichtarbeit tätig sind oder öfter Zeitzonen überfliegen, häufiger einen Diabetes entwickeln. Deshalb schlafen Sie möglichst regelmäßig und genügend. Jeder Mensch hat ein individuelles Schlafbedürfnis. Finden Sie Ihres heraus und verkürzen Sie den Schlaf nicht unnötig, pflegen Sie ihn, denn im Schlaf finden viele Reparaturmechanismen statt.

Das bringt's: Schlafmangel ist mit einer Zunahme von Übergewicht, Typ-2-Diabetes, erhöhten Cholesterinwerten und Bluthochdruck verbunden. Er bringt das hormonelle Gleichgewicht aus dem Lot. So verschiebt sich beispielsweise das Gleichgewicht von hungerregulierenden Hormonen. Man bekommt mehr Appetit. Auch dauerhaft erhöhte Stresshormone wie Cortisol, das eine wichtige Funktion zu bestimmten Zeiten im 24-Stunden-Rhythmus hat, scheint Diabetes zu begünstigen.

5 Vaginalzäpfchen

> Östrogene in Balance

Die Kombination von abfallenden Hormonen nach den Wechseljahren und Diabetes führt bei vielen Frauen zu trockener Haut im Intimbereich. Dies hat Einrisse sowie Entzündungen zur Folge und mindert auch den Spaß am Sex.

So geht's: Machen Sie eine dreiwöchige Zäpfchenkur, um den lokalen Östrogenspiegel aufzupeppen, und ölen Sie außerdem Ihre zarte Genitalschleimhaut abends leicht ein, vor dem Sex auch etwas mehr.

Das bringt's: Hormonhaltige Salben und Zäpfchen (vom Frauenarzt) beheben Probleme wie Scheidentrockenheit oder Schmerzen beim Sex, wenn die Haut zu trocken ist oder sich nicht ausreichend Scheidenflüssigkeit bildet. Die pflanzliche Alternative sind Vaginalzäpfchen aus Granatapfelextrakt. Granatapfelkernöl enthält viele pflanzliche Östrogene. Johanniskrautöl eignet sich auch für die Vaginalpflege und hilft als Gleitmittel.

SCHILDDRÜSENBESCHWERDEN

Fakten, Fakten, Fakten

- Jeder dritte Deutsche ist an der Schilddrüse erkrankt, 80 Prozent davon sind Frauen.
- Mindestens 20 Millionen Menschen haben eine Struma (umgangssprachlich »Kropf«), Frauen viermal so häufig wie Männer.
- Schätzungen zufolge haben mindestens 30 Prozent der Deutschen Schilddrüsenknoten.

Kurz und knapp

Die Schilddrüse hat die Größe einer Walnuss, wiegt bei einer Frau etwa 18 Gramm (beim Mann 25 Gramm) und befindet sich kurz unter dem Kehlkopf, wie ein schmetterlingsförmiger Schild vor der Luftröhre. Hier werden entscheidende Hormone für Stoffwechsel, Kreislauf, Sexualität und Fruchtbarkeit, Wachstum und Psyche hergestellt. Obwohl sie so klein ist, hat sie eine enorm wichtige Bedeutung für unsere Gesundheit. Das erkennt man auch daran, dass sie fast fünfmal stärker durchblutet ist als unsere Entgiftungsstation, die Nieren.

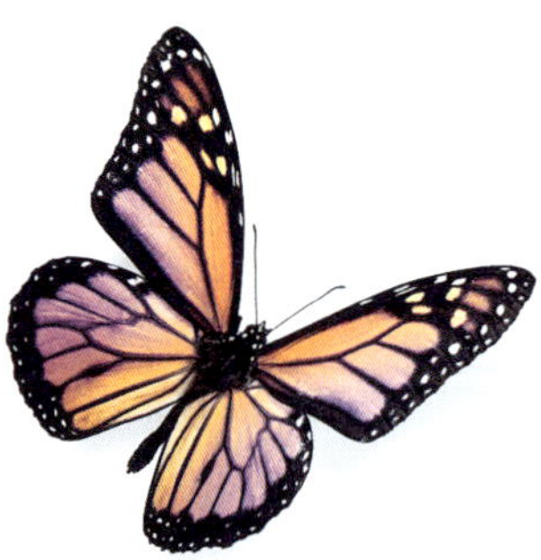

Symptome

Die unterschiedlichen Krankheitsbilder äußern sich entweder in einer Über- oder Unterfunktion der Schilddrüse mit ganz unterschiedlichen Symptomen:

- **Unterfunktion:** Körperlich zeigen sich vermehrtes Frieren, Kälteempfindlichkeit, Gewichtszunahme trotz normaler Energiezufuhr, ein erhöhter Cholesterinspiegel (insbesondere LDL), langsamer Pulsschlag, Müdigkeit, kalte, trockene Haut, Haarausfall, Wassereinlagerungen (Ödeme), Konzentrationsstörungen, depressive Stimmung, teilweise auch Übererregtheit, Verstopfung.

- **Überfunktion:** Typisch für die Produktion von zu vielen Schilddrüsenhormonen sind vermehrtes Schwitzen, Gewichtsabnahme trotz erhöhter Energiezufuhr, schneller Pulsschlag, höherer Blutdruck, Händezittern, Muskelschwäche, innere Unruhe, Schlaflosigkeit, Konzentrationsstörungen, Haarausfall, häufiger Stuhlgang, manchmal Durchfall. Bei Frauen gerät die Menstruation aus dem Lot und kommt zu früh, zu spät oder dauert zu lange.

- **Struma:** Sie kann mit einer Unter- oder Überfunktion der Schilddrüse einhergehen. Die häufigsten Ursachen sind Jodmangel, die Autoimmunerkrankungen Hashimoto oder die Basedow-Krankheit.

- **Schilddrüsenknoten:** Hier unterscheidet man kalte und warme beziehungsweise heiße Knoten. Kalte Knoten sind Schilddrüsenbereiche, die nur noch wenige oder gar keine Hormone mehr bilden. Heiße Knoten sind dagegen Areale, die aktiver als andere Bereiche der Schilddrüse sind und mehr Hormone produzieren

- **Schilddrüsenentzündungen:** Sie verlaufen meist chronisch. Bemerkbar macht sich ein akuter Entzündungsprozess dann unter anderem durch Fieber, Abgeschlagenheit, eine gerötete Haut über der Schilddrüse, Verhärtung oder vergrößerte Lymphknoten.

- **Hashimoto-Thyreoiditis:** Diese Schilddrüsenentzündung wird meist durch Autoimmunprozesse verursacht. Dabei greift das körpereigene Abwehrsystem die Schilddrüsenzellen an und bildet Antikörper gegen sie. Dadurch kann eine Struma entstehen und/oder sich eine Unterfunktion entwickeln.

- **Morbus Basedow:** Hier kommt es zur Struma und Überfunktion. Hier stellt das Immunsystem Antikörper her, die das Schilddrüsengewebe wachsen lassen, es produziert zu viele Hormone. Drei Symptome sind besonders typisch: die Struma, Herzrasen und ein Hervorstehen der Augen. Es kann zu Sehstörungen (Sehen von Doppelbildern) kommen.

Das kann die moderne Medizin

- Der Arzt oder die Ärztin nimmt Blut ab, um die Konzentration der Schilddrüsenhormone T3 und T4 und die des TSH zu messen (TSH steht für das Thyreoidea-stimulierende Hormon, das in der Hirnanhangsdrüse gebildet wird). Außerdem wird das Blut auf für Autoimmunerkrankungen typische Antikörper (Anti-TPOs oder Thyreoperoxidase-Antikörper) untersucht. Struktur und Größe der Schilddrüse misst der Arzt mittels Ultraschall. Bei Knoten kann eine Schilddrüsenpunktion infrage kommen.

- Bei einer Unterfunktion der Schilddrüse und der Hashimoto-Thyreoiditis kommt Levothyroxin (L-Thyroxin) zum Einsatz. Die Therapie erfolgt lebenslang, doch dafür können Betroffene bei richtiger Einnahme auch ein meist beschwerdefreies Leben führen. Das Einstellen der Dosis kann dauern, da Schwankungen oder Schübe zum Krankheitsbild gehören.

- Eine Überfunktion und ihre häufigste Ursache, der Morbus Basedow, werden mit Medikamenten (Thyreostatika) behandelt, die die Schilddrüse »bremsen«. Dabei wird knapp die Hälfte der Betroffenen wieder gesund und braucht keine Medikamente mehr. Weitere Behandlungsmöglichkeiten sind eine Operation oder Radiojodtherapie (RIT). Lässt sich das Wachstum einer Struma nicht aufhalten, können Teile der Drüse operativ entfernt werden.

Typisch weiblich

Schilddrüsenerkrankungen betreffen überwiegend Frauen, auch schon in jüngerem Alter:

→ Die **Hashimoto-Thyreoiditis** betrifft vier bis acht Millionen (aufgrund der hohen Dunkelziffer) Menschen in Deutschland – Frauen zehnmal häufiger und oft zwischen dem 30. und 50. Lebensjahr. Bei manchen Mädchen geht es aber auch schon durch den Hormonumschwung in der Pubertät los. Bei Frauen um die fünfzig werden die Symptome nicht selten erst mal den Wechseljahren zugeordnet und fehldiagnostiziert. Häufig gibt es auch einen »stillen Beginn ohne Symptome«, nach dem sich dann meist die Unterfunktion entwickelt.

→ Auch **Morbus Basedow** zählt zu den Autoimmunerkrankungen und kommt bei Frauen fünf- bis sechsmal häufiger vor. Neben der Schilddrüsenüberfunktion und den hervorstehenden Augen wird der Zyklus oft unregelmäßig, die Regel kommt zu früh, zu spät oder dauert zu lange.

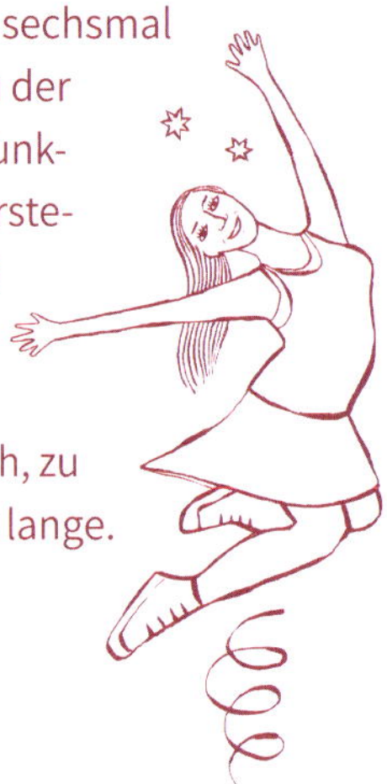

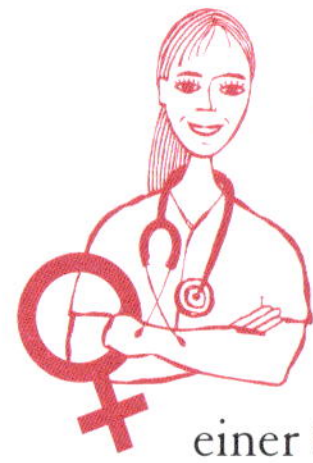

Woher kommt's?

- **Nach einer Entbindung:** Bei 4 bis 10 Prozent aller Frauen kommt es nach einer Geburt zum Ausbruch. Die postpartale Thyreoiditis heilt bei der Hälfte der Frauen folgenlos aus. Die anderen 50 Prozent entwickeln eine chronische Schilddrüsenentzündung.

- **Das starke Geschlecht:** Warum hauptsächlich weibliche Schilddrüsen erkranken, ist nicht abschließend geklärt. Als gesichert gilt, dass das stärkere Immunsystem hier der Frau zum Nachteil gereicht. Die übermäßige Aktivierung der Immunzellen kann zu einer systemischen Entzündung im ganzen Körper führen, sodass auch noch andere Autoimmunerkrankungen dazukommen können.

- **Auslöser:** Ob Autoimmunerkrankungen ausbrechen oder nicht, ist von den Erbanlagen abhängig. Allerdings müssen vermutlich noch andere Auslöser hinzukommen. Dazu gehören Stress, Virusinfektionen, Medikamente, eine ungünstige, entzündungsfördernde Ernährungsweise.

- **Hormonumstellung:** Alle Phasen mit hormonellen Veränderungen wie Pubertät oder die Wechseljahre können Autoimmunreaktionen auslösen. Die Östrogene schützen hier die Frauen ausnahmsweise nicht, weil sie das Immunsystem stärken und den Entzündungsprozess anfeuern.

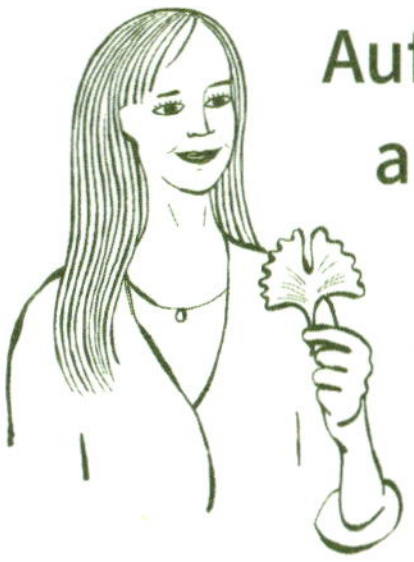

Auf einen Blick: Meine Top-Favoriten aus der Naturheilkunde

Je nachdem, ob Sie eher an einer Über- oder Unterfunktion der Schilddrüse leiden, gibt es unterschiedliche Anwendungen aus der Naturheilkunde. Die meisten zielen darauf ab, das hormonelle Gleichgewicht der Drüse wiederherzustellen, andere lindern Symptome oder helfen indirekt, zum Beispiel über eine Stärkung der Leber.

1. **Kalter Lehmwickel**
2. **Homöopathie**
3. **Pflanzenpower**
4. **Wermut-Tee**
5. **Baderitual**

1 Kalter Lehmwickel

> Chill mal

Stresshormone wie Adrenalin, Noradrenalin und Cortisol machen auch der Schilddrüse zu schaffen. Vorbeugend und für jeden, der bereits mit Beschwerden zu tun hat: Achten Sie auf ein besseres Stressmanagement! Tatsächlich sind Menschen, die häufig grübeln und sich Sorgen machen, eher prädestiniert dazu, eine Schilddrüsenerkrankung wie Hashimoto oder Morbus Basedow zu entwickeln. Nutzen Sie außerdem beruhigende Anwendungen aus der Naturheilkunde wie den kalten Halswickel mit Lehm. Der kalte Wickel gehört zu den Kneipp'schen Klassikern und hilft nicht nur bei Entzündungen im Hals, sondern auch bei einer Überfunktion der Schilddrüse. Er ist schnell zu machen und wirkt auch so schnell.

So geht's:

- Legen Sie 1 schmal gefaltetes Küchentuch, 1 Handtuch und 1 Schal bereit. Mischen Sie 2 bis 3 EL Heilerde mit etwas Wasser zu einer streichfähigen Paste. Kühlen Sie diesen Brei 1 bis 2 Stunden im Kühlschrank und tragen Sie ihn dann messerrückendick auf ein angefeuchtetes Leinentuch auf. Wickeln Sie es straff um den Hals, aber so, dass es Sie nicht einengt.
- Decken Sie das trockene Handtuch so darüber, dass es etwa 3 bis 4 Zentimeter über das Innentuch hinausragt.
- Wickeln Sie den Schal darüber. Nach etwa 8 bis 10 Minuten sollte sich ein wohliges Gefühl der Erwärmung einstellen. Lassen Sie den Wickel 30 bis 45 Minuten aufliegen.

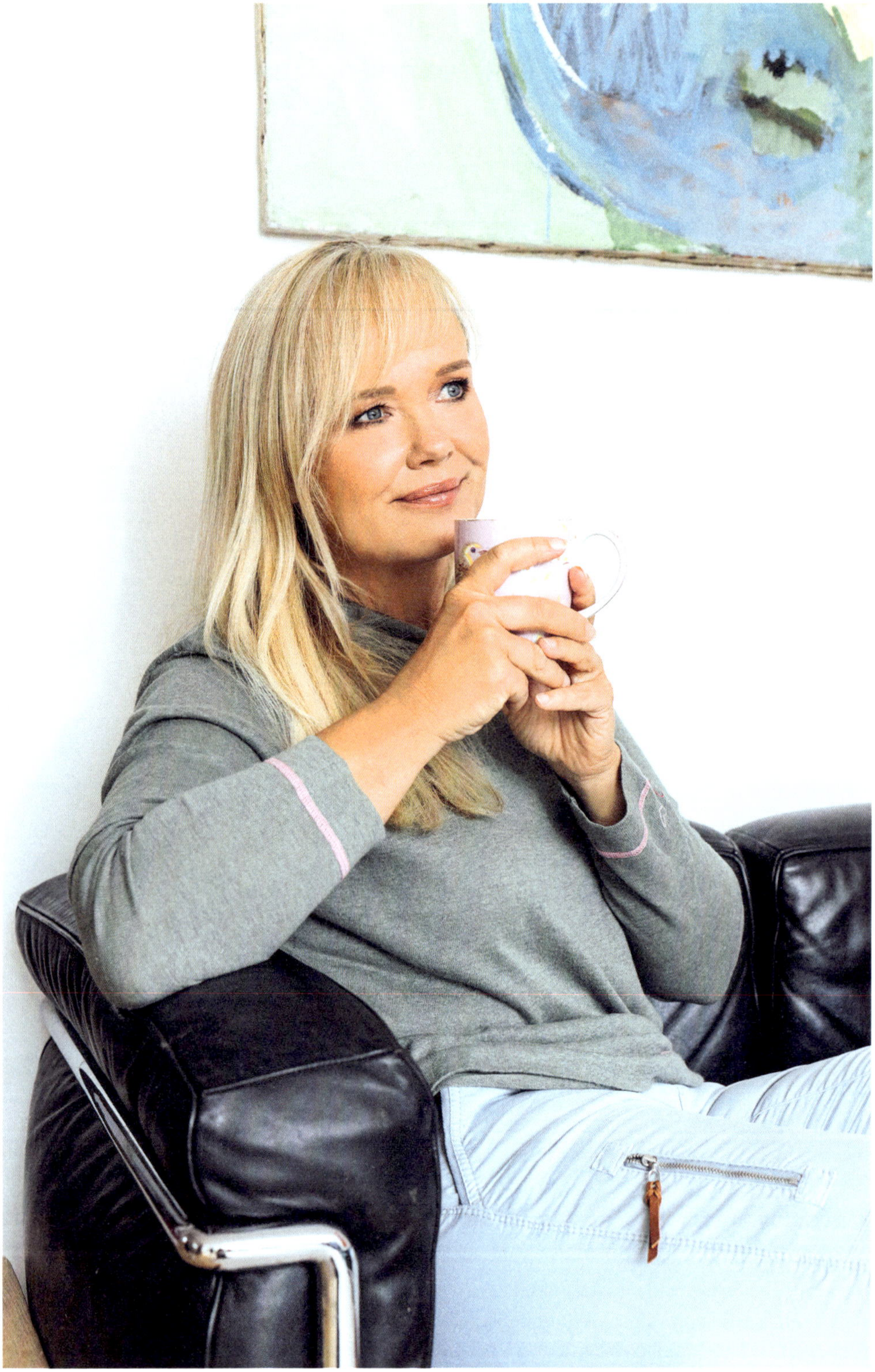

Das bringt's: Der kalte Wickel hat eine stark beruhigende Wirkung auf das vegetative Nervensystem. Er regt es zum Umschalten auf den Ruhemodus an. Gleichzeitig wird die Durchblutung der Schilddrüse und des umliegenden Gewebes gefördert. Der Lehm speichert erst Kälte, dann Wärme. Alternativ können Sie den Wickel auch mit Quark oder kaltem Wasser machen.

WOW! ENTZÜNDUNGSHEMMER SELEN

Das Spurenelement Selen ist wichtig bei Autoimmunerkrankungen. Denn ohne dieses können zellschützende Vitamine (C und E) nicht richtig wirken. Es beruhigt Entzündungsprozesse, und Studien zeigen, dass sich Hashimoto-Betroffene besser fühlen. Ihren Selenspiegel können Sie durch ein Blutbild überprüfen lassen, Ihr Arzt verordnet Ihnen dann die richtige Dosis. Viel Selen steckt in Eigelb, Roggenbrot, Fisch oder Paranüssen. Omega-3-Fettsäuren aus hochwertigem Lein- oder Rapsöl und (Bio-)Lachs wirken ebenfalls entzündungshemmend.

2 Homöopathie

> Subtil, aber wirkungsvoll

Homöopathische Mittel können Sie begleitend zur schulmedizinischen Therapie einsetzen. Das empfohlene Mittel bei Fehlfunktionen der Schilddrüse heißt Thyreoidinum.

So geht's: Dieses Mittel ist geeignet bei Fehlfunktionen der Schilddrüse, also sowohl Unter- wie auch Überfunktion. Es wird aus dem Schilddrüsengewebe des Schweins gewonnen:

- Bei Unterfunktionsanzeichen nehmen Sie *Thyreoidinum D6,* 3-mal täglich 5 Globuli.
- Bei einer Überfunktion nehmen Sie 2-mal pro Woche 5 Globuli der Potenzierung D12.

Die Einnahme erfolgt über 3 Wochen, dann 1 Woche Pause, dann wieder 3 Wochen, 1 Woche Pause und so weiter.

Das bringt's: Das Mittel soll vor allem helfen, unangenehme Begleiterscheinungen zu vermeiden. Thyreoidinum wirkt hormonell ausgleichend und beruhigend, löst Angstgefühle, bessert Stimmungsschwankungen, unterstützt die Wärmeregulation und eine Gewichtsabnahme. Es gibt noch eine ganze Reihe speziellerer Mittel, die erfahrene Homöopathen individuell auf Sie abgestimmt verordnen.

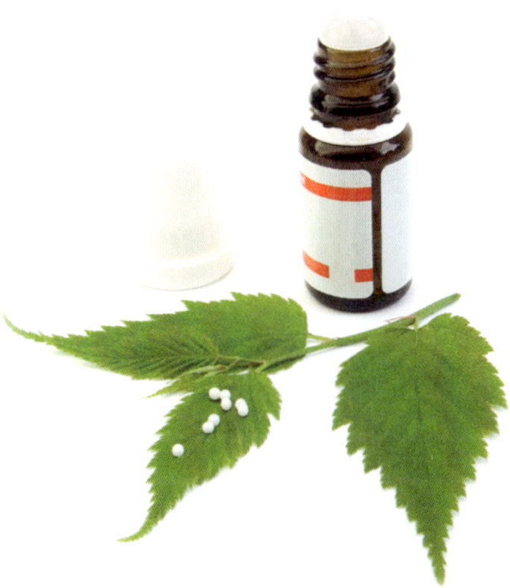

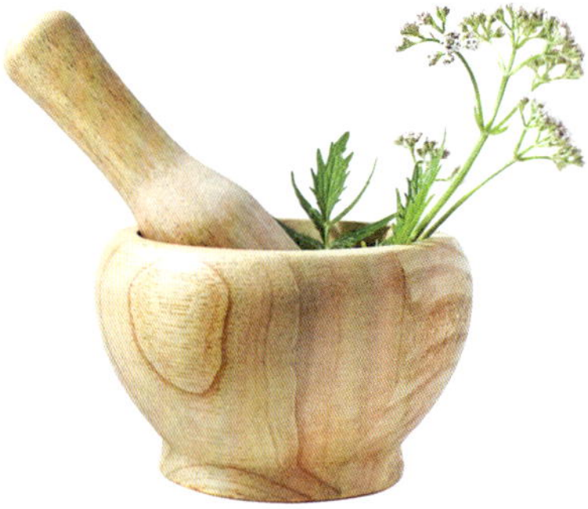

3 Pflanzenpower

> Baldrian gleicht aus, Wolfstrapp hemmt die Schilddrüse

Gerade Patienten mit einer Schilddrüsenüberfunktion, aber auch mit einer Hashimoto-Thyreoiditis leiden oft an Nervosität, Reizbarkeit, Unruhe und Schlafstörungen. Hier gibt es Hilfe aus der Natur, den Baldrian. Wer eine leichte Schilddrüsenüberfunktion, zum Beispiel im Rahmen einer beginnenden Hashimoto-Erkrankung, etwas ausbremsen möchte, kann das mit Wolfstrappkraut versuchen.

So geht's: Baldrian kann man als Fertigpräparat bei Bedarf oder regelmäßig einnehmen, etwa 500 Milligramm. Die Maximaldosis liegt bei 3000 Milligramm am Tag. Oder Sie stellen einen Baldrianwein her: Geben Sie in ein gut verschließbares Glas mit 1 Liter Fassungsvermögen 30 Gramm getrocknete Baldrianwurzel. Dazu können Sie auch noch etwas Melisse geben. Füllen Sie das Glas – je nach Vorliebe – mit einem halbtrockenen Weiß- oder Rotwein auf. Lassen Sie den Ansatz 2 Wochen auf der Fensterbank ziehen und schütteln Sie das Glas öfter mal um. Danach abseihen und eventuell mit Zucker oder Honig etwas süßen. 1 Likörglas vom Baldrianwein vor dem Schlafengehen trinken.
Wolfstrappkraut gibt es auch als Fertigpräparat. Es wird täglich nach Packungsbeilage eingenommen.

Das bringt's: Extrakte aus der Baldrianwurzel wirken reizmindernd, beruhigend und schlaffördernd. Wolfstrappkraut hemmt den Jodumsatz und hat dadurch eine leicht einbremsende Wirkung auf den Schilddrüsenstoffwechsel. In der Regel bessert es dadurch auch Begleiterscheinungen wie Nervosität, Unruhe oder Labilität.

4 Wermut-Tee

> Den Fettabbau anregen

Hashimoto-Patientinnen kämpfen oft mit ein paar Pfunden zu viel. Dies hat sich oft über einen längeren Zeitraum aufgebaut, denn bei einer unentdeckten Entzündung der Schilddrüse läuft der Stoffwechsel irgendwann nur noch gedrosselt. Wird die Erkrankung diagnostiziert und behandelt, purzeln die Pfunde nicht automatisch.

So geht's: Geben Sie so viel Wermutkraut, wie zwischen zwei Finger passt, in eine Tasse, und übergießen Sie das mit kochendem Wasser. Dann genau 1 Minute ziehen lassen. Nach dem Essen oder nach Bedarf trinken.

Das bringt's: Wermut-Tee wirkt appetitzügelnd, dämpft den Heißhunger auf Süßes unmittelbar und regt die Verdauungssäfte an.

5 Baderitual

> Himmlische Ruh

Sehr entspannend wirkt ein abendliches Bad mit Kräutern. Besonders geeignet sind Baldrian, Lavendel und Melisse. Dafür benötigen Sie insgesamt 50 bis 100 Gramm Pflanzenteile, die Sie je nach Vorliebe einzeln oder als Mischung verwenden können.

So geht's: Die Kräuter geben Sie in eine Kanne und überbrühen sie mit 2 Liter kochendem Wasser. Dann zugedeckt 10 Minuten ziehen lassen und den Sud durch ein Sieb in die Badewanne abseihen. Nehmen Sie 2-mal wöchentlich für 15 bis 20 Minuten ein Entspannungsbad.
Dabei sollte die Badetemperatur nicht zu heiß sein, sondern angenehm warm. Zu warme Bäder beanspruchen den Kreislauf.

Das bringt's:

- **Baldrian:** Offensichtlich sind viele der etwa 150 Einzelstoffe, die Baldrian ausmachen, für die Wirkung verantwortlich. Die Stoffe in der Baldrianwurzel interagieren mit den Nervenzellen, Körper und Geist entkrampfen und entspannen sich.

- **Melisse:** Ihre ätherischen Öle wirken entspannend, beruhigend, angstlösend und blutdrucksenkend. Die große Heilerin des Mittelalters, Hildegard von Bingen (1098–1179), nannte die Melisse ein Mittel, welches »das Herz freudig macht«.

- **Lavendel:** Man schätzt, dass in diesem Vielstoffgemisch bis zu 2000 Substanzen ineinandergreifen. Davon sind erst 200 bis 300 bekannt, die wichtigsten darunter sind die fettlöslichen Stoffe Linalool und Linalylacetat, die im Gehirn ihre beruhigende und angstlösende Wirkung erzielen.

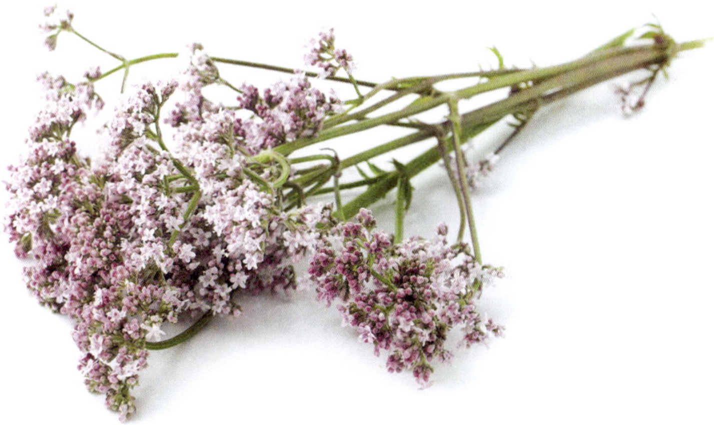

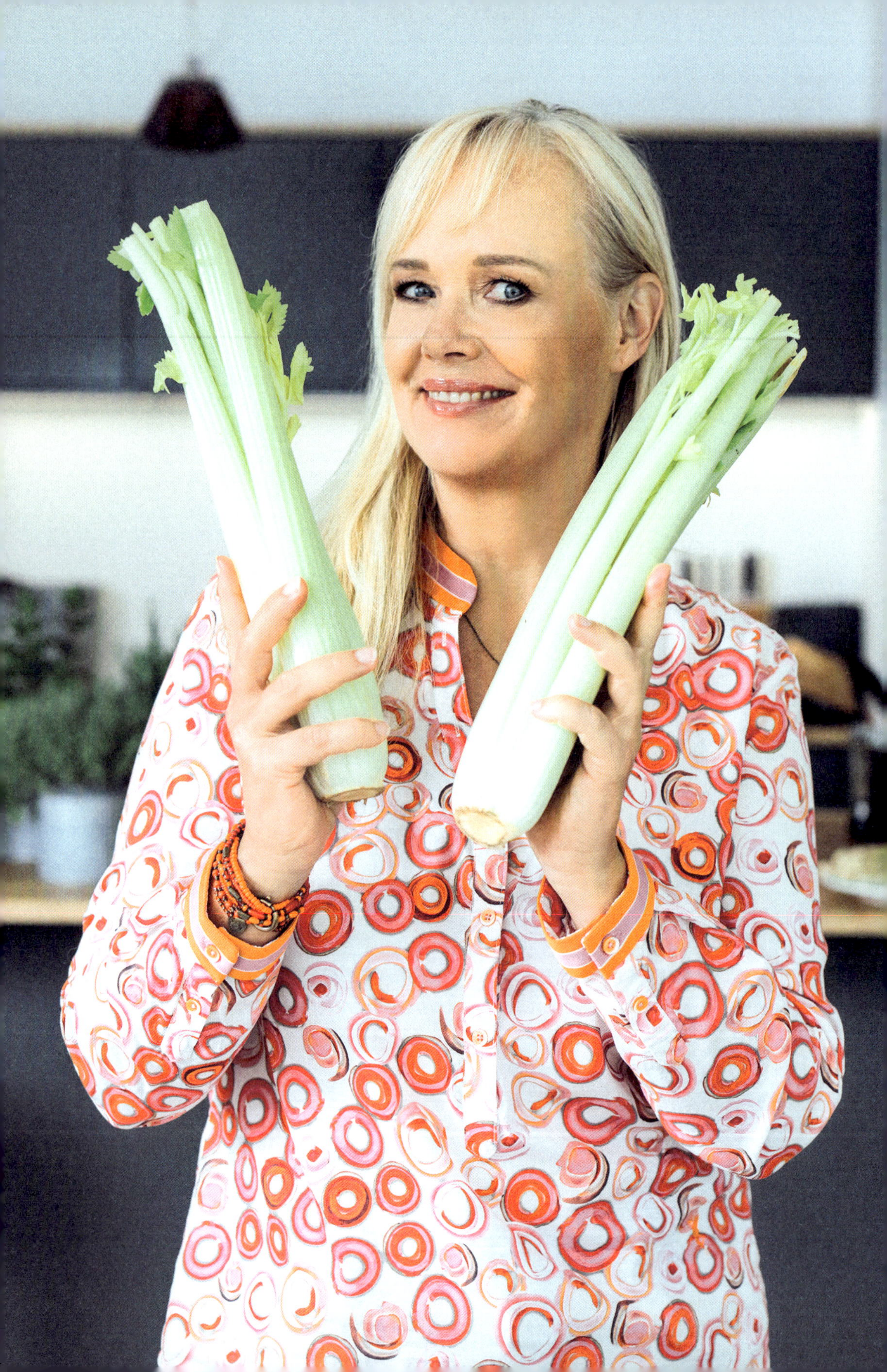

Blasen- und Nierenbeschwerden

Die zentralen Organe des Harnsystems sind die Nieren, die sozusagen als »Klärwerk« des Körpers fungieren und unser Blut unermüdlich filtern. Schadstoffe und nicht benötigte Stoffe werden mit dem Harn über die Blase ausgeschieden, die als Speicherorgan funktioniert. Blasenerkrankungen sind bei Frauen deutlich häufiger als bei Männern, aber auch die Nierenschwäche zeigt bei Frauen einige Besonderheiten.

BLASENENTZÜNDUNG – NOCH EIN FRAUENTHEMA

Fakten, Fakten, Fakten

- Jede zweite Frau macht in ihrem Leben mindestens eine Blasenentzündung (Zystitis) durch.
- Infekte der Harnwege betreffen Frauen jeden Alters. Zu etwa 95 Prozent sind Bakterien die Auslöser.
- Nach dem 65. Lebensjahr ist jede vierte Frau betroffen und jeder zehnte Mann.

Kurz und knapp

Blasenentzündungen entstehen in der Regel durch eine Besiedelung der Blase mit Erregern, die in den meisten Fällen durch die Harnröhre aufgestiegen sind. Meist handelt es sich um Bakterien aus der Analregion, manchmal Pilze, Parasiten oder Viren. Selten sind Medikamente, ein Blasenkatheter, die Zuckerkrankheit oder Immunerkrankungen die Ursache. Als Komplikation des aufsteigenden Harnwegsinfekts ist vor allem eine Nieren-(becken-)Entzündung oder sogar eine Blutvergiftung gefürchtet.

Symptome

Brennen beim Wasserlassen, Schmerzen im unteren Bauch-(Blasen-)Bereich, verstärkter Harndrang, manchmal Blut im Urin. Insbesondere im Alter können die Symptome sehr milde verlaufen, obwohl eine starke Infektion vorliegt. Fieber und Flankenschmerz sind Zeichen, dass die Infektion in die Niere aufgestiegen ist.

Das kann die moderne Medizin

Häufig reichen zur Diagnostik die Schilderung der typischen Beschwerden und ein Urintest. Die Therapie besteht aus entzündungshemmenden Schmerzmitteln und Antibiotika bei schwererem Keimbefall. Außerdem sind Wärmeanwendungen, Erhöhung der Trinkmenge und Tees hilfreich.

Typisch weiblich

→ **Anatomie:** Harnröhren- und Darmausgang liegen bei Frauen von Natur aus näher zusammen als bei Männern. Zudem ist die weibliche Harnröhre mit wenigen Zentimetern deutlich kürzer, sodass Bakterien schneller den Weg in die Blase finden.

→ **Sonderfall Honeymoon-Zystitis:** Hier kommt es bei häufigem Geschlechtsverkehr zur Blasenentzündung bei der Frau, denn Sex reizt die Schleimhäute und kann Bakterien in die Harnröhre eintragen.

→ **Schwangere Frauen** sind besonders oft von Blasenentzündungen betroffen, auch wenn viele von ihnen das nicht bemerken. Gründe dafür sind hormonelle Veränderungen und dadurch etwas erweiterte Harnwege. Suchen Sie schon bei leichten Beschwerden Ihre

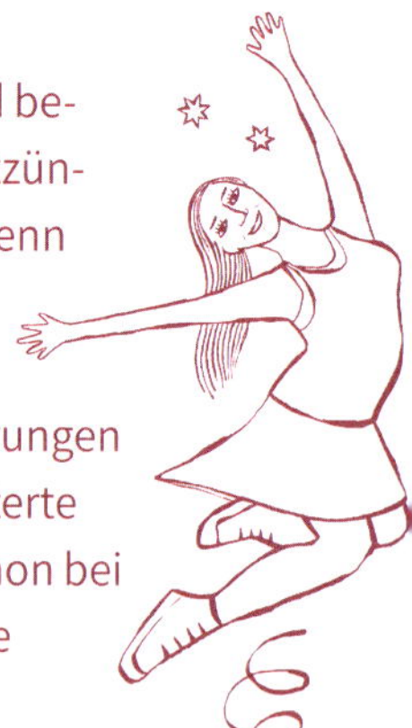

Ärztin auf, da Harnwegsinfekte das Risiko für eine Fehlgeburt erhöhen.

→ Die **Hormonschwankungen** des weiblichen Zyklus oder der Abfall der weiblichen Geschlechtshormone in den Wechseljahren spielen eine Rolle, indem sie das Scheidenmilieu verändern und Harnwegsinfekte begünstigen.

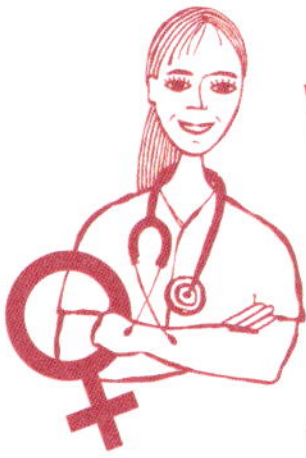

Woher kommt's?

Die Ursachen lesen Sie bitte nach unter: »Kurz und knapp« und Übersicht »Typisch weiblich«.

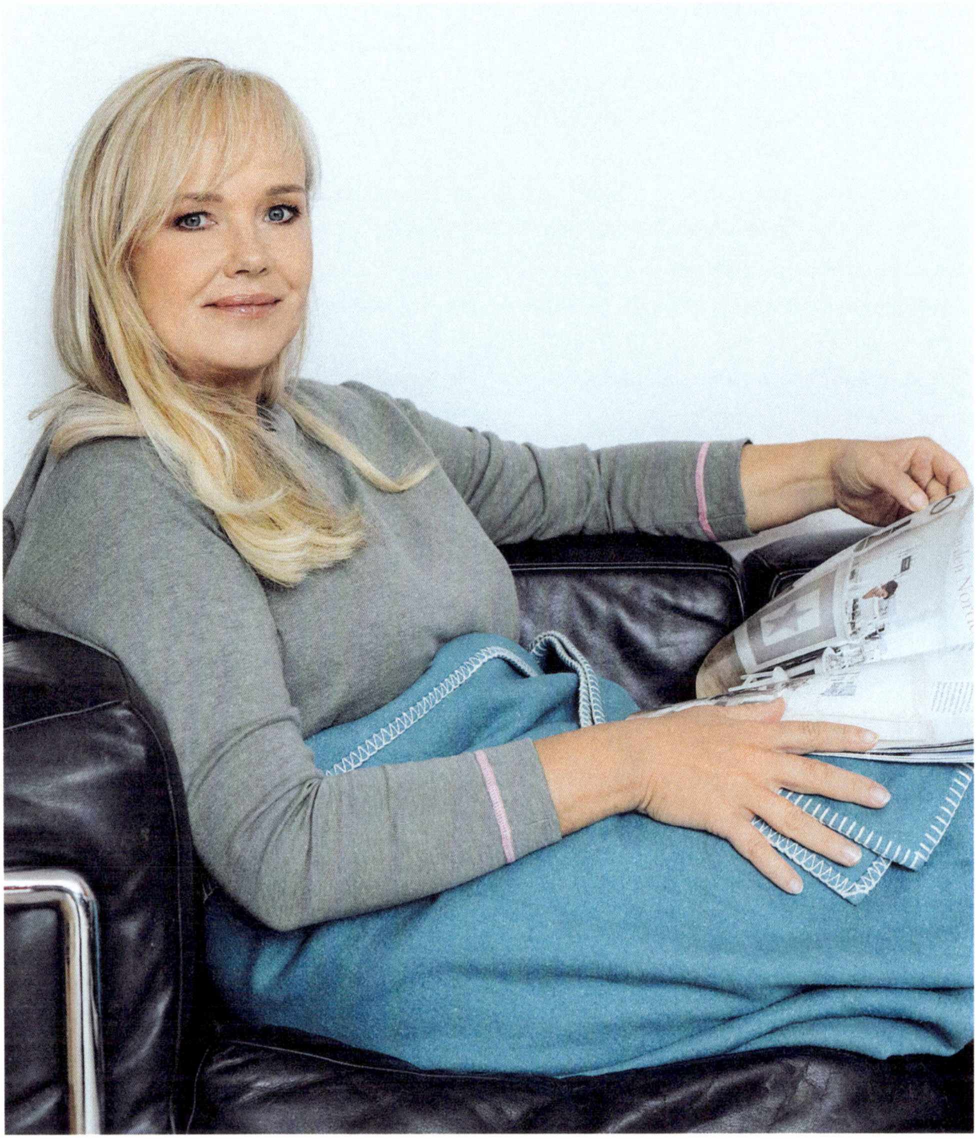

INKONTINENZ – UNFREIWILLIGER URINVERLUST

Fakten, Fakten, Fakten

- Eine Harninkontinenz kann in jedem Lebensalter auftreten.
- Etwa 25 Prozent aller Frauen zwischen 25 und 35 Jahren leiden vorübergehend an Blasenschwäche infolge von Entbindungen.
- Eine Blasenschwäche bei körperlicher Belastung erleben bis zu 40 Prozent der Frauen zwischen 15 und 64 Jahren.
- An einer Dranginkontinenz leiden nach einer US-amerikanischen Untersuchung rund 16 Prozent der Bevölkerung, mehr Frauen als Männer.
- Vor allem Frauen zwischen 30 und 50 sind häufig von einer Reizblase betroffen.

Kurz und knapp

Unter Blasenschwäche versteht man jeglichen unfreiwilligen Urinverlust. Die beiden häufigsten Formen sind die Belastungs- oder Stressinkontinenz und die Dranginkontinenz. Beide Formen sind unangenehm und führen nicht selten zu Schlafstörungen. Die ständige Angst, es nicht mehr rechtzeitig zur Toilette zu schaffen, führt zum Rückzug aus der Gesellschaft.

Symptome

- **Belastungs- oder Stressinkontinenz:** Hier kommt es zu unfreiwilligem Harnverlust bei Belastungen wie Husten, Niesen, Lachen, Heben oder Tragen ohne Schmerzen oder Missempfindungen. Bei schwerer Inkontinenz geht Urin auch ohne große Anstrengung ab.

- **Dranginkontinenz:** teils heftiger, häufiger, auch nächtlicher Harndrang, in einem Drittel der Fälle verbunden mit ungewolltem Urinabgang.

- **Mischformen:** Es gibt zudem auch Mischformen aus Stress- und Dranginkontinenz.

Das kann die moderne Medizin

Nach Diagnosestellung, meist durch eine gynäkologische und urologische Untersuchung sowie Urintests, empfiehlt die Ärztin bei der Belastungsinkontinenz Physiotherapie, Beckenbodentraining (mit oder ohne Biofeedback), Elektrostimulationsbehandlung, Training mit sogenannten Vaginalkonen und andere Therapiekonzepte zur Stärkung der Beckenbodenmuskulatur. Greift dies nicht genug, gibt es den Blasenverschlussmuskel stärkende Medikamente oder operative Möglichkeiten.

Die Dranginkontinenz wird vor allem durch die Blase beruhigende Medikamente, Biofeedback oder in schweren Fällen durch das Einspritzen des Nervengifts Botolinumtoxin behandelt. Bei der Reizblase helfen Verhaltenstherapie (Miktionstagebuch), Kontinenztraining, Beckenbodentraining, Medikamente und lokale Östrogene.

Typisch weiblich

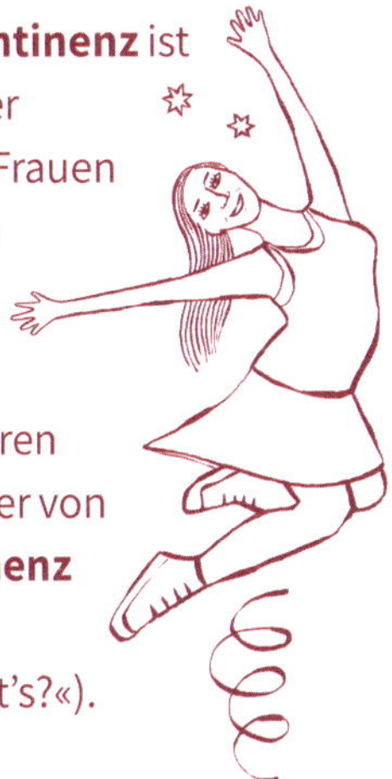

- → Die **Belastungsinkontinenz** ist die häufigste Form der Blasenschwäche bei Frauen und kommt bei ihnen häufiger vor als bei Männern.
- → Frauen sind aus anderen Gründen auch häufiger von einer **Dranginkontinenz** betroffen als Männer (siehe »Woher kommt's?«).

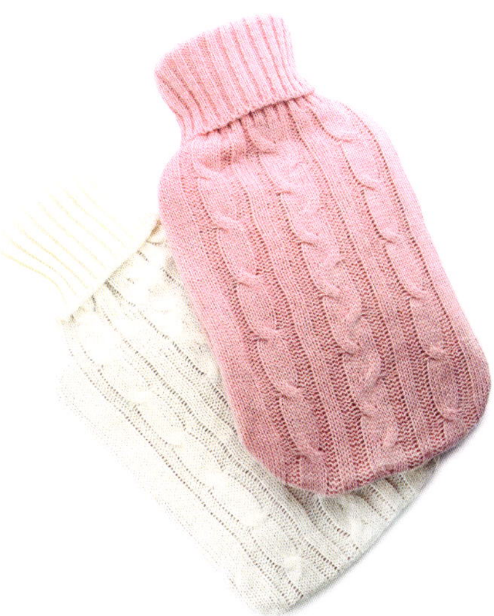

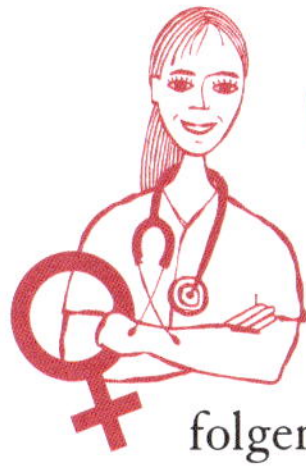

Woher kommt's?

- Ursachen für die **Belastungs-** oder **Stressinkontinenz** sind vor allem die folgenden:
  - Schwangerschaften, vaginale Geburten, gynäkologische Operationen wie Kaiserschnitte und dadurch bedingte Gebärmuttersenkungen oder -vorfälle.
  - Auch die Hormonumstellung in der Menopause, ebenso wie Übergewicht, Bewegungsmangel und schwere körperliche Arbeit führen dazu, dass die Harnröhre nicht mehr fest im Haltesystem aus Muskel- und Bindegewebe verankert ist oder der Blasenmuskel nicht mehr richtig schließt.

- Bei der **Dranginkontinenz** gibt es eine motorische Form, hier ist ein nicht beeinflussbares Zusammenziehen des Blasenmuskels die Ursache für den Urinabgang. Bei der sensorischen Form (überempfindliche oder Reizblase) geben die Nerven die Fehlinformation »übervolle Blase«, obwohl das nicht stimmt.

- **Weitere Ursachen:**
  - hormonelle Veränderungen, insbesondere Östrogenmangel, die zu trockenerer und empfindlicherer Schleimhaut führen,
  - wiederkehrende Blasenentzündungen,
  - Stress, Nervosität und Angst,
  - Nebenwirkung harntreibender Mittel oder anderer Medikamente,
  - durch Geburtsschäden bedingte Koordinationsstörungen der Beckenboden- und Blasenmuskulatur.

NIERENSCHWÄCHE (-INSUFFIZIENZ) – UNBEKANNTE VOLKSKRANKHEIT

Fakten, Fakten, Fakten

- Nierenkrankheiten sind ein in der Bevölkerung häufig unterschätztes Leiden. In Deutschland sind mindestens zwei Millionen Menschen betroffen, nur ein Drittel weiß davon. Zehn Millionen Menschen haben nach aktuellen Einschätzungen ein Risiko, eine Nierenschwäche zu entwickeln.
- Weltweit sterben fast 600 000 Frauen pro Jahr an Nierenschwäche, damit ist sie die achthäufigste Todesursache bei Frauen.
- Statistisch gesehen, entwickeln Frauen etwas häufiger eine chronische Nierenkrankheit als Männer.
- Aber bei Männern schreitet die Niereninsuffizienz im Durchschnitt schneller voran und führt häufiger zum Tode.

Kurz und knapp

Die beiden Nieren sind gerade einmal faustgroß und haben unzählige Aufgaben. Sie regeln den Flüssigkeits- und Elektrolythaushalt und unseren Säure- und Basenhaushalt, indem sie unermüdlich unser Blut filtern. So sind sie verantwortlich für die Entgiftung des Körpers und unseren Blutdruck. Sie aktivieren Vitamin D für den ganzen Körper und insbesondere den Knochenaufbau und produzieren das Hormon Erythropoetin für die Bildung von roten Blutkörperchen.

Besonders schaden ihr Diabetes, Bluthochdruck oder Rauchen, die übermäßige Einnahme von bestimmten Schmerzmitteln (zum Beispiel Ibuprofen oder Diclofenac) und entzündliche Nierenerkrankungen.

Symptome

Eine fortschreitende Niereninsuffizienz bleibt häufig unentdeckt und fällt auch erst spät durch veränderte Blutwerte auf. Anzeichen für Nierenprobleme sind ein hoher Blutdruck, stechende Kopfschmerzen, Wassereinlagerungen in den Beinen, Spannungsgefühle in der Haut, Schaum auf dem Urin. Im Endstadium einer Niereninsuffizienz kommt es dann zum nicht mehr mit Medikamenten einzustellenden Bluthochdruck, zum Rückgang der Urinmenge und massiven Wassereinlagerungen (Ödemen). Aber auch zu Luftnot, Übelkeit, Erbrechen, Appetitlosigkeit, unregelmäßigem Herzschlag, Benommenheit, Schläfrigkeit und Krämpfen bis hin zum Koma.

Das kann die moderne Medizin

Das Ärztinnengespräch, die Untersuchung, aber vor allem die Nierenblutwerte führen zur Diagnosestellung. Der aussagekräftigste Wert, der Kreatinin-Wert, steigt jedoch erst, wenn die Nierenfunktion bereits um mehr als 50 Prozent eingeschränkt ist.

Die Therapie besteht aus einer nierengesunden Ernährung und Medikamenten. Wichtig ist auch das Vermeiden der Risikofaktoren und eine gute Einstellung von

Diabetes und Bluthochdruck. Beim Absinken der Organfunktion auf unter 10 Prozent hilft meist nur noch die Blutwäsche (Dialyse). Die Alternative dazu bietet allein eine Nierentransplantation.

Typisch weiblich

- → Eine **Schwangerschaft** ist eine große Herausforderung für die Nieren. Eine Erkrankung kann in dieser Zeit erstmalig auftreten oder sich eine bestehende Funktionsstörung weiter verschlechtern. Die Nieren können einen zu hohen Blutdruck verursachen, der für die werdende Mutter wie auch für das ungeborene Kind gefährlich werden kann.
- → **Blasenentzündungen** sind bei Frauen deutlich **häufiger** und können auch die Nieren schädigen, indem die Bakterien aus der Blase durch den Harnleiter ins Nierenbecken wandern.
- → Frauen beginnen **später** als Männer mit einer **Dialyse** oder entscheiden sich sogar häufiger ganz dagegen.
- → Weitere Unterschiede: siehe auch den Abschnitt »Woher kommt's?«.

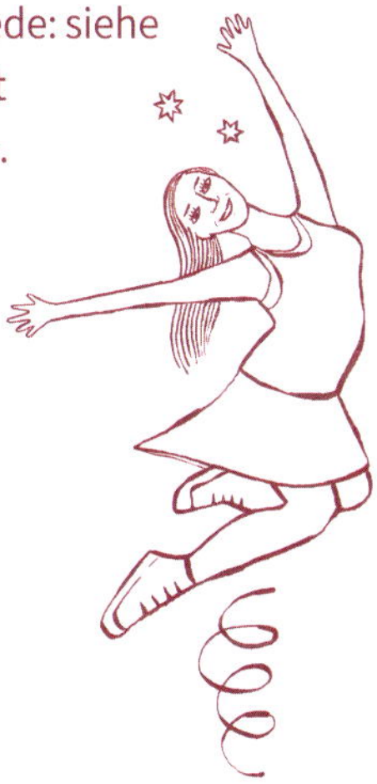

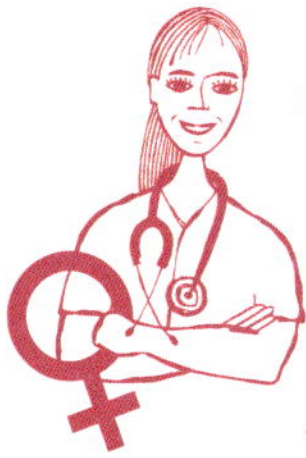

Woher kommt's?

● **Unterschiede in Anatomie, Genen und Hormonen:**

- Frauen besitzen 10 bis 15 Prozent weniger Nierenkörperchen (Glomeruli) als Männer, die das Blut filtrieren. Die Nierenfunktion ist daher bei Frauen schwächer, was bei Medikamentendosierungen berücksichtigt werden sollte.
- Frauen sind seltener von genetisch bedingten Nierenerkrankungen wie Zystennieren oder auch von Entzündungen der Nierenkörperchen (Glomerulonephritiden) betroffen.
- Nierenschwäche tritt auch als Komplikation von Autoimmunerkrankungen auf, die Gefäße und Bindegewebe betreffen und die bei Frauen generell häufiger sind (zum Beispiel beim Lupus erythematodes).
- Frauen müssen vor dem 70. Lebensjahr seltener, danach häufiger an die Dialyse als Männer. Als Ursache dafür vermutet man den in den Wechseljahren nachlassenden Schutz der Östrogene. Diese wirken normalerweise nierenzellerneuernd, weil das weibliche Geschlechtshormon die Vermehrung vieler Zelltypen fördert. Deshalb schreitet die Nierenkrankheit bei Frauen langsamer voran als bei Männern. Sinkt das Östrogen jedoch, sterben mehr Nierenzellen ab, und Frauen werden anfälliger für Nierenerkrankungen. Bisher gibt es allerdings keine Studie, die zeigen konnte, dass ein Östrogenersatz den gleichen schützenden Effekt hat.

- **Psychosoziale Faktoren:**
  - Frauen denken weniger an sich. 70 Prozent aller Lebendspenderorgane stammen von Frauen, doch nur 30 Prozent aller Transplantatempfänger sind weiblich. Frauen spenden also häufiger, nehmen aber weniger Organe für sich in Anspruch.
  - Frauen sind therapietreuer. Sie halten sich mehr an Rauchverbote, Ernährungsregeln und Medikamentenpläne.
  - Frauen mangelt es an Unterstützung. Gerade ältere Patientinnen mit Nierenversagen gehen später ins Krankenhaus und häufiger sogar *zu* spät. Für den späten Dialysebeginn benennen Experten, dass Frauen mit Niereninsuffizienz im Durchschnitt älter werden, häufiger allein leben und mit der Organisation überfordert sind.
  - Frauen sind altruistischer. Sie wollen im Alter der Familie nicht zur Last fallen und entscheiden sich daher manchmal ganz gegen die lebensverlängernde Dialyse.
- **Unterschiede in der Therapie:**
  - Frauen werden schlechter behandelt: Studien zeigen, dass niereninsuffiziente Patientinnen häufiger Nachfolgeerkrankungen erleiden wie Blutarmut (Anämie), eine Nebenschilddrüsenüberfunktion (sHPT) oder eine Mineralstoffstörung, die zu Knochenabbau und Gefäßverkalkung führt.
  - Frauen werden weniger oft als Männer zur Dialysebehandlung mit einem Shunt versorgt, bei dem es aber seltener zu Infektionen kommt als bei anderen Zugängen zum Blutsystem.

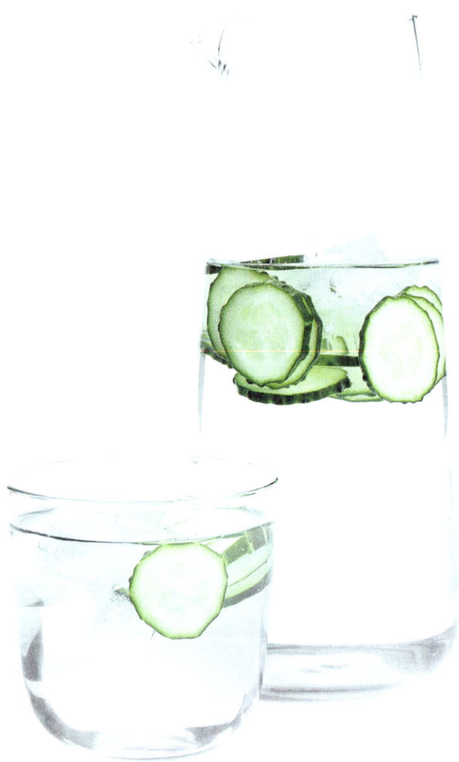

Auf einen Blick: Meine Top-Favoriten aus der Naturheilkunde

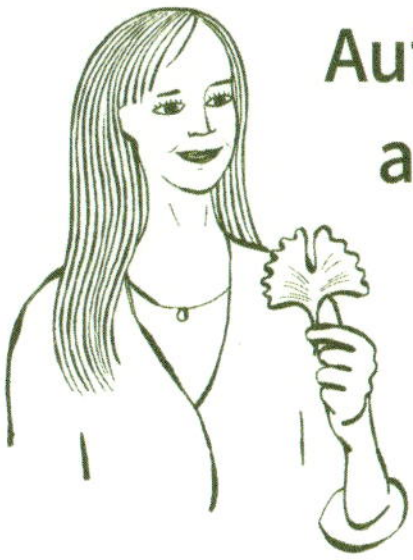

Naturheilkundliche Anwendungen sind bei unkomplizierten Harnwegsinfekten oft ausreichend und eignen sich sehr gut zur Vorbeugung. Ob bei Infekten oder zur Prophylaxe, es gilt, ausreichend zu trinken. Dadurch werden Keime herausgespült und können sich es erst gar nicht gemütlich in der Blase machen. Immer wohltuend ist Wärme! Einfach und gut: eine Wärmflasche auf die Blasengegend legen.

1. **Pflanzenduo**
2. **Pflanzentrio**
3. **Nieren stärken mit Wärme**
4. **Nierenprobleme wegwickeln**
5. **Ernährung für die Nieren**

1 Pflanzenduo

> Bakterienkiller Meerrettich und Kapuzinerkresse

Ein Kombinationspräparat aus den beiden Pflanzen (Angocin®) hat sich bei vielen Infekten bewährt, unter anderem bei Blasenentzündungen.

So geht's: Bei einem akuten Infekt empfiehlt sich die Einnahme von 4-mal 4 Tabletten pro Tag, nach dem Abklingen der schmerzhaften Symptome sollte man noch bis zu 4 Tagen mit jeweils 3-mal 2 Tabletten nachbehandeln. Bei wiederkehrenden Infekten der Harnwege ist das pflanzliche Präparat auch zur Prävention geeignet. Besprechen Sie sich mit Ihrer Ärztin oder Ihrem Urologen.

Das bringt's: Beide Pflanzenteile enthalten unterschiedliche Glucosinolate, aus denen Senföle entstehen. Sie werden unter anderem über die Nieren ausgeschieden und können auf diesem Weg die Keime erreichen. Senfölglykoside aus Kapuzinerkresse und Meerrettichwurzel entfalten gegen 13 Bakterienarten eine ausgeprägte keimhemmende Wirkung, sogar gegen den »Problemkeim« MRSA (Methicillin-resistenter Staphylococcus aureus).

WOW! MANNOSE

Eine Verwandte der Glukose (Traubenzucker) ist die D-Mannose (aus der Apotheke). Im Gegensatz zur Glukose, die schnell in den Zellen verwertet wird, läuft die D-Mannose fast unbehelligt durch den Stoffwechsel. Sie gelangt über die Nieren in die Blase und sorgt dort dafür, dass sich Keime nicht an der Blasenwand anheften können, sondern sich an ihre Zuckermoleküle binden und so mit dem Urin ausgeschieden werden. Ein gutes Mittel zur Vorbeugung und bei einer bestehenden Entzündung.

2 Pflanzentrio

> Geballte Power gegen die Reizblase

Echtes Goldrutenkraut, Hopfen und Johanniskraut als Tee sind eine hilfreiche Kombi bei Reizblasenbeschwerden.

So geht's: Lassen Sie sich in der Apotheke je 30 Gramm Johanniskraut und Hopfenzapfen sowie 40 Gramm Echtes Goldrutenkraut mischen. Für die Zubereitung eines Tees übergießen Sie 1 TL davon mit 150 Milliliter kochendem Wasser. Lassen Sie den Tee 5 Minuten zugedeckt ziehen. Danach abseihen und schlückchenweise 1 bis 3 Tassen täglich als Kur über 3 bis 4 Wochen trinken.

Das bringt's: Johanniskraut hat eine entkrampfende Wirkung auf die Blase. Auch Echtes Goldrutenkraut wirkt krampflösend, durchspülend sowie entzündungshemmend. Es schützt auch die Nieren vor Steinbildung beziehungsweise hilft beim Ausspülen kleiner Nierensteine. Hopfen beruhigt und wirkt bakterienhemmend.

3 Nieren stärken mit Wärme

> Rücken schützen, Socken an!

Nieren leisten täglich Schwerstarbeit. Sie verarbeiten jeden Tag ungefähr 180 Liter Wasser, das entspricht einer randvoll gefüllten Badewanne. Zwischen dem 40. und 70. Lebensjahr halbiert sich die Leistungsfähigkeit der Nieren. Um sie lange gesund zu erhalten, brauchen sie Schutz. Einer der wichtigsten ist Wärme.

So geht's: Unsere Nieren befinden sich in einem Bereich des Körpers, der nicht so gut durchblutet ist. Das spüren wir nachts, wenn die Bettdecke mal verrutscht, dann werden wir leicht wach. Wir spüren, dass die Nierengegend das Signal gibt: »Kalt! Bitte zudecken.« Selbst in heißen Sommernächten, wenn man nur eine dünne Decke braucht, spürt man, dass die Nieren bedeckt werden wollen. Ebenso wichtig ist es, für warme Füße zu sorgen.

Das bringt's: Nieren, die warm gehalten werden, sind gut durchblutet und können so ihre Entgiftungsarbeit zuverlässig verrichten. Daneben haben sie ja noch viele andere Aufgaben wie die Regulierung des Mineralstoffhaushaltes oder die Vitamin-D-Aktivierung.

4 Nierenprobleme wegwickeln

> Ingwer zur Stärkung

Wer mit wiederkehrenden Nierenproblemen zu tun hat, kann mit einem Ingwerwickel die Entgiftungsorgane stärken.

So geht's:

Zutaten: 1 Außentuch (Schal) aus Wolle • je 1 großes Zwischen- und Innentuch aus Baumwolle • 1 Wärmflasche • 2 EL Ingwerpulver.

Anwendung: Das Außentuch auf dem Bett in Nierenhöhe auslegen, das Zwischentuch darauf platzieren und die Tücher mit einer Wärmflasche anwärmen. 300 Milliliter Wasser auf 60 °C erhitzen und mit dem Ingwerpulver in einer Schüssel verrühren. Die Schüssel ans Bett stellen. Das Innentuch

auf die Größe der Nierenregion falten (es soll über beide Nieren reichen), in die Ingwerlösung tauchen und gut auswringen. Entfernen Sie die Wärmflasche, platzieren Sie die Ingwerauflage auf der nackten Haut in der Nierenregion und legen Sie sich damit auf die vorbereiteten Tücher. Das Zwischen- und Außentuch straff um den Körper schlagen. Zudecken und 30 Minuten liegen bleiben. Den Wickel entfernen und 30 Minuten nachruhen. Wenden Sie den Wickel kurmäßig mehrmals im Jahr 7 Tage hintereinander abends an.
Wichtig: Den Wickel nicht anwenden bei Unverträglichkeit von Ingwer, Überempfindlichkeit der Haut, Fieber, Lungenentzündung, Blinddarmentzündung oder Niereninsuffizienz. Auch für sehr betagte Menschen und kleine Kinder ist er nicht geeignet.

Das bringt's: Der Wickel regt eine langsame, aber intensiv anhaltende starke innere Wärmebildung an, was den so besser durchbluteten Nieren auf die Sprünge hilft. Zudem entfaltet er eine allgemein entspannende Wirkung auf der seelischen und körperlichen Ebene.

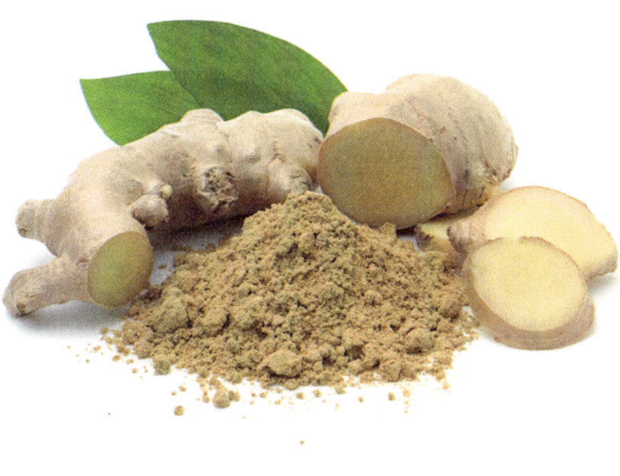

5 Ernährung für die Nieren

> Nierenschutz von morgens bis abends

Da die Nieren nicht über die große Regenerationsfähigkeit der Leber verfügen, ist es sinnvoll, ihnen das Leben so leicht wie möglich zu machen.

So geht's: In der Praxis lauten die Empfehlungen so: überwiegend vegetarisch essen. Die besten Lebensmittel für die Nieren sind Petersilie, Spargel, Kresse, Sellerie, Birnen, Erdbeeren, Johannisbeere oder Löwenzahn. Meiden sollten Sie zu viel eiweißreiche, tierische Produkte wie alle Fleischsorten, Geflügel, Eier, Fisch. Milch und Milchprodukte nur in der vom Arzt erlaubten Menge, in der Regel circa 10 bis 30 Gramm am Tag. Aber: Eine eiweißarme Diät muss ausreichend Energie in Form von Fett und Kohlenhydraten enthalten, damit kein körpereigenes Eiweiß abgebaut wird (Muskelschwund).

Das bringt's: Wer bereits an einer Niereninsuffizienz leidet, der muss bei der Ernährung einiges beachten, um den Nieren nicht noch mehr zu schaden. Dazu gehört vor allem eine Reduktion von Eiweiß, Kalium und Phosphat (in Wurstwaren oder Getränken wie Cola). Empfohlen wird eine salz- und zuckerarme Ernährung, denn ein hoher Zuckerkonsum begünstigt die Steinbildung. Bei zu viel Salz müssen die Nieren mehr schuften, um den Mineralstoffhaushalt wieder auszugleichen. Eine kostenlose Broschüre zu dem Thema kann man unter www.nierenstiftung.de (»Für Betroffene/Niere A–Z«) herunterladen oder sich zuschicken lassen.

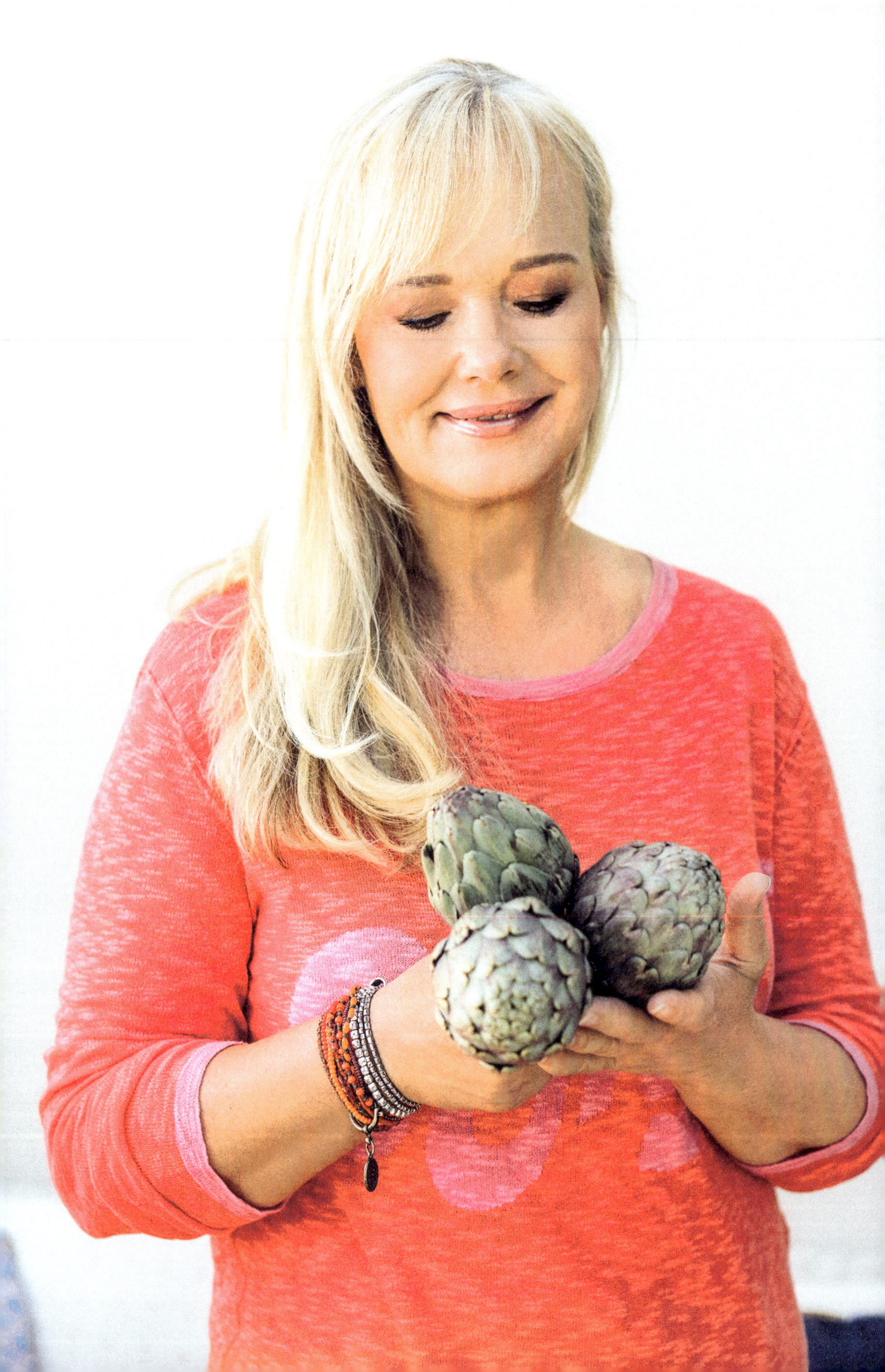

Krankheiten des Verdauungstrakts

Unser Verdauungssystem gehört zu den autonomen, also selbstständigen Funktionen unseres Körpers. Dass es trotzdem nicht von unserem Denken und Handeln unbeeindruckt ist, bezeugen Sprüche wie »Das schlägt mir auf den Magen oder »Ihr ist eine Laus über die Leber gelaufen«. Beschwerden des Verdauungstrakts äußern sich in vielerlei Symptomen, bei Frauen zudem häufiger und etwas anders.

FUNKTIONELLE MAGEN-DARM-BESCHWERDEN

Fakten, Fakten, Fakten

- In den Industrieländern gehören Reizdarmsyndrom und Reizmagen zu den häufigsten Verdauungsstörungen.
- Über zwölf Millionen Menschen in Deutschland litten laut der Techniker Krankenkasse 2020 unter dem Reizdarmsyndrom, beim Reizmagen schätzt man acht bis 16 Millionen.
- Nach den meisten Studien geht man davon aus, dass Reizdarm bei Frauen zwei- bis dreimal häufiger vorkommt als bei Männern und Reizmagen etwa doppelt so oft.
- 33 bis 90 Prozent der Erkrankten suchen keinen Arzt auf, es gibt also eine hohe Dunkelziffer.

Kurz und knapp

Diese Erkrankungen können durch ihre vielfältigen unangenehmen Symptome für Patientinnen und Patienten extrem belastend sein und zum Rückzug aus Alltag und Beruf führen. Damit die Diagnose gestellt werden kann, muss die Erkrankung schon seit mindestens drei Monaten bestehen und der Arzt keine fassbare Ursache für die Beschwerden finden. Diagnostik und Therapie können langwierig sein. Die gute Nachricht: Reizmagen und -darm erhöhen nicht das Krebsrisiko.

Symptome

- Bei einem **Reizmagen** (funktionelle Dyspepsie) spürt die Patientin vor allem Bauchschmerzen, Übelkeit, Erbrechen, Sodbrennen, Appetitlosigkeit und Völlegefühl.

- Bei einem **Reizdarm** (Colon irritabile) stehen neben chronischen Bauchschmerzen der Wechsel von Verstopfung und Durchfall sowie Blähungen im Vordergrund. Weitere Anzeichen sind Schlafstörungen, Kopf- und Rückenschmerzen, Konzentrationsschwäche oder Nervosität.

Das kann die moderne Medizin

Beide Diagnosen werden im Grunde gestellt durch den Ausschluss von Magen- und Darmerkrankungen, die auf Entzündungen, Geschwüre, Tumore und so weiter zurückgehen. Dazu werden die Patientinnen ausführlich befragt und körperlich untersucht, ergänzt durch Ultraschall, Labortests und oft auch eine Magen- beziehungsweise Darmspiegelung. Ist hier alles unauffällig, beginnt die Therapie des Reizmagens oder -darms.

Diese umfasst entlastende Gespräche mit dem Ziel, die Patientin von der Sorge zu befreien, dass es sich um eine gefährliche Krankheit handeln könnte. Außerdem erfolgt eine Ernährungsberatung, insbesondere zum Aufdecken von Nahrungsmittelunverträglichkeiten oder zum zukünftigen Essverhalten (Vermeidung von Fett und Ähnliches). Entspannungsverfahren und Medikamente, zum Beispiel gegen Verstopfung, Krämpfe, Durchfall oder Magensäure sowie zum Aufbau einer besseren Darmflora, ergänzen die Therapie. Liegt der Magenreizung ein Bakterium namens Helicobacter Pylori zugrunde, werden Antibiotika verordnet.

Typisch weiblich

- **Gynäkologische Untersuchungen** sind bei Frauen ein unerlässlicher Teil der Diagnostik, um Erkrankungen der Eierstöcke oder der Gebärmutter auszuschließen.
- **Symptome:** Frauen zeigen mehr Verstopfung und Blähungen, Männer neigen eher zu Durchfall.
- Bei 15 bis 48 Prozent der Patientinnen mit Reizdarmsyndrom kommen **andere körperliche Symptome** dazu wie zum Beispiel eine Fibromyalgie (siehe Seite 106), Migräne (siehe Seite 113), schmerzhaftes Sodbrennen und Rückenschmerzen (siehe Seite 113). Viele Reizdarmpatienten verspüren zudem depressive Symptome und Angstzustände (siehe Seite 135).
- **Hormone:** Reizdarmbeschwerden sind bei vielen Frauen in ihrer fruchtbaren Phase zyklusabhängig: Die erste Hälfte des Zyklus ist oft beschwerdeärmer. Zu Verstopfung kommt es eher in der zweiten Zyklushälfte. Bauchschmerzen, Blähungen und Durchfall sowie Schleimhautentzündungen im Magen-Darm-Trakt treten insbesondere während und unmittelbar nach der Menstruation auf.

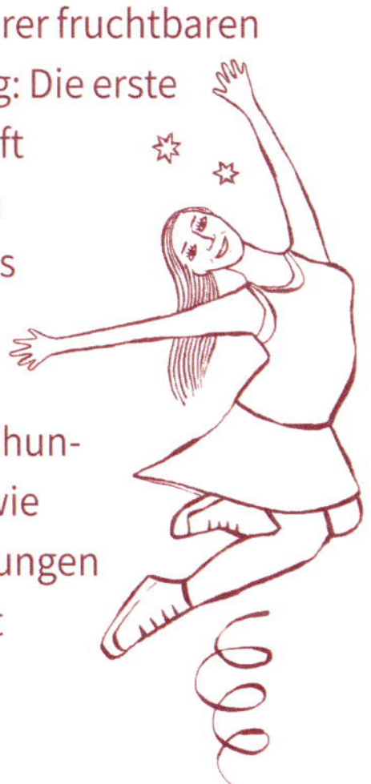

- 50 Prozent der Frauen mit Reizdarmsyndrom klagen auch über ein **PMS** (prämenstruelles Syndrom), also Stimmungsschwankungen vor der Regel. Die Beschwerden verstärken sich gegenseitig.
- Durch Blähbauch, Durchfall etc. schämen sich viele Frauen wegen ihres Körpers und verspüren weniger **Lust auf Sex.**

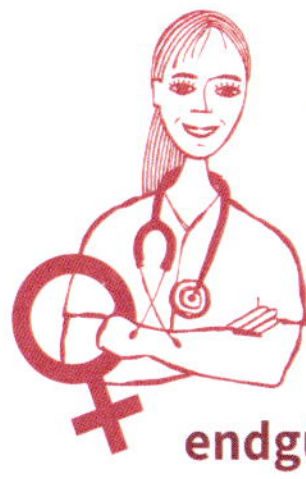

Woher kommt's?

- Für die Entstehung des Reizmagen- und Darmsyndroms gibt es bisher **keine endgültige Erklärung.** Einfluss scheinen genetische Faktoren, die falschen Darmbakterien, unsere Ernährungsgewohnheiten und eine gestörte Schmerzwahrnehmung (Hyperalgesie) zu haben. Die Kommunikation zwischen Magen-Darm-Trakt und Gehirn ist gestört.

- Frauen haben eine höhere **Stressanfälligkeit** und leiden stärker unter lang anhaltenden psychischen Konflikten als Männer. Es konnte gezeigt werden, dass unter ständiger Überbelastung nicht nur das Immunsystem leidet, sondern auch der Darm mit seinen Bewohnern (Mikrobiom).

- Es gibt tatsächlich Überlegungen, ob nach **traumatischen Ereignissen** auch die Darmflora mitbehandelt werden sollte.

- Das Auftreten bei Frauen vor allem zwischen 20 und 40 und die Abhängigkeit der Symptome vom weiblichen Zyklus lassen vermuten, dass die **weiblichen Sexualhormone** das Reizdarmsyndrom beeinflussen. Aufgrund des Abfalls der weiblichen Hormone verschlechtert sich der Reizdarm häufig bei Eintritt der Wechseljahre, **verbessert sich im Alter** aber öfter wieder. Das **Verdauungstempo** wird unter anderem durch Progesteron verlangsamt, sodass Schwangere besonders langsam verdauen, Frauen nach den Wechseljahren hingegen schneller.

- Während das Reizdarmsyndrom in Europa zwei- bis dreimal so häufig ist bei Frauen wie bei Männern, ist dies in manchen asiatischen Ländern umgekehrt. Es liegen also vermutlich **umweltbedingte Faktoren** vor, und man vermutet vor allem die **Zusammensetzung des Darm-Mikrobioms** als Ursache.

- Frauen produzieren **weniger Speichel,** der zudem noch eine andere Zusammensetzung hat als der männliche, welche wiederum abhängig vom Zyklus ist. Die Nahrung wird daher weniger vorverdaut.

- Frauen haben eine kürzere Speiseröhre, **verdauen aber langsamer** als Männer, was ein Indiz dafür sein könnte, dass Frauen vielleicht besser zweimal am Tag essen sollten als dreimal.

- **Serotonin** ist ein Botenstoff, der die Darmbeweglichkeit steuert. Mehr als 90 Prozent der Gesamtmenge im Körper befinden sich im Darm. Niedrigere Serotoninspiegel im Blut (Botenstoff) sind häufiger bei Patienten mit Reizdarmsyndrom und bei Frauen generell. Gebildet wird es durch die Darmbakterien. Eine gute Darmflora (Mikrobiom) ist also wichtig und hilft gegen Beschwerden.

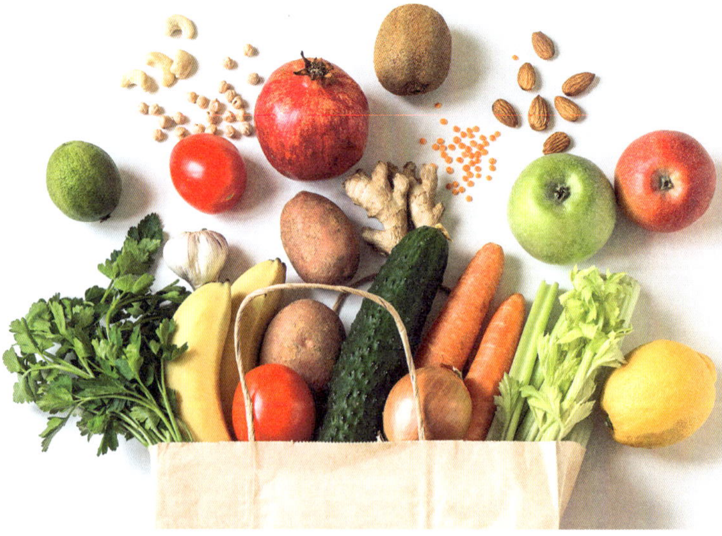

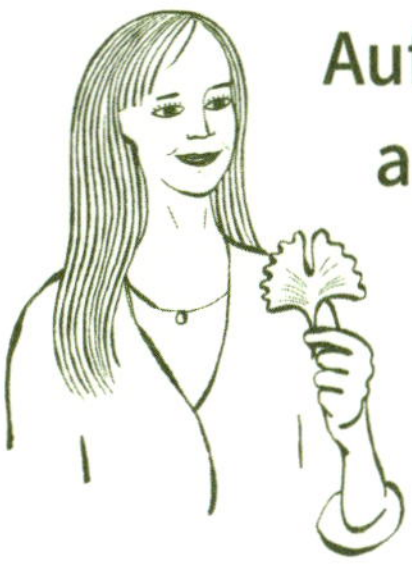

Auf einen Blick: Meine Top-Favoriten aus der Naturheilkunde

Die dauerhafte Einnahme von Medikamenten, insbesondere Schmerzmitteln oder Säureblockern, ist definitiv nicht empfehlenswert. Nehmen Sie Ihr Schicksal in die Hand und kümmern Sie sich um Ihre psychische Gesundheit (siehe auch Seite 130). Nutzen Sie all die naturheilkundliche Mittel, die die Verdauung unterstützen und den Darm beruhigen.

1. **Ingwer**
2. **Homöopathie**
3. **Ballaststoffe**
4. **Baunscheidtieren**
5. **Galgant**

1 Ingwer

>Ingwerwasser, Reisbrei und Ingwerauflage

Bekannt ist Ingwer für seine hohe Wirksamkeit bei Übelkeit. Doch auch bei der Behandlung von Reizmagen und Reizdarm kann er wertvolle Hilfe leisten.

So geht's:

- *Ingwerwasser:* Als Richtwert für eine Tagesdosis gilt: 1 daumengroßes Stück frischer Ingwer oder 2 Gramm (1 TL) Ingwerpulver. Schneiden Sie den Ingwer in dünne Scheiben oder raspeln Sie ihn, dann mit 750 Milliliter heißem Wasser übergießen, 10 Minuten ziehen lassen und in eine Thermosflasche umfüllen. Trinken Sie das Wasser schlückchenweise über den Tag verteilt (wer es verträgt, kann den Ingwer auch länger im Wasser belassen, er wird dann schärfer und stärker – ausprobieren).
- *Reisbrei mit Ingwer:* Für den empfindlichen Magen hat sich Reisbrei mit Ingwer bewährt, der milde Reis belastet den Verdauungstrakt nicht. Dafür 10 Gramm frische, klein geschnittene Ingwerwurzel mit 100 Gramm gekochtem Milch- oder Langkornreis vermischen und bei akuten Beschwerden in den Speiseplan integrieren.
- *Feuchtwarme Ingwerauflage:* Generell sind feuchtwarme Wickel und Auflagen bei krampfhaften Magen-Darm-Beschwerden ein bewährtes Hausmittel, auch bei Blähungen, die beim Reizdarmsyndrom sehr belastend sein können:

  – 2 EL frisch geriebenen Ingwer oder 2 EL Ingwerpulver mit 300 bis 500 Milliliter heißem Wasser (60 bis 70 °C) übergießen und den Sud etwa 10 Minuten ziehen lassen.

- Ein mehrfach gefaltetes Küchentuch oder einen Waschlappen eintauchen und auswringen.
- Die warme Auflage auf die betroffene Stelle legen und mit einem angewärmten Frotteehandtuch abdecken.
- Unter einer Decke ruhen und die Auflage 20 bis 30 Minuten oder länger einwirken lassen.

Das bringt's:

- *Innerlich:* Die Scharfstoffe im Ingwer (Gingerole und Shogaole) sowie die ätherischen Öle regen die Wärmerezeptoren in der Schleimhaut an. Reflexhaft steigert der Körper dadurch die Speichel- und Darmfunktion, Blähungen werden reduziert, der Darm wird harmonisiert. Trinken Sie deshalb regelmäßig Ingwerwasser und würzen Sie Ihre Speisen möglichst oft mit frischem Ingwer oder Ingwerpulver. Ingwerkapseln in unterschiedlicher Dosierung gibt es in der Apotheke. Einnahme nach Packungsbeilage.

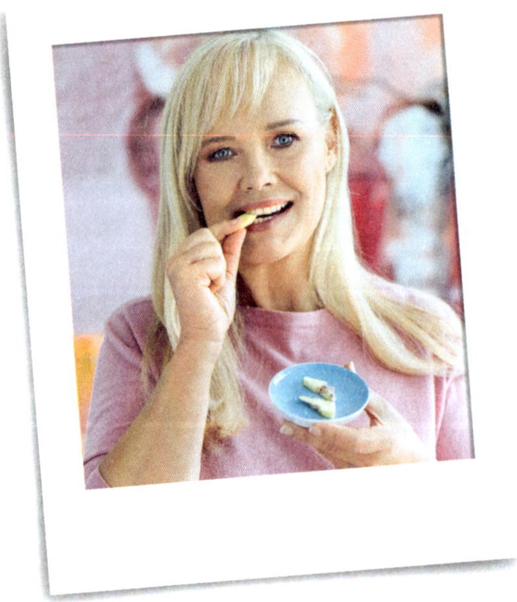

- *Äußerlich:* Die Feuchtigkeit des Innentuchs durchströmt als Dampf die trockene Schicht des Zwischentuchs, sodass ihre sehr intensive Wärme nicht nur besser auf der Haut vertragen wird, sondern auch länger anhält. Der Ingwer verlängert diese Wärmewirkung auf eine sehr angenehme Weise und verstärkt damit den Entspannungseffekt.

WOW! AYURVEDISCHE GEWÜRZMISCHUNG STATT VERDAUUNGSSCHNÄPSCHEN

Wiegen Sie zu gleichen Teilen 10 Gramm gemahlenen Anis, Koriander, Fenchel, Kardamom und Kreuzkümmel ab, und mischen Sie alles. Nehmen Sie davon jeweils nach dem Essen ¼ TL für eine bessere Verdauung.

2 Homöopathie

> Kur mit Nux vomica oder Okoubaka

Eine homöopathische Behandlung kann bei einem Reizmagen oder Reizdarm als unterstützende Therapie helfen. Es gibt viele verschiedene Mittel, die jedoch bei der Komplexität der Beschwerden besser durch einen erfahrenen Homöopathen nach einer ausführlichen Beratung und individuellen Diagnosestellung für Sie gefunden werden. Bei leichten Beschwerden empfiehlt sich zur Wiederherstellung normaler Verdauungsfunktionen und einer Stabilisierung von Magen und Darm eine Kur mit zwei homöopathischen Mitteln: Nux vomica und Okoubaka.

So geht's: Nehmen Sie dafür das Mittel *Nux vomica D6* etwa 10 Minuten vor dem Essen und *Okoubaka D3* etwa 10 Minuten nach dem Essen jeweils 3-mal täglich über 3 Wochen 5 Globuli ein. Nach einer Pause können Sie die Kur wiederholen.

Das bringt's: Nux vomica ist das wichtigste Mittel bei Übelkeit und Brechreiz, Magendruck, Völlegefühl und krampfartigen Verdauungsbeschwerden, ebenso bei Verstopfung, Leber- und Bauchspeicheldrüsenschwäche. Okoubaka kommt vorrangig bei Verdauungsbeschwerden (Verstopfung und/oder Durchfall), Brechdurchfall infolge veränderter Ernährungsgewohnheiten (zum Beispiel auf Reisen), übel riechenden Blähungen, Nahrungsmittelvergiftungen und -unverträglichkeiten sowie bei der Stuhlgangregulierung nach Antibiotikaeinnahme zum Einsatz.

3 Ballaststoffe

> Müsli à gogo

Für Reizdarmpatienten ist eine ballaststoffreiche Ernährung wichtig. Diese Pflanzenstoffe regulieren auf natürliche Weise die Verdauung. Empfohlen werden etwa 35 bis 40 Gramm am Tag. Steigern Sie die Menge an Ballaststoffen allmählich, da sie zu Blähungen führen können. Das gilt vor allem für Kohl, Speisepilze und Hülsenfrüchte. Sehr reich an Ballaststoffen und gut verträglich sind Haferflocken, Haferkleie, Leinsamen und Flohsamenschalen. Mischen Sie sich Ihr ganz persönliches Müsli.

So geht's: Bereiten Sie gleich eine Wochenration beispielsweise von folgender Mischung vor!

Zutaten: 200 g Haferflocken • 60 g Haferkleie • 60 g Leinsamen (geschrotet) • 6 EL Flohsamenschalen • 10 Trockenfrüchte in kleine Stücke geschnitten (Backpflaumen, Aprikose, Datteln) • nach Belieben noch klein gehackte Mandeln, Nüsse, Kürbiskerne.
Pro Portion zusätzlich: 1 Becher Joghurt • etwas Milch oder Saft.

Zubereitung: Verrühren Sie 1 Portion des Müslis am Vorabend mit 1 Becher Joghurt, sodass Lein- und Flohsamen Zeit zum Quellen haben. Vor dem Verzehr noch etwas Milch oder Saft hinzufügen, damit das Müsli schön fluffig ist.

Das bringt's: Ballaststoffe beschleunigen die Darmpassage und lockern den Stuhlgang. Sie »putzen« den Darm regelrecht. Die ganz unverdaulichen unter ihnen (Probiotika) sind zudem Bakterienfutter, sie ernähren unsere Darmflora, also die Mikroorganismen. Je mehr »gutes Futter«, desto mehr gute Bakterien siedeln sich an. Sie helfen bei der Nahrungsverwertung und sind wichtig für die Regulation der Immunabwehr und das Nervensystem.

4 Baunscheidtieren

> Mit Ritzen und Reizen endlich Ruhe im Bauch!

Das Ritzen ist die Methode des Baunscheidtierens. Es wurde wie gesagt von Carl

Baunscheidt entwickelt. Dieses – allerdings etwas eingreifende – Verfahren wird von spezialisierten Ärzten für ausleitende Verfahren durchgeführt und bei Reizmagen und Reizdarm empfohlen.

So geht's: Beim Baunscheidtieren wird die Haut großflächig durch eine Nadelwalze eingeritzt. Anschließend wird sie mit einer hautreizenden Substanz, einem Öl oder einer Paste, eingerieben, und es wird ein Verband angelegt. Nach einiger Zeit bildet die Haut ein Wundsekret. Diese Hautreaktion ist gewollt und verschwindet nach etwa zwei Wochen meist ohne Komplikationen oder Narbenbildung.

Das bringt's: Der Körper reagiert mit einem Entzündungsgeschehen an den behandelten Hautstellen. Das führt unter anderem dazu, dass sich Patienten über mehrere Tage sehr warm fühlen. Durch die verstärkte Durchblutung und den verbesserten Lymphabfluss kommt es zur Schmerzlinderung, Ableitung von Giftstoffen und Immunaktivierung. Über die Haut erfolgt eine Weiterleitung der Reize u. a. auf das Bindegewebe, das mit allen anderen Strukturen im Körper verbunden ist und eine wesentliche Rolle bei seiner Grundregulation spielt. Auch das vegetative Nervensystem wird angesprochen. Eventuell muss die Behandlung wiederholt werden, um einen nachhaltigen Effekt zu erzielen.

5 Galgant

> Bei Appetitlosigkeit und Krämpfen

Galgant gehört zur Familie der Ingwergewächse. Er bildet bis zu 1 Meter lange Wurzeln, die als Gewürz und als Heilmittel verwendet werden.

So geht's: Nehmen Sie bis zu 3-mal täglich 10 bis 15 Tropfen einer Galgantwurzelstock-Tinktur in etwas Wasser 15 Minuten vor den Mahlzeiten ein.
Alternativ können Sie mehrmals täglich einen Galganttee trinken. Dafür 1 TL frische Wurzel oder 1 Messerspitze Pulver mit 150 Milliliter heißem Wasser aufgießen, 5 Minuten abgedeckt ziehen lassen und anschließend abseihen.

Das bringt's: Die enthaltenen Gingerole, das Galangol, Flavonoide sowie Gerbstoffe führen dazu, dass die Drüsen im Mund bereits mehr Speichel bilden. Auch der Magen bekommt das Signal, mehr Verdauungssaft zu produzieren, und der Nahrungsbrei kann schneller zerkleinert und für den Darm vorbereitet werden, wo die Nährstoffe aufgenommen werden. Zusätzlich bewirken die aromatischen Inhaltsstoffe des Galgants, dass sich die Muskulatur des Verdauungsapparats stärker bewegt.

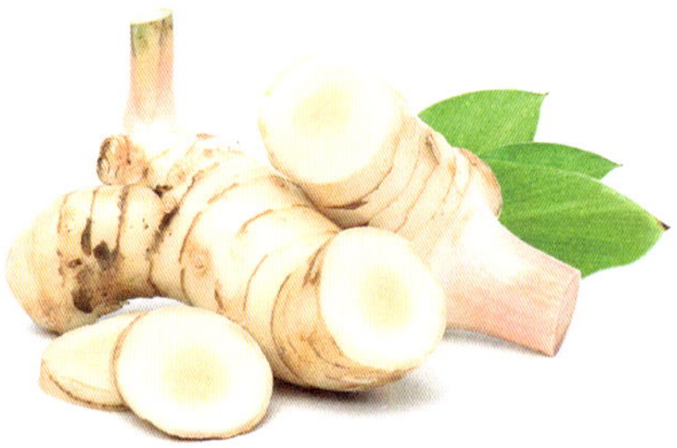

LEBERERKRANKUNGEN

Fakten, Fakten, Fakten

- Der Leber machen vor allem zu viel Fett und Zucker, Alkohol und Entzündungen zu schaffen.
- 25 Prozent der Deutschen haben eine Leberverfettung. Davon entwickeln 50 Prozent eine Fettleberentzündung.
- Von stark Übergewichtigen und Diabetikern haben 85 Prozent eine Fettleber.
- 10 Prozent der Fettlebern gehen in eine Leberzirrhose mit Untergang des Lebergewebes über.

Kurz und knapp

Unsere Leber ist unser wichtigstes Entgiftungsorgan. Sie leidet stark unter einer modernen Lebensweise mit andauernder Überernährung und Bewegungsmangel. Aber sie leidet leise, Müdigkeit und Konzentrationsstörungen führt kaum jemand auf die Leber zurück. Sie produziert unter anderem Gallensäuren, die unter ihr in der Gallenblase gesammelt werden. Manche Lebererkrankungen und insbesondere Gallensteine betreffen Frauen häufiger als Männer. Eine versteckte Volkskrankheit ist die Verfettung der Leber. Eine normale Leber enthält weniger als 5 Prozent Fett. Sind mehr als 30, aber weniger als 50 Prozent der Zellen des Lebergewebes verfettet, spricht man von einer Leberverfettung, bei mehr als der Hälfte der Zellen von einer Fettleber. Die häufigsten Ursachen hierfür sind Überernährung, Diabetes, aber auch Alkohol und Medikamente. Leberentzündungen entstehen durch Viren (Hepatitis B bis E) oder Autoimmunerkrankungen.

Symptome

Der Schmerz der Leber, so beschreiben es Ärzte, ist die Müdigkeit. Meistens sind die Betroffenen beschwerdefrei, erst wenn die Leber größer und schwerer wird, kann es zu Anzeichen kommen wie Druck im rechten Oberbauch, Völlegefühl und weniger Appetit. Eine Leberentzündung erkennt der Arzt am Anstieg bestimmter Leberenzyme, akute Leberentzündungen machen teils Symptome mit Übelkeit, Erbrechen und starkem Krankheitsgefühl, Schmerzen und Gelbfärbung von Haut und Augäpfeln (Gelbsucht).

Das kann die moderne Medizin

Der wichtigste Teil der Behandlung ist das Meiden der Auslöser, also von Übergewicht, Alkohol oder Viren, neben der Behandlung anderer Grunderkrankungen wie Diabetes oder erhöhter Blutfette.
Meist bedarf es zudem der Schonung, milder Kost, bei Autoimmunprozessen und chronischen Leberentzündungen kommen Medikamente zum Einsatz. Im Falle von Leberversagen ist auch eine Transplantation möglich.

Typisch weiblich

→ **Bestimmte Lebererkrankungen** betreffen vor allem Frauen:
- An der **Autoimmunhepatitis** – einer Krankheit, bei welcher der Körper Antikörper gegen seine eigenen Zellen bildet – erkranken mehr als viermal so viele Frauen.
- Bei der **primären biliären Zirrhose,** einer Vernarbung des Lebergewebes um die kleinen Gallengänge, die man heute auch als Autoimmunprozess ansieht, ist nur jeder siebte Betroffene ein Mann.
- Auch Kinder und Jugendliche können an einer Leberverfettung erkranken, wobei **Mädchen** hier deutlich vorn liegen. Vermuteter Risikofaktor: Softdrinks und Limonaden und damit zu viel Zucker.

→ Frauen mit einer Fettleber entwickeln mehr **gesundheitliche Komplikationen:**
- **Herz-Kreislauf-Erkrankungen** beginnen bei Frauen mit Fettleber früher im Leben, das Risiko ist sogar deutlich höher als bei Männern. Der Schutzeffekt der weiblichen Geschlechtshormone greift offenbar nicht.
- Das **Diabetesrisiko** verdreifacht sich, auch das Risiko für **Schlaganfall** steigt sowie das für **Bauchspeicheldrüsen-** und **Darmkrebs.**

→ Frauen haben **besondere Risikofaktoren:**
- **Bauchfett:** Besonders die zentrale Bauchfettansammlung, auch bekannt als »Apfelform«, scheint die Entwicklung einer Fettleber bei Frauen zu begünstigen.
- **PCO-Syndrom:** Frauen mit polyzystischen Eierstöcken (Ovarien) bekommen durch die nachfolgende Stoffwechselstörung häufiger eine Fettleber.
- **Schlafmangel:** Zu wenig Schlaf hat bei Frauen und Männern eine unterschiedliche Auswirkung auf die Aktivität eines bestimmten Enzyms, das zu Übergewicht, Leberverfettung sowie zu Insulinresistenz führen kann. Nach einer schlaflosen Nacht bilden Frauen mehr DPP-4, Männer hingegen weniger. Schlafmangel macht also insbesondere Frauen krank.
- **Antihormontherapie erhöht das Risiko:** Wissenschaftler aus Korea zeigten in einer Studie, dass eine Krebstherapie mit Aromatasehemmern bei Brustkrebspatientinnen nach der Menopause zu einem erhöhten Risiko für eine Fettleber führt, und zwar unabhängig davon, ob die Frauen übergewichtig waren oder an Diabetes litten.

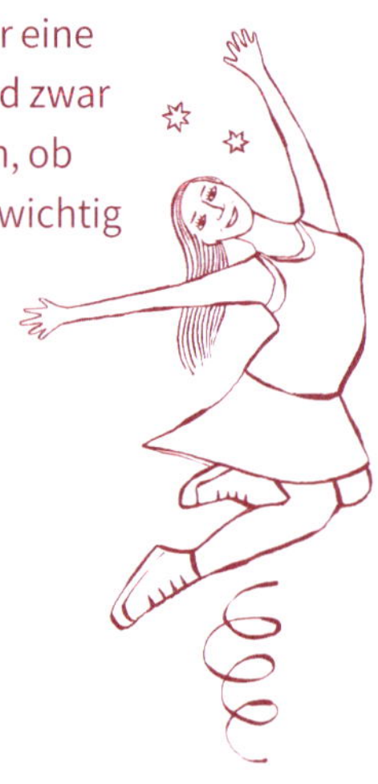

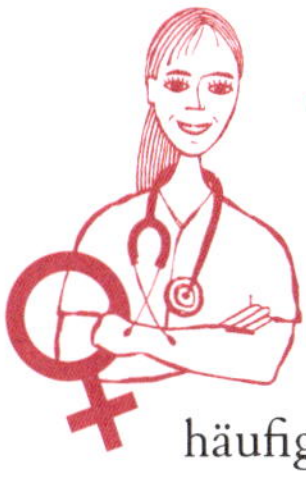

Woher kommt's?

- **Leberentzündungen durch Autoimmungeschehen** sind bei Frauen deutlich häufiger, meist im Alter zwischen 40 und 70 Jahren. Erklärt wird dies mit dem aktiveren Immunsystem. Leberentzündungen durch übertragbare Viren sind bei Frauen nur halb so häufig wie bei Männern, mit einem Altersgipfel zwischen 25 und 29 Jahren. Denn insbesondere die häufige Hepatitis B (Leberentzündung) wird meist sexuell übertragen.

- **Wesentliche Risikofaktoren** für eine Leberverfettung oder Fettleber sind Übergewicht oder Adipositas (Fettleibigkeit), weil hier die Leber auch Fett einlagert wie der ganze Körper. Bei den meisten Menschen beruht eine Fettleber auf Überernährung in Kombination mit Bewegungsmangel und nicht auf einem vermehrten Alkoholkonsum. Die Zunahme von Fettgewebe am Bauch (Apfelform) ist eigentlich eher typisch für Männer. Nach der Menopause entwickeln auch Frauen mehr Bauchfett durch den Östrogenmangel. Dieses Bauchfett produziert selbstständig Hormone, die in den Zucker- und Fettstoffwechsel eingreifen und das Hungergefühl weiter antreiben, was den Krankheitsverlauf deutlich ankurbelt.

- **Alkohol schadet Frauen mehr:** Alkoholmissbrauch ist bei Männern häufiger als bei Frauen. Aber es gibt deutliche Hinweise darauf, dass Frauen schon mit geringeren Mengen Alkohol eine Fettleber oder Leberzirrhose entwickeln als Männer. Als kritische Grenze für die tägliche Menge gelten bei Frauen schon 10 Gramm Alkohol, also 0,15 Liter Wein oder 0,3 Liter Bier. Zu bedenken ist, das dies nur statistische Werte sind. Die eine Leber ist empfindlicher als die andere. Bei Zweifeln helfen Leberenzymbestimmungen im Labor, die anzeigen, wie es der Leber geht.

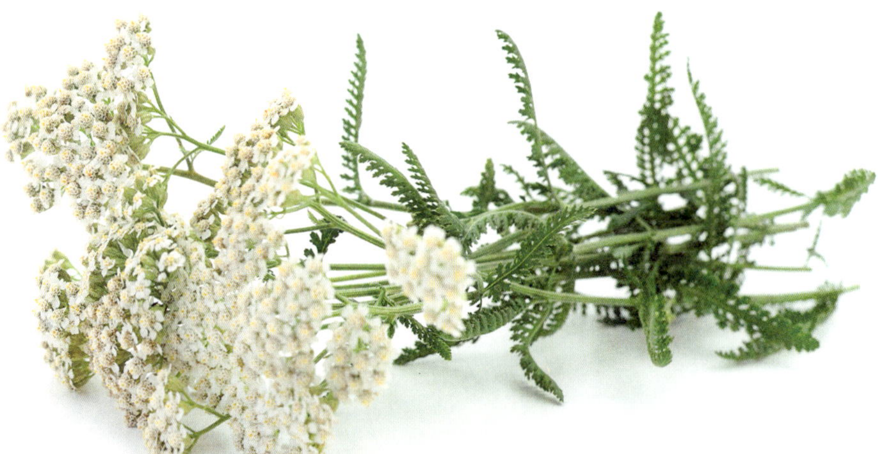

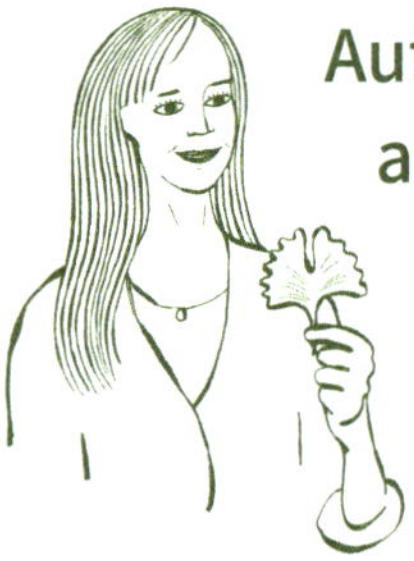

Auf einen Blick: Meine Top-Favoriten aus der Naturheilkunde

Wohl kein anderes Organ weist eine so hohe Regenerationsfähigkeit auf wie die Leber, und damit hat es jeder in der Hand, ihr immer wieder Gutes zu tun und diese Fähigkeit zur Erneuerung zu unterstützen. Essen Sie vollwertig mit viel Gemüse, Vollkornprodukten und verwenden Sie gute Fette.

1. Artischocke und Mariendistel
2. Leberwickel
3. Essenspausen
4. Schwefelwasser
5. Gesund geschröpft

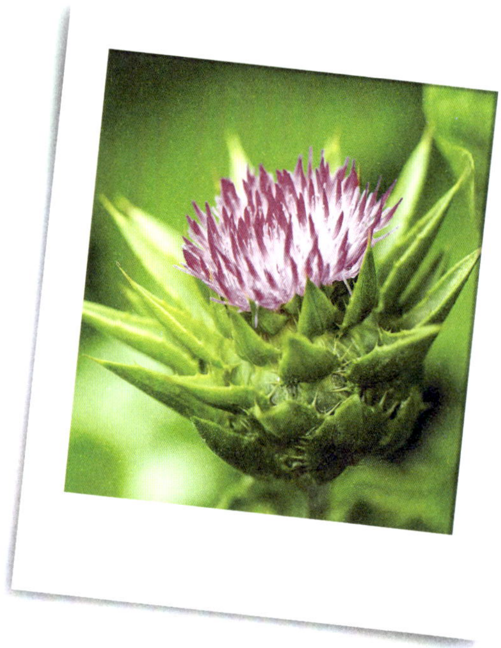

1 Artischocke und Mariendistel

> Starke Helfer aus der Natur

Artischocke und Mariendistel wurden schon in der Antike zu Heilzwecken genutzt. Die Wirkstoffe der Artischocke, darunter viele Bitterstoffe, werden vor allem in den Drüsen an den Außenseiten der Blätter gebildet. Die Mariendistel speichert ihre heilsamen Wirkstoffe, insbesondere das leberschützende Silymarin, in den Früchten.

So geht's: Es gibt von beiden Pflanzen verschiedene Fertigpräparate in Reformhäusern, Naturkostläden und in Apotheken. Die Einnahme erfolgt nach Packungsbeilage. Als anthroposophisches Präparat gibt es **Carduus-marianus**-Kapseln (Weleda). Davon nimmt man 3-mal täglich 2 Kapseln mit 1 Glas Wasser.

Das bringt's: Zubereitungen aus Artischockenblättern regen die Durchblutung der Leber an, fördern ihre Regeneration, stimulieren den Gallefluss und senken zudem Cholesterin. Mariendistel neutralisiert zahlreiche Lebergifte und stabilisiert die Zellmembran. Als Radikalenfänger unterstützt die Pflanze die Regeneration der Leber, regt den Gallefluss an und wirkt leicht abführend.

2 Leberwickel

> Der Detox-Klassiker

Die altbewährte Anwendung hilft der Leber bei ihrem Entgiftungsprozess: Die Wärme fördert die Durchblutung und damit die Funktion des Organs. Außerdem wirkt sie entspannend. Wenn Sie die Wirkung verstärken möchten, machen Sie den Wickel mit Schafgarbentee.

So geht's:

Zutaten: 2 EL Schafgarbentee (Apotheke) • 1 Wärmflasche • 1 Innentuch (Waschlappen oder mehrfach gefaltetes Küchentuch) • 1 Zwischentuch (großes Handtuch) • 1 Außentuch (Wolldecke).

Anwendung:

- Für den Sud übergießen Sie 2 EL Schafgarbe mit 300 Milliliter heißem Wasser und lassen ihn 20 Minuten zugedeckt ziehen.
- Für den Tee überbrühen Sie 1 TL mit 1 Tasse heißem Wasser, 7 Minuten ziehen lassen.
- Bereiten Sie eine heiße Wärmflasche (nicht prall) vor und legen Sie diese am Bett zurecht. Legen Sie eine Wolldecke auf das Bett und darauf ein Handtuch in Höhe des Oberbauchs, sodass Sie beides später im Liegen um sich wickeln können.
- Gießen Sie den Sud durch ein Sieb in eine Schüssel ab, tauchen Sie den Waschlappen hinein und wringen Sie ihn gut aus. Den Tee seihen Sie in eine Tasse ab.
- Legen Sie sich hin und platzieren Sie das feuchte Innentuch unter dem rechten Rippenbogen.
- Schlagen Sie straff das Handtuch darüber, sodass keine Luft dazwischenkommt und der Wickel nicht auskühlt. Wickeln Sie die große Decke um sich und legen Sie die Wärmflasche auf Bauchhöhe.
- Trinken Sie dazu eine Tasse Schafgarbentee. Entfernen Sie den Wickel, sobald er kalt ist. Danach gut zudecken und sanft schlummern.

Das bringt's: Der Entspannungsnerv Vagus wird aktiviert, Leber und Gallenblase werden besser durchblutet, was die Entgiftungsleistung der Organe und die Gallensaftproduktion fördert.

3 Essenspausen

> Urlaubszeiten für die Leber

Jede Nahrungsaufnamhe stellt die Leber vor große Aufgaben, denn sie zerlegt, speichert oder wandelt unsre Nahrung um. Deshalb braucht sie Pausen, kleine tagsüber und manchmal auch einen größeren Urlaub.

So geht's: Essen Sie nur 2- bis 3-mal am Tag. Zwischenmahlzeiten und Snacks fordern die Leber unnötig. Gönnen Sie ihr dazwischen die Pause von mindestens 4 Stunden.

Versuchen Sie, 1- bis 2-mal wöchentlich einen Intervallfastentag einzulegen. Das bedeutet, es gibt 2 Mahlzeiten am Tag (zum Beispiel um 10.00 und um 18.00 Uhr), dann 16 Stunden Pause über Nacht. Basis der täglichen Ernährung: Gemüse, Eiweiß und hochwertige pflanzliche Öle (etwa Lein- und Weizenkeimöl), ballaststoffreiche Kohlenhydrate sowie zuckerarme Obstsorten.

Wichtig: nicht kompensatorisch essen, also nicht mehr essen als sonst, um die fehlende Mahlzeit auszugleichen.

Das bringt's: Fasten verursacht positiven Stress in den Zellen der Leber, und die Produktion eines bestimmten Proteins (GADD45β) wird anregt, das den Leberstoffwechsel positiv beeinflusst

WOW! KAFFEE!

Neue Studien zeigen: Mit vier Tassen Kaffee (ohne Milch und Zucker) täglich können wir das Risiko, an Fettleber zu erkranken, um bis zu 80 Prozent senken. Wer bereits eine Fettleber hat, sollte bei Fruchtsäften und sehr zuckerreichen Obstsorten vorsichtig sein. Fruchtzucker steigert die Fetteinlagerung in der Leber und fördert Entzündungen.

4 Schwefelwasser

> Sulfathaltiger Heiltrunk

Sulfate sind Schwefelsalze, die mit der Nahrung aufgenommen werden. Sie sind für viele Körperfunktionen essenziell. Das Trinken von sulfatreichem Heilwasser kurbelt die Produktion von Verdauungssäften in der Leber und Bauchspeicheldrüse an.

So geht's: Ein sulfatreiches Heilwasser sollte 1200 bis 1600 Milligramm Schwefel pro Liter enthalten. Zur Vorbeugung und leichten Anregung der Verdauung kann man 3-mal täglich 300 bis 500 Milliliter davon trinken. Die Wirkung lässt sich verstärken, indem man das erste Wasser vor dem Frühstück zu sich nimmt. Für eine Trinkkur werden über 4 bis 6 Wochen täglich 1 bis 2 Flaschen sulfatreiches Heilwasser zusätzlich zur normalen Flüssigkeitsaufnahme aufgenommen. Bitte beachten Sie die Dosierungsanleitung auf dem Flaschenetikett und die Gegenanzeigen. Informationen finden Sie auch unter www.heilwasser-ratgeber.de.

Das bringt's: Sulfate sind am Fettstoffwechsel der Leber sowie der Gallenfunktion beteiligt und wirken verdauungsfördernd. Bekannt dafür ist das Abführmittel Glaubersalz. Sulfat fördert die vermehrte Ausscheidung von Gallensäuren über den Stuhl. Dadurch wird der sogenannte enterohepatische Kreislauf unterbrochen, der dafür sorgt, dass 90 Prozent der Gallensäuren im Darm resorbiert werden und zurück in die Leber gelangen. So wird die Leber angeregt, neuen Gallensaft zu bilden.

5 Gesund geschröpft

> Ausleitung zur Stärkung der Leber

Schröpfen ist wie gesagt ein altes Heilverfahren in der Traditionellen Chinesischen Medizin, aber auch in der Europäischen Naturheilkunde. Die Methode zählt zu den ausleitenden Verfahren.

So geht's: Das Prinzip besteht darin, Schröpfgläser auf die Haut zu setzen und dadurch einen Unterdruck zu erzeugen. Für den Hausgebrauch kann man sich zur Vorbeugung von Leberbeschwerden einfach zu handhabende Gläser besorgen, die mit einem Gummiball versehen sind. Sie werden meist als Set angeboten.

Legen Sie 3 bis 4 Schröpfgläser auf der Lebergegend an. Sollte sich eins lösen, einfach wieder ansetzen. Lassen Sie die Gläser 20 bis 30 Minuten wirken.

Das bringt's: Es strömt verstärkt Blut in die Lebergegend. Die gesteigerte Durchblutung unterstützt die Leber in ihrer Fähigkeit zur Regeneration. Die Stoffwechselleistung wird gesteigert und das Areal besser mit Sauerstoff versorgt. Außerdem wirkt Schröpfen auch auf die in der Haut befindlichen Nervenendigungen, was auch in tiefer gelegenen Regionen Wirkung zeigt: Es tonisiert, man lädt seine Batterien auf.

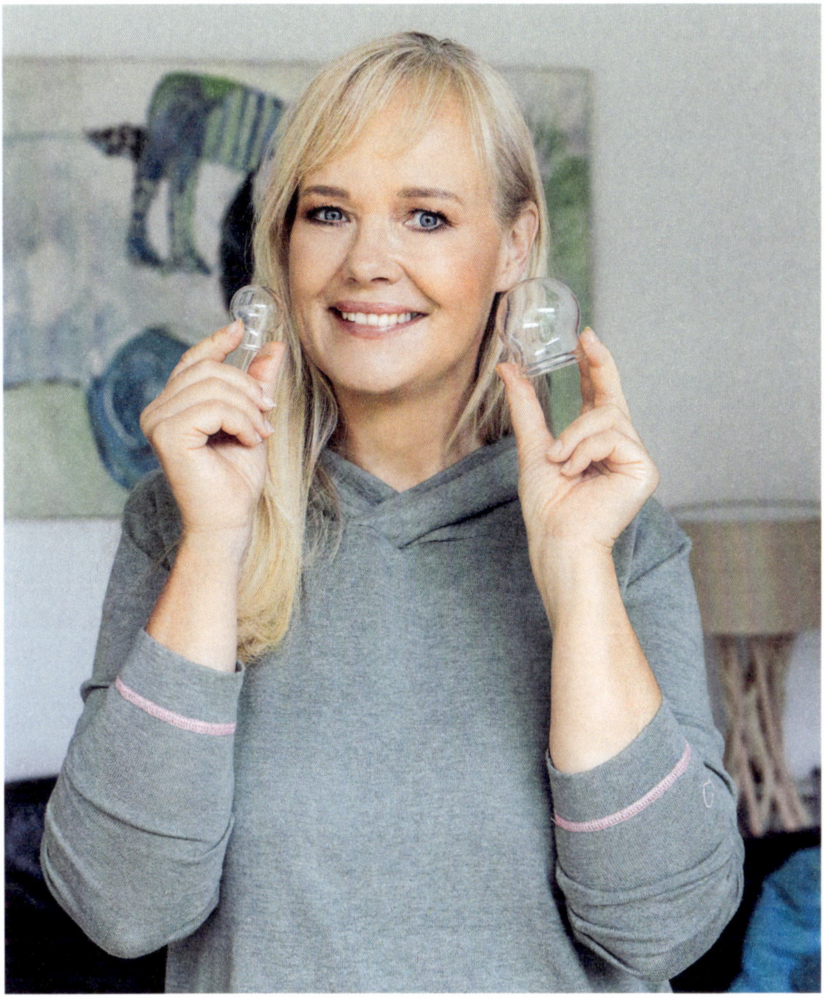

GALLENSTEINE

Fakten, Fakten, Fakten

- Zwischen 15 und 20 Prozent der Bevölkerung Deutschlands sind betroffen – Frauen doppelt so häufig wie Männer.
- Die Wahrscheinlichkeit für Gallensteine nimmt mit dem Alter zu. Nach dem 40. Lebensjahr bekommt jede fünfte Frau und jeder zehnte Mann Gallensteine.
- Cholesterin ist in Industrieländern in etwa 80 Prozent der Fälle für die Entstehung von Gallensteinen verantwortlich.
- Nur bei einem Viertel der Betroffenen machen sich Gallensteine bemerkbar.

Kurz und knapp

Bis zu 1 Liter Gallensaft stellt unsere Leber jeden Tag her. Über die Gallengänge fließt er in die Gallenblase, die als Zwischenspeicher dient oder, wenn wir gerade etwas essen, auch direkt in den Darm zur Fettverdauung. In der Gallenblase wird Gallenflüssigkeit eingedickt und wartet auf die nächste Mahlzeit.

Die Galle hat Platz für etwa 30 bis 80 Milliliter Flüssigkeit. Wasser, Gallensalze und Lezithin halten den Gallensaft flüssig, Bilirubin und Cholesterin sind die festen Bestandteile. Gallensteine entstehen, wenn der Gallensaft zu sehr eindickt. Neben den häufigsten Cholesterinsteinen (80 Prozent) gibt es auch sogenannte schwarze oder gemischte Steine. Sie enthalten Mischungen aus Cholesterin und Pigment (Bilirubin).

Symptome

Gallensteine verursachen nur Symptome, wenn sich ihretwegen die Gallenblase entzündet oder die Steine abgehen wollen. Dann kommt es zu starken Schmerzen im Oberbauch mit Übelkeit, Erbrechen, Temperaturanstieg. Bei einer Gallenkolik verschließt ein Stein den Gang, die Muskulatur in den Gangwänden zieht sich zusammen, um den Stein loszuwerden. Dies verursacht wellenartige heftige Schmerzen, die typischerweise vom rechten Oberbauch ausgehen, aber in Rücken oder Schulter ausstrahlen können.

Das kann die moderne Medizin

Der Facharzt für diese Krankheit ist der Gastroenterologe. Anhand von Laborbefunden, Ultraschallbildern und der Größe, Beschaffenheit und Lage der Steine schlägt die Ärztin oder der Arzt eine entsprechende Therapie vor.

Ziel ist es, den Fluss der Galle wiederherzustellen und weitere Schmerzen oder Entzündungen zu vermeiden. Bei einer akuten Kolik werden Schmerzmittel und krampflösende Medikamente eingesetzt. Eine medikamentöse Steinauflösung oder Zertrümmerung gelingen selten, sodass die häufigste Therapie die operative Entfernung der Gallenblase samt Gallensteinen ist. Die Galleproduktion in der Leber wird dadurch nicht beeinträchtigt, nur die Speichermöglichkeit geht verloren.

Typisch weiblich

→ Mediziner sind bisweilen uncharmant. Das könnte man zumindest denken, wenn man sich die **6-F-Regel für Gallensteine** ansieht. Die sechs **Hauptrisikofaktoren** heißen ihr zufolge:

- **female** (weiblich),
- **fourty** (älter als vierzig Jahre),
- **fat** (adipös, übergewichtig),
- **fertile** (fruchtbar),
- **fair** (blond, hellhäutig) und
- **familiar** (genetische Disposition).

→ **Schwangerschaften** und **Diäten** fördern Gallensteinleiden ebenfalls.

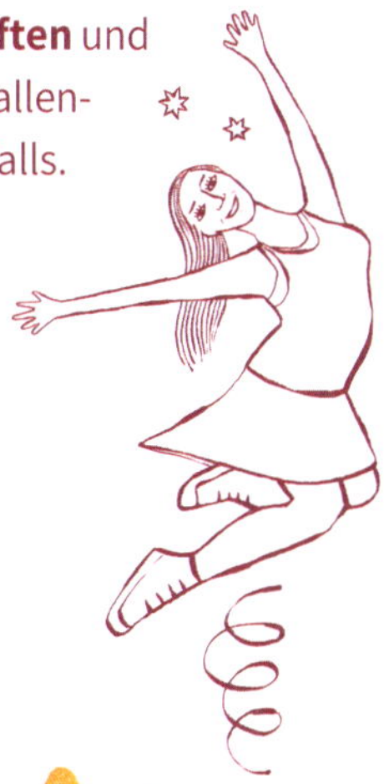

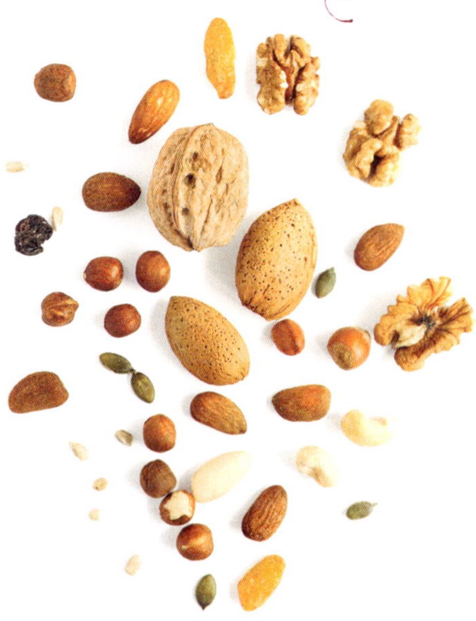

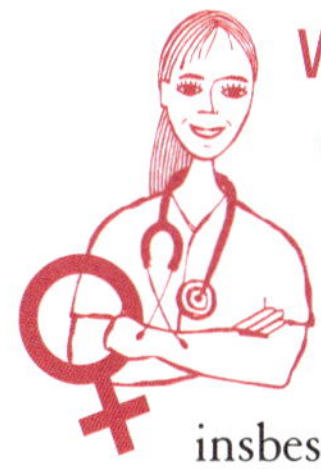

Woher kommt's?

- Die meisten Gründe für die 6 F sind nicht bekannt, neben Vererbung werden auch hier die weiblichen Hormone, insbesondere das **Östrogen,** verantwortlich gemacht. Östrogen beeinflusst Stoffwechselvorgänge in der Leber, die zu einem Cholesterinanstieg in der Gallenflüssigkeit führen. Fruchtbare Frauen, also Mütter mit mehreren Schwangerschaften und Kindern, haben viele östrogenreiche Phasen durchlaufen, mehr Körperfett *(fat)* speichert mehr Östrogen.

- Auch die **Hormonersatztherapie** (in den Wechseljahren) scheint die Entstehung von Gallensteinen zu befördern.

- Häufige **Crashdiäten,** die bei Frauen beliebter sind als bei Männern, begünstigen das Risiko stark. Wer mehr als 1 Kilo pro Woche abspeckt, verzichtet in der Regel auf Fett, sodass das Cholesterin zur Fettlösung nicht mehr in den Darm abgegeben wird und stattdessen in der Gallenblase zu Steinen verklumpen kann.

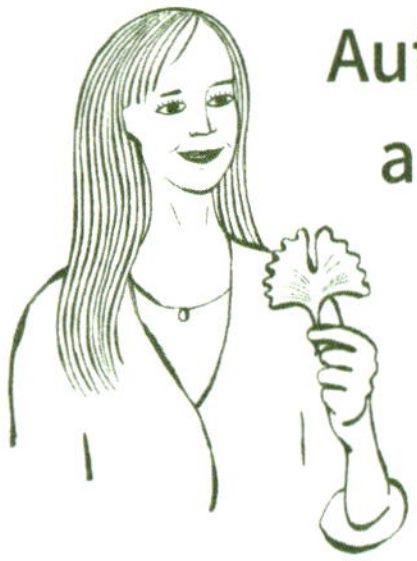

Auf einen Blick: Meine Top-Favoriten aus der Naturheilkunde

Grundsätzlich hilft vieles, was die Leber unterstützt, auch gegen das Entstehen von Gallensteinen. Denn bleibt die Galle im Fluss und hat sie die richtige Zusammensetzung, entstehen Steine seltener. Genießen Sie also Kaffee und sulfathaltige Mineralwässer sowie reichlich Bitterstoffe im Essen. Auch Artischockenpräparate, Schafgarbentee, Kurkuma und der Leberwickel sind sehr hilfreich.

1. Drei Mahlzeiten am Tag
2. Nüsse
3. Kurkumatee
4. Ansteigendes Fußbad

1 Drei Mahlzeiten am Tag

> Morgens, mittags, abends

So geht's: Um sich vor Gallensteinen zu schützen, wird empfohlen, dass zwischen der letzten Mahlzeit am Abend und dem Frühstück morgens weniger als zwölf Stunden liegen. Das widerspricht manchen aktuellen Empfehlungen zum Intervallfasten, die möglichst lange Essenspausen empfehlen. Die klassische Mittelmeerkost mit viel Gemüse, Obst und Olivenöl gilt als ideal. Problematisch sind fettige Gerichte, aber auch Kohl, gekochte Eier, Hülsenfrüchte, Kaffee und Alkohol können bei bestehenden Steinen Gallenkoliken auslösen.

Das bringt's: Die Galle hat ihre besonderen Bedürfnisse, die Schutzfunktion kürzerer Nahrungspausen ist gut belegt. So wird in der Gallenblase der Fettanteil aus den Mahlzeiten stabil gehalten, der sich bei zu langen Pausen immer wieder verflüchtigt. Wichtig ist auch ein Frühstück. Denn gerade morgens muss die Gallenblase in Gang kommen, um die nachts angesammelte Flüssigkeit abzuleiten, so sinkt das Steinrisiko.

2 Nüsse

> Gesunde Fette auf die Hand

So geht's: Wer mehr als 5-mal 30 Gramm Nüsse pro Woche verzehrt, reduziert sein Gallensteinrisiko um etwa 25 Prozent. Vier wöchentliche Nussportionen reichen übrigens bereits aus, um auch das Risiko für Herz-Kreislauf-Erkrankungen um 35 Prozent zu senken.

Das bringt's: Den Gallen- und Herzschutzeffekt verdanken Nüsse vor allem ihren ungesättigten Fetten, die im Unterschied zu tierischen Fetten den Blut- und Gallenfluss verbessern, die Cholesterinwerte senken und entzündliche Prozesse hemmen. Besonders hoch ist der Anteil ungesättigter Fettsäuren in Hasel- und Pekannüssen sowie Mandeln und Walnüssen.

WOW! SCHNELLE HILFE DURCH WÄRME

Im Akutfall sind Wärmeanwendungen angenehm und mildern die Schmerzen sofort. Sie können sich für einen Leberwickel entscheiden (siehe Seite 183) oder eine warme Heublumenpackung (als Heukompressen in der Apotheke erhältlich) auf den rechten Oberbauch legen. Auch eine Wärmflasche oder ein erwärmtes Kirschkernsäckchen sind geeignet.

3 Kurkumatee

> Alles fließt

So geht's: Übergießen Sie 1 TL Bio-Kurkumapulver oder ½ TL zerkleinerte Wurzel mit 1 Tasse kochendem Wasser, lassen Sie den Tee 5 Minuten ziehen und seihen Sie ihn dann ab.

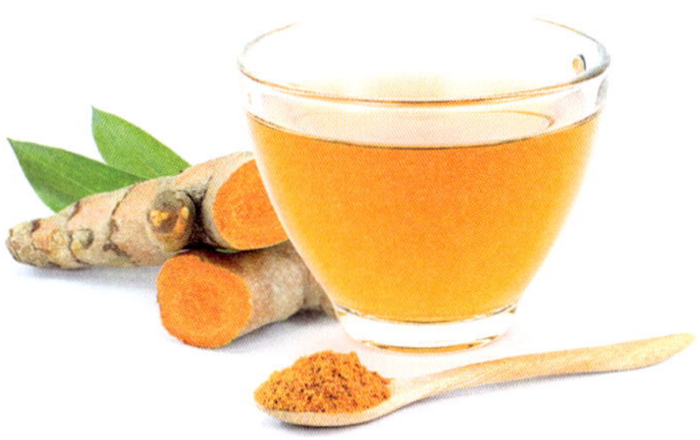

Trinken Sie vor den Mahlzeiten jeweils 1 Tasse Kurkumatee mit etwas fettarmer Milch, Honig und 1 Prise Pfeffer. Wärme, Fett und das Piperin im Pfeffer erhöhen die Wirkung von Kurkuma deutlich.

Das bringt's: Der Tee wirkt verdauungs- und gallefördernd, schützt Leber und Galle vor Entzündungen, Giften und soll sogar das Tumorwachstum eindämmen. Zudem hilft er gegen Verdauungsbeschwerden, Völlegefühl, Übelkeit und Entzündungen der Gallenblase.
Achtung: nicht bei akuten Verschlüssen anwenden.

4 Ansteigendes Fußbad

> Entspannung durch noch mehr Wärme

So geht's: Setzen Sie sich auf den Wannenrand oder stecken Sie die Füße in eine breite, hohe Schüssel, um Wasser zu sparen. Beginnen Sie mit etwa 35 °C warmem Wasser bis auf Höhe des halben Unterschenkels. Dann lassen Sie alle 2 Minuten wieder heißes Wasser dazulaufen, etwa 15 bis 20 Minuten lang, bis das Wasser an den Füßen etwa 40 bis 42 °C warm ist. Dann abstreifen, dicke Socken anziehen und nachruhen.

Das bringt's: Warmes Wasser an den Füßen führt zu einer reflektorischen Erwärmung im ganzen Körper, der Vagusnerv wird aktiviert, wir entspannen uns, und das wirkt Krämpfen entgegen. Die Schmerzen lassen nach. Außerdem wird das Immunsystem aktiviert.

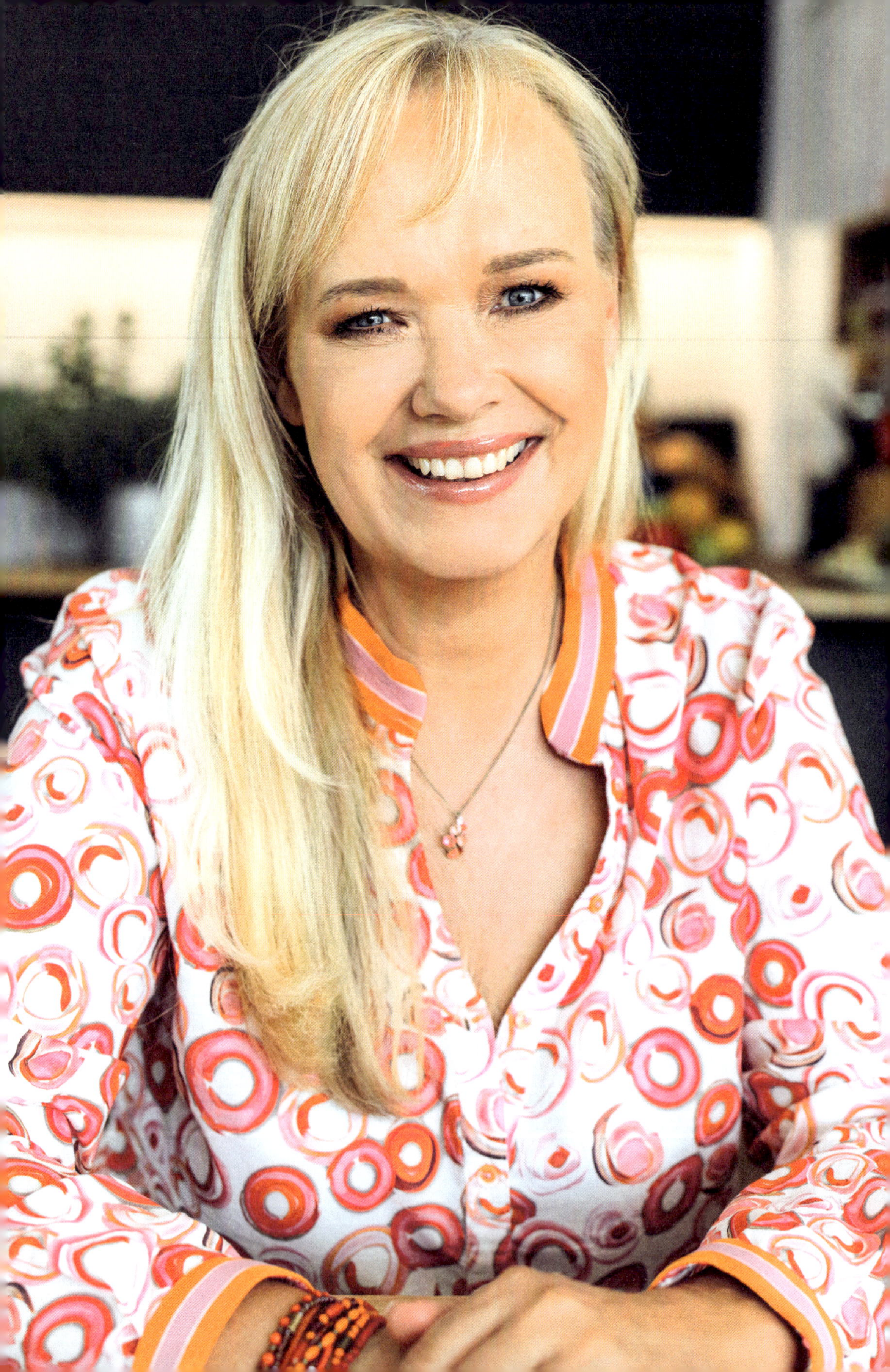

ZUM SCHLUSS

So, jetzt haben Sie es geschafft, über 200 Seiten geballte medizinische Information und viele Impulse für neue Therapie-Ideen liegen hinter Ihnen. Vielleicht sind Sie ja auch nur zu den Kapiteln gesprungen, die Sie persönlich interessieren.

Ich selbst bin immer wieder verblüfft, wie viele einzelne, erforschte Fakten (für deren Recherche ich Anna Cavelius sehr dankbar bin) wir über den kleinen Unterschied zwischen Frau und Mann kennen. Bitter ist nur, wie wenig das im Grunde dann in der Praxis, also bei der Behandlung der Patientinnen, berücksichtigt wird. Jeder Arzt scheint seine eigenen Erfahrungen zu machen mit der Anwendung von Medikamenten oder diagnostischen Verfahren bei Frauen. Viel besser wäre es jedoch, es gäbe auch hierzu verlässliche Zahlen, die genauso kommuniziert und gelehrt werden würden wie alle anderen Dinge, die wir mit unserer modernen Wissenschaft und Lehre vermitteln können.

Dass wir Frauen anders sind, auch medizinisch betrachtet, ist ja eigentlich klar, und ich wünsche mir, dass wir alle das beherzigen, ohne dass Frauen jetzt eine Extrawurst haben wollen würden. Wir sind nur eben ein bisschen anders und Männer auch und alle, die sich dem nicht zuordnen, ebenso. Doch bei medizinischen Behandlungen kann dieser kleine Unterschied eben einen großen ausmachen, im Zweifelsfall den zwischen Leben und Tod.

Also, lassen Sie es uns hinaustragen in die Welt, dass die Geschlechterforschung mehr gefördert werden muss und wir alle ein bisschen mehr zulassen, in einem positiven, wertschätzenden und neugierigen Sinne, dass wir so wunderbar anders sind!

Ich hoffe, Sie hatten einen persönlichen Benefit in dieser Informationsflut, haben vielleicht den Mut, ein Medikament zu wechseln oder beim nächsten Mal nach einer ganz anderen Behandlung zu fragen. Oder sich noch mal oder zum ersten Mal der Naturheilkunde zuzuwenden. Denn die kann viel mehr, als die meisten denken. Und auch als gelehrt wird, was aus meiner Sicht ein wichtiger Grund ist, warum nicht viel mehr Ärzte gleich beides anbieten. In Kombination ist die Therapie meist am effektivsten.

Viel Erfolg bei den Veränderungen, und werden oder bleiben Sie gesund!

Ihre

ANHANG

Adressen, die Ihnen weiterhelfen

Aus- und Weiterbildung zum/zur Gendermediziner*in:

Deutsche Gesellschaft für Geschlechtsspezifische Medizin e. V.
DGesGM e. V.
Dr. med. Ute Seeland
Berliner Str. 119
14467 Potsdam
info@dgesgm.de
www.dgesgm.de

Forschung und das einzige Universitätsinstitut in Deutschland für Geschlechterforschung in der Medizin:

Gender in Medicine (GIM)
www.gender.charité.de

Blutspende-Termine in Ihrer Nähe:

www.drk-blutspende.de
Kostenlose Spenderhotline unter: 0800 1194911

Notfallnummern bei Ängsten, Depressionen und anderen psychischen Notfällen:

Eine anonyme und kostenlose Telefonseelsorge rund um die Uhr erreichen Sie bundesweit unter den Telefonnummern
0800 111011 oder 0800 1110222
beziehungsweise über das Webportal
www.telefonseelsorge.de

Kinder- und Jugendtelefon »Nummer gegen Kummer«:

Kostenlose Beratung von Mo. bis Fr. von 15.00 bis 19.00 Uhr unter der bundesweiten Telefonnummer
0800 1110333
oder über das Webportal
www.nummergegenkummer.de

Reizdarmsyndrom:

Berufsverband der niedergelassenen Magen-Darm-Ärzte: www.magen-darm-aerzte.de

Deutsche Reizdarm-Selbsthilfe e. V., Frankfurt am Main: www.reizdarmselbsthilfe.de

Zum Weiterlesen

Bühring, Ursel: *Lehrbuch Heilpflanzenheilkunde.* Haug 2020

Criado-Perez, Caroline: *Unsichtbare Frauen: Wie eine von Daten beherrschte Welt die Hälfte der Bevölkerung ignoriert.* Btb 2020

Döll, Michalea: *Frauenherzen schlagen anders.* mvg 2020

Glezermann, Marek: *Frauen sind anders krank, Männer auch.* Mosaik 2018

Gromnica-Ihle, Erika: *Rheuma ist behandelbar. Ratgeber für Betroffene.* Springer 2018

Huber, Roman; Michalsen, Andreas: *Checkliste Komplementärmedizin.* Haug 2014

Kautzky-Willer, Alexandra; Tschachler, Elisabeth: *Gesundheit: Eine Frage des Geschlechts.* Orac, Wien 2012

Dies.: *Gendermedizin: Prävention, Diagnose, Therapie.* UTB 2012

Mann, Johannes: *Nierenerkrankungen.* Trias 2014

Moalem, Sharon: *Das stärkere Geschlecht. Warum Frauen genetisch überlegen sind.* Riva

Regitz-Zagrosek, Vera: *Geschlecht und Herz-Kreislauf-Erkrankungen. Warum wir Gendermedizin brauchen.* Der Internist (2017) Nr. 58. S. 336–343

Dies. mit Altringer-Schmidt, S.: *Gendermedizin: Warum Frauen eine andere Medizin brauchen.* Scorpio

Schmiedel, Volker; Augustin, Matthias: *Leitfaden Naturheilkunde.* Urban & Fischer 2017

Wiesenauer, Markus: *Das große Homöopathie Handbuch.* GU 2007

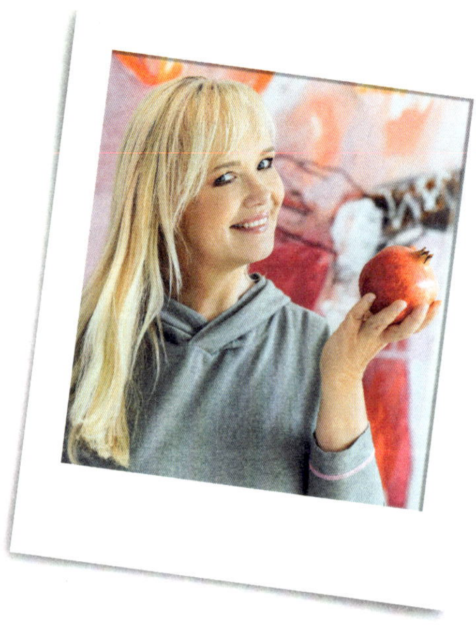

Bücher von Franziska Rubin

Bei Knaur

7 Minuten am Tag – endlich gesünder leben. 2020
Mein kleines Buch vom guten Schlaf. 2020
Die 7-Minuten-Detox-Kur. Natürlich runderneuert in nur 3 Wochen. 2021

In anderen Verlagen

10 Kräuter gegen 100 Krankheiten. BJV Verlag 2021
Die besten Hausmittel – Was wirklich hilft. Schneller gesund werden und die eigene Abwehr stärken. Becker Joest Volk 2020
Australiens Heilgeheimnisse – Mit der Natur kraftvoll heilen! bpa media, 2019 Volume 1 & 2
Heilen mit Lebensmitteln. Meine Top 10 gegen 100 Krankheiten: Hafer, Kartoffeln & Co. als sanfte Hausmittel. ZS 2019
Meine sanfte Medizin für Kinder. Komplett überarbeitete Neuauflage. ZS 2019
Meine sanfte Medizin für einen guten Schlaf. ZS 2018
Mit jedem Tag ein neues Wunder. Mein Babykalender fürs erste Jahr. Ars Edition 2017
Meine sanfte Medizin für ein starkes Herz. ZS 2017
Meine besten Hausmittel. Komplett überarbeitete Neuauflage. ZS 2016
Meine besten Gesundheits-Tipps fürs Älterwerden. ZS 2015
Hauptsache Gesund – Das Kochbuch. Christian 2015
Von Null auf Drei. Südwest 2014

Studien

Covid-19: Jiang-Min, Jin et al.: Gender Differences in Patients With Covid-19: Focus on Severity and Mortality. Front. Public Health (29. April 2020).| https://doi.org/10.3389/fpubh.2020.00152
Darmpassage: Sadik, R; Abrahamsson, H & Stotzer, P-O: Gender Differences in Gut Transit Shown with a Newly Developed Radiological Procedure. Scandinavian Journal of Gastroenterology (2003). 38:1, 36–42, doi: 10.1080/00365520310000410
Deutscher Ärztinnenbund e. V.: Sind Frauen die besseren Mediziner? Kongress (2009)
Digoxin: Rathore, S et al.: Sex-Based Differences in the Effect of Digoxin for the Treatment of Heart Failure. N Engl J Med (2002). 347:1403–1411, doi: 10.1056/NEJMoa021266
Ehlert, U: Psychoendokrinologie: Trends und ihr Bezug zur Praxis. Verhaltenstherapie (2014). 24:125–128, doi.org/10.1159/000362915
Fox, HS et al.: Estrogen regulates the IFN-gamma promoter Immunol. (15. Juni 1991). 146(12): 4362–7
Gendermedizin in Österreich: History and Highlights. (2017). S. 23–32, doi.org/10.1016/B978-0-12-811850-4.00004-1
Genetisches Mosaik: Ross, M; Grafham, D; Coffey, A et al.:The DNA sequence of the human X chromosome. Nature (2005). 434, 325–337, doi.org/10.1038/nature03440
Gleichstellungen von Ärztinnen? Alle Zahlen und Fakten im Überblick. www.praktischarzt.de
Greenblatt, D: Gender differences in pharmacokinetics and pharmacodynamics of zolpidem following sublingual administration. Clin Pharm. doi.org/10.1002/jcph.220, vfa-Positionspapier Berücksichtigung von Frauen und Männern bei der Arzneimittelforschung. www.vfa.de
Klinge, I: Gender perspectives in European research. Pharmacol Res (September–Oktober 2008). 58 (3–4): 183–9, doi: 10.1016/j.phrs.2008.07.011
Leberenzyme: Waxman, D et al.: Sex Differences in the Expression of Hepatic Drug Metabolizing Enzymes. Mol Pharmacol (August 2009). 76(2): 215–228, doi: 10.1124/mol.109.056705
Mäuse: Karp, N; Mason, J; Beaudet, A et al.: Prevalence of sexual dimorphism in mammalian phenotypic traits. Nat Commun (2017). 8, 15475, doi.org/10.1038/ncomms15475
Mengel, J; Pohlandt, F: Besteht für weibliche Frühgeborene ein Überlebensvorteil? Geburtshilfe Neonatol (2006). 210 – P94, doi: 10.1055/s-2006-943269
Migeon, BR, MD: The Role of X Inactivation and Cellular Mosaicism in Women's Health and Sex-Specific Diseases. JAMA (2006). 295(12): 1428–1433, doi: 10.1001/jama.295.12.1428
Ridker, PM; Cook, NR; Lee, IM et al.: A randomized trial of low-dose aspirin in the primary prevention of cardiovascular disease in women. N Engl J Med (31. März 2005). 352 (13):1293–304, doi: 10.1056/NEJMoa050613
Rollenmodelle: Oksuzyan, A et al.: Is the story about sensitive women and stoical men true? Gender differences in health after adjustment for reporting behavior. Social Science and Medicine (2019). 228, 41–50, doi: 10.1016/j.socscimed.2019.03.002
Suizid Männer: Karger, A: Geschlechtsspezifische Aspekte bei depressiven Erkrankungen. Bundesgesundheitsblatt (9/2014)
Tablettenwirkung: Sadik, R; Abrahamsson, H & Stotzer, P-O: Gender Differences in Gut Transit Shown with a Newly Developed Radiological Procedure. Scandinavian Journal of Gastroenterology (2003). 38:1, 36–42, doi: 10.1080/00365520310000410

Tod durch Nebenwirkungen: Bronstein, AC et al.: Annual Report of the American Association of Poison Control Centers National Poison Data System (NPDS): 27th Annual Report. Clinical Toxicology (2010). 48, 979–1178

Verhalten: Atzendorf, J et al.: Do smoking, alcohol abuse and physical activity vary between regions in Germany? – Results of a cross-sectional study. BMC Public Health 20, 277

Welcher Arzt oder welche Ärztin passt zu mir?: Chen, PH A et al.: Socially transmitted placebo effects. Nat Hum Behav (2019). 3, 1295–1305, doi.org/10.1038/s41562-019-0749-5

Zucker, I; Beery, A: Males still dominate animal studies. Nature (2010). 465, 690, doi.org/10.1038/465690a

Bluthochdruck

Bahadoran, Z et al.: The Nitrate-Independent Blood Pressure-Lowering Effect of Beetroot Juice: A Systematic Review and Meta-Analysis. Adv Nutr (15. November 2017). 8(6): 830–838, doi: 10.3945/an.117.016717. Print 2017 Nov

Blutspende: Kamhieh-Milz, S; Kamhieh-Milz, J; Tauchmann, Y et al.: Regular blood donation may help in the management of hypertension: an observational study on 292 blood donors. Transfusion (2016). 56: 637–644

Demenz: Diener, HC: Konsequente antihypertensive Therapie schützt vor Demenz. InFo Neurologie (2020). 22, 10, doi.org/10.1007/s15005-020-1405-3

Eggebeen, J et al.: One week of daily dosing with beetroot juice improves submaximal endurance and blood pressure in older patients with heart failure and preserved ejection fraction. JACC Heart Failure (2016). 4(6): 428–437

Gefäßschäden bei Frauen: Ferrario, CM et al.: Hemodynamic and hormonal patterns of untreated essential hypertension in men and women. Ther Adv Cardiovasc Dis (Dezember 2013). 7(6): 293–305, doi: 10.1177/1753944713513221. Epub 2013 Nov 26

Lein: Leyva, DR; Zahradka, P; Ramjiawan, B; Guzman, R; Aliani, M; Pierce, GN: The effect of dietary flaxseed on improving symptoms of cardiovascular disease in patients with peripheral artery disease: rationale and design of the FLAX-PAD randomized controlled trial. Contemp Clin Trials (2011). 32: 724–730

PME: Jacob, RG; Kraemer, HC & Agras, WS: Relaxation therapy in the treatment of hypertension: A review. Archives of General Psychiatry (1977). 34(12), 1417–1427

Radfahren: Marschall, F et al.: Zum Verhältnis von metabolischer und kardialer Beanspruchung auf drei unterschiedlichen Ergometertypen: Fahrrad, Cross-Trainer und Stairmaster. Deutsche Zeitschrift für Sportmedizin (2006). Jahrgang 57, Nr. 10

Salzersatz: Frassetto, L et al.: Diet, evolution and aging. The pathophysiologic effects of the post-agricultural inversion of the potassium-to-sodium and base-to-chloride ratios in the human diet. Eur J Nutr (Oktober 2001). 40(5): 200–13

Salzsensitivität: Kusche-Vihrog, K; Oberleithner, H: An emerging concept of vascular salt sensitivity. F1000 Biology Reports (2012). 4:20, doi:10.3410/B4-20

Schlaganfallrisiko: Ji, H; Kim, A; Ebinger, JE et al.: Sex differences in blood pressure trajectories over the life course. JAMA Cardiol (15. Januar 2010). doi:10.1001/jamacardio.2019.5306

Wasseranwendungen: Mitzloff, G et al.: Vergleichende Untersuchungen über die Blutdrucksenkung einer balneologischen und trainierenden Kurbehandlung bei Patienten mit chronischer arterieller Hypertonie. Phys Rehab Kur Med (1994). 4:235–236

Zahlen: Neuhauser, H et al.: Blutdruck in Deutschland 2008–2011. Ergebnisse der Studie zur Gesundheit Erwachsener in Deutschland (DEGS1). Bundesgesundheitsbl. (2013). 56:795–801, dx.doi.org/10.1007/s00103-013-1669-6

Herzrhythmusstörungen

Andrade, C et al.: A double-blind, placebo-controlled evaluation of the anxiolytic efficacy of an ethanolic extract of withania somnifera. Indian Journal of Psychiatry (Juli 2000). 42(3):295–301

Auddy, B et al.: A Standardized Withania Somnifera Extract Significantly Reduces Stress-Related Parameters in Chronically Stressed Humans: A Double-blind, Randomized, Placebo-Controlled Study. JANA (2008). Vol. 11 No. 1

Bogle, BM; Ning, H; Mehrotra, S; Goldberger, JJ; Lloyd-Jones, DM: Lifetime risk for sudden cardiac death in the community. J Am Heart Assoc (29. Juni 2016). 5(7):e002398, doi: 10.1161/JAHA.115.002398

Doppeltes Schlaganfallrisiko: Emdin, C et al.: Atrial fibrillation as risk factor for cardiovascular disease and death in women compared with men: systematic review and meta-analysis of cohort studies. BMJ (2016). 352, doi.org/10.1136/bmj.h7013

Lebenserwartung: Xiao-jing, Chen et al.: Impact of changes in heart rate with age on all-cause death and cardiovascular events in 50-year-old men from the general population. dx.doi.org/10.1136/openhrt-2018-000856

Linde, C; Bongiorni, MG et al.: ESC Scientific Document Group: Sex differences in cardiac arrhythmia: a consensus document of the European Heart Rhythm Association, endorsed by the Heart Rhythm Society and Asia Pacific Heart Rhythm Society. Europace (2018). 20 (10): 1565–5ao

Lip, GY; Laroche, C; Boriani, G et al.: Sex-related differences in presentation, treatment, and outcome of patients with atrial fibrillation in Europe: a report from the Euro Observational Research Programme Pilot survey on Atrial Fibrillation. Europace (Januar 2015). 17(1): 24–31, doi: 10.1093/europace/euu155.Epub 2014 Jun 22

Nakagawa, M; Takahashi, N; Nobe, S et al.: Gender differences in various types of idiopathic ventricular tachycardia. Cardiovasc Electrophysiol (Juli 2002). 13(7):633–8, doi: 10.1046/j.1540-8167.2002.00633.x

Tadros, R; Ton, AT; Fiset, C; Nattel, S: Sex differences in cardiac electrophysiology and clinical arrhythmias: epidemiology, therapeutics, and mechanisms. Can J Cardiol (Juli 2014). 30(7):783–92, doi: 10.1016/j.cjca.2014.03.032. Epub 2014 Mar 28

Zahlen: Dgk.org, Deutscher Herzbericht (2020)

Herzschwäche

Atmung: Joseph, CN; Porta, C et al.: Slow Breathing Improves Arterial Baroreflex Sensitivity and Decreases Blood Pressure in Essential Hypertension. Hypertension (2005). 46:714–718

Diabetes: PM der Deutschen Diabetes Gesellschaft: Wenn Zucker das Herz aus dem Takt bringt: Herzschwäche, Herzinfarkt und Schlaganfall sind immer die häufigste Folge von Diabetes mellitus. (2019). www.diabeteskongress.de (20. Juli 2020)

Herzatlas: Litviňuková, M; Talavera-López, C; Maatz, H; Reichart, D et al.: Cells of the adult human heart. Nature (2020). doi: 10.1038/s41586-020-2797-4

Regitz-Zagrosek, V: Gendermedizin: Wie Frauen sich »kardial« unterscheiden. Dtsch. Ärztebl. (2015). 112(12): [14], doi: 10.3238/PersKardio.2015.03.20.03

Yoga: Cramer, H: Wo und wie wirkt Yoga? – Eine wissenschaftliche Bestandsaufnahme. DMW Deutsche Medizinische Wochenschrift (2017). 142 (25); S. 1925–1929

Zahlen und Risikofaktoren: Morbach, C et al.: Prevalence and determinants of the precursor stages of heart failure: results from the population-based STAAB cohort study. European Journal of Preventive Cardiology (6. Mai 2020). doi.org/10.1177/2047487320922636

Koronare Herzerkrankungen

Atherosklerose autoimmun: Kiechl, S: Arteriosklerose – eine entzündliche Erkrankung? psychopraxis. neuropraxis (2019). 22, 16–19, doi.org/10.1007/s00739-018-0507-x

Bluthochdruck/Ernährung: Appleby, PN; Davey, GK; Key, TJ: Hypertension and blood pressure among meat eaters, fish eaters, vegetarians and vegans in EPIC-Oxford. Public Health Nutr (2002). 5 (5), 645–654

Diabetes: Donahue, RP; Rejman, K; Rafalson, LB et al.: Sex differences in endothelial function markers before conversion to pre-diabetes: does the clock start ticking earlier among women? The Western New York Study. Diabetes Care (Februar 2007). 30(2):354–9, doi: 10.2337/dc06-1772

Eierstockentfernung: Parker, WH et al.: Ovarian conservation at the time of hysterectomy and long-term health outcomes in the nurses' health study. Obstet Gynecol (Mai 2009). 113(5):1027–1037, doi: 10.1097/AOG.0b013e3181a11c64

Frühe Menopause: Muka, T; Oliver-Williams, C et al.: Association of Age at Onset of Menopause and Time Since Onset of Menopause With Cardiovascular Outcomes, Intermediate Vascular Traits, and All-Cause Mortality. A Systematic Review and Meta-analysis. JAMA Cardiol (2016). 1(7):767–776, doi:10.1001/jamacardio.2016.2415

Hamal, S et al.: Short-term impact of aged garlic extract on endothelial function in diabetes: A randomized, double-blind, placebo-controlled trial Exp. Ther Med (Februar 2020). 19(2): 1485–1489, doi: 10.3892/etm.2019.8377

Huxley, R: Excess risk of fatal coronary heart disease associated with diabetes in men and women: meta-analysis of 37 prospective cohort studies. BMJ (2005). bmj; bmj.38678.389583.7Cv1, doi: 10.1136/bmj.38678.389583.7C

Knoblauch: Aslani, N et al.: Effect of Garlic and Lemon Juice Mixture on Lipid Profile and Some Cardiovascular Risk Factors in People 30–60 Years Old with Moderate Hyperlipidaemia: A Randomized Clinical Trial. International Journal of Preventive Medicine (2016). 7: 95

Lebensstiländerung: Khera, AV; Emdin, CA; Drake, I et al.: Genetic risk, adherence to a healthy lifestyle, and coronary disease. N Engl J Med (2016). 375: 2349–58

Peter, S et al.: Sex Differences in Incident and Recurrent Coronary Events. Journal of the American College of Cardiology (2020). doi.org/10.1016/j.jac.2020.08.027

Pettersen, BJ; Anousheh, R; Fan, J; Jaceldo-Siegl, K; Fraser, GE: Vegetarian diets and blood pressure among white subjects: results from the Adventist Health Study-2 (AHS-2). Public Health Nutr (2012). 10, 1–8

Pille: Sales, S et al.: Gender, Contraceptives and Individual Metabolic Predisposition Shape a Healthy Plasma Lipidome. in: Scientific Reports 6, Article number: 27710 (2016). doi: 10.1038/srep27710

Regitz-Zagrosek, V: Therapeutic implications of the gender- specific aspects of cardiovascular disease. Nat Rev Drug Discov (2006). 5: 425–439

Schokolade: Bayard, V et al.: Does Flavonol Intake Influence Mortality from Nitric Oxude-Dependent Proceses? Ischemic Heart Disease, Stroke, Diabetes Mellitus and cancer in Panama. www.medsci.org/v04p0053.htm

Stress: Xu, X; Krumholz, HM: Sex Differences in Perceived Stress and Early Recovery in Young and Middle-Aged Patients with Acute Myocardial Infarction. Circulation (2015). in press CrossRef

Symptome: Reynolds, HR et al.: Association of Sex With Severity of Coronary Artery Disease, Ischemia, and Symptom Burden in Patients With Moderate or Severe Ischemia. Secondary Analysis of the ISCHEMIA Randomized Clinical Trial. JAMA Cardiol (2020). doi: 10.1001/jamacardio.2020.0822

Symptome Wechseljahre: Mahr, AH et al.: Women's health in menopause with a focus on hypertension. Netherlands Heart Journal (2009). Vol. 17, p 68–72, doi: 10.1007/BF03086220

Vegetarische Ernährung: Dauchet, L; Amouyel, P; Hercberg, S; Dallongeville, J: Fruit and vegetable consumption and risk of coronary heart disease: a meta-analysis of cohort studies. J Nutr (2006). 136 (10), 2588–2593

Zahlen jüngere Frauen: Puymirat, E et al.: Association of changes in clinical characteristics and management with improvement in survival among patients with ST-elevation myocardial infarction. JAMA (2012). 308: 998–1006 CrossRef MEDLINE

Herzinfarkt

Depressionen: Ladwig, KH et al.: Room for depressed and exhausted mood as a risk predictor for all-cause and cardiovascular mortality beyond the contribution of the classical somatic risk factors in men. Atherosclerosis (2016). doi: 10.1016/j.atherosclerosis.2016.12.003

EKG: Gierlotka, M et al.: Age and gender related performance of STEMI networks – how do we follow the ESC guidelines on ECG to PCI delay. Acute Cardiovascular Care (2019)

Geschlecht Behandler: Greenwood, B et al.: Patient-physician gender concordance and increased mortality among female heart attack patients. (2018). doi: 10.1073/ pnas.1800097115

Granatapfel: Johanningsmeier, S et al.: Pomegrante as a Functional Food and Nutraceutical source. Annual Review of Food Science and Technology. Vol. 2:181–201, dio.org/10.1146/annurev-food-030810-153709

Herzkatheter: Lorell, BH et al.: Left ventricular hypertrophy: pathogenesis, detection, and prognosis. Circulation (25. Juli 2000). 102(4): 470–9, doi: 10.1161/01.cir.102.4.470

Klima: Chen, K et al.: Temporal variations in the triggering of myocardial infarction by air temperature in Augsburg, Germany, 1987 to 2014. European Heart Journal (2019). doi: 10.1093/eurheartj/ehz116

Langzeitprognose: Tan et al.: Women have lower chances than men to be resuscitated and survive out-of-hospital cardiac arrest. in: European Heart Journal (2019). doi:10.1093/eurheartj/ehz297

Langzeitsterblichkeit: Ubrich, R et al.: Sex differences in long-term mortality among acute myocardial infarction patients: Results from the ISAR-RISK and ART studies. PLOS ONE (2017). 12(10): e0186783, doi: 10.1371/journal.pone.0186783

Rodriguez-Leyva, D et al.: Potent antihypertensive action of dietary flaxseed in hypertensive patients. Hypertension (Dezember 2013). 62(6):1081–9, doi: 10.1161/HYPERTENSIONAHA.113.02094. Epub 2013 Oct 14

Sonne: Liu, D et al.: UVA Irradiation of Human Skin Vasodilates Arterial Vasculature and Lowers Blood Pressure Independently of Nitric Oxide Synthase. Journal of Investigative Dermatology (2013). 133, S. 209–221, doi:10.1038/jid.2013.10

Stress: Tawakol, A et al.: Relation between resting amygdalar activity and cardiovascular events: a longitudinal and cohort study. doi.org/10.1016/S0140-6736(16)31714-7

Zahlen: Statistisches Bundesamt

Zeitpunkt Behandlung: Ladwig, KH et al.: Comparison of Delay Times Between Symptom Onset of an Acute ST-elevation Myocardial Infarction and Hospital Arrival in Men and Women <65 Years Versus ≥65 Years of Age: Findings From the Multicenter Munich Examination of Delay in Patients Experiencing. Acute Myocardial Infarction (MEDEA) Study (2017). doi: 10.1016/j.amj- card.2017.09.005

Broken-Heart-Syndrom

Aspirin: Berger, JS et al.: Aspirin for the primary prevention of cardiovascular events in women and men: a sex-specific meta-analysis of randomized controlled trials. JAMA (18. Januar 2006). 295(3):306–13, doi: 10.1001/jama.295.3.306

Corona-Pandemie: Jabri, A et al.: Incidence of Stress Cardiomyopathy During the Coronavirus Disease 2019 Pandemic. JAMA Netw Open (2020). 3(7):e2014780, doi: 10.1001/jamanetworkopen.2020.14780

Genetik: Borchert et al.: Catecholamine-Dependent β-Adrenergic Signaling in a Pluripotent Stem Cell Model of Takotsubo Cardiomyopathy. JACC (2017). Vol. AUGUST 70, NO. 8. 22, 2017:975–91

Huber, R; Michalsen, A: Checkliste Komplementärmedizin. Thieme (2014)

Meditation: Levine, GN et al.: Meditation and Cardiovascular Risk Reduction. A Scientific Statement From the American Heart Association. Journal of the American Heart Association (2017). doi.org/10.1161/JAHA.117.002218 6

Risikofaktoren: Poorthuis, MHF et al.: Female- and Male-Specific Risk Factors for Stroke A Systematic Review and Meta-analysis. JAMA Neurol. (2017). 74(1):75–81, doi: 10.1001/jamaneurol.2016.3482

Schlaganfall: Ridker, PM et al.: Antiinflammatory Therapy with Canakinumab for Atherosclerotic Disease. N Engl J Med (21. September 2017). 377(12):1119–1131, doi: 10.1056/NEJMoa1707914. Epub 2017 Aug 27

Sprachvermögen: Kent, DM et al.: Sex differences in the functional organization of the brain for language. Nature (Januar 2005). 373, 607–609. PubMed 36(1).62–5, doi: 10.1161/01.STR.0000150515.15576.29

Sterblichkeit: Tornvall, P et al.: A Case-Control Study of Risk Markers and Mortality in Takotsubo Stress Cardiomyopathy. Journal of the American College of Cardiology (2016). doi: 10.1016/j.jacc.2016.02.029

Symptome: Nolte, C: gendermed.info: Geschlechterunterschiede bei Schlaganfall

Takotsubo-Register: Templin, C et al.: Clinical Features and Outcomes of Patients With Malignancy and Takotsubo Syndrome: Observations From the International Takotsubo Registry. Journal of the American Heart Association (2019). doi.org/10.1161/JAHA.118.010881

Templin, C et al.: Altered limbic and autonomic processing supports brain-heart axis in Takotsubo syndrome. European Heart Journal (14. April 2019). Vol. 40, Issue 15, p 1183–1187, doi.org/10.1093/eurheartj/ehz068

Krebs

Ernährung: Hauner et al.: Häufigkeit eines Risikos für Mangelernährung bei Patienten in onkologischen Schwerpunktpraxen – eine Querschnittserhebung. TumorDiagnostik & Therapie (März 2020). 41(02):117–125, doi: 10.1055/a-1098-1510

Honig: Kobya Bulut, H; Güdücü Tüfekci, F: Honey prevents oral mucositis in children undergoing chemotherapy: A quasi-experimental study with a control group. Complement Ther Med (2016). 29: 132–140

Krebsrisiko: Bei Frauen und Männern unterschiedlich ausgeprägt. Dtsch. Ärztebl. (2020). 117(11): [12], doi: 10.3238/PersOnko.2020.03.13.02

Mistel: Rostock, M et al.: Die Misteltherapie in der Behandlung von Patienten mit einer Krebserkrankung. Bundesgesundheitsblatt – Gesundheitsforschung – Gesundheitsschutz (2020). Vol. 63, S. 535–540

Mundschleimhaut: Tavakoli Ardakani, M et al.: Evaluating the effect of Matricaria recutita and Mentha piperita herbal mouthwash on management of oral mucositis in patients undergoing hematopoietic stem cell transplantation: A randomized, double blind, placebo controlled clinical trial. Complement Ther Med (2016). 29: 29–34, doi: 10.1016/j.ctim.2016.08.001. Epub 2016 Aug 30

Zahlen: Statistisches Bundesamt (2021). www.destatis.de, www.krebsdaten.de

Osteoporose

Depressionen: Eskandari, F; Martinez et al.: Low bone mass in premenopausal women with depression. Archives of internal medicine, 167(21), 2329–2336, doi.org/10.1001/archinte.167.21.2329

Dörrpflaumen: Metti et al.: Effects of Low Dose of Dried Plum (50 g) on Bone Mineral Density and Bone Biomarkers in Older Postmenopausal Women. Osteoporos Int (Juli 2016). 27(7):2271–2279, doi: 10.1007/s00198-016-3524-8

Drosselmeyer, J; Kostev, K: Depressionsrisiko bei Osteoporose-Patienten in deutschen Hausarztpraxen. in: Monitor Versorgungsforschung (03/17). S. 45–48; doi: 10.24945/MVF.03.17.1866-0533.2017

DVO-Leitlinie 2017 zur Prophylaxe, Diagnostik und Therapie der Osteoporose bei postmenopausalen Frauen und bei Männern; abgerufen unter: http://www.dv-osteologie.org/dvo_leitlinien/dvo-leitlinie-2017 (Stand: 7. August 2018), S. 9

Milch: Willet, WC et al.: Milk an Health. (13. Februar 2020). 382(7):644–654, doi: 10.1056/NEJMra1903547

Pflanzenöstrogen: Sathyapalan, T et al.: Soy Reduces Bone Turnover Markers in Women During Early Menopause: A Randomized Controlled Trial. J Bone Miner Res (Januar 2017). 32(1):157–164, doi: 10.1002/jbmr.2927. Epub 2016 Sep 6

Sport in der Jugend: Burt, LA et al.: Lower Bone Density, Impaired Microarchitecture, and Strength Predict Future Fragility Fracture in Postmenopausal Women: 5-Year Follow-up. J Bone Min Res (2017). 33:1–9, doi: 10.1002/jbmr.3347

Zahlen: Hadji, P et al.: Epidemiologie der Osteoporose – Bone Evaluation Study. Eine Analyse von Krankenkassen-Routinedaten. Dtsch. Ärztebl. Int. (2013). 110(4): 52–7, doi: 10.3238/arztebl.2013.0052

Arthrose

Bewegung: Dunlop, DD et al.: Physical activity minimum threshold predicting improved function in adults with lower limb symptoms. Arthritis Care Res (Hoboken) (April 2017). 69(4):475–483, doi: 10.1002/acr.23181. Epub 2017 Feb 28

Fingerpolyarthrose: Sautner, J et al.: A comparison of the M-SACRAH (Modified Score for the Assessment of Chronic Rheumatoid Affections of the Hands) and the AUSCAN (Australian/Canadian osteoarthritis hand index) in hand osteoarthritis patients. Int J Rheumatol 1 (2009). doi.org/10.1155/2009/249096

Gewürzmix: Oh, ES et al.: Spices in a High-Saturated-Fat, High-Carbohydrate Meal Reduce Postprandial Proinflammatory Cytokine Secretion in Men with Overweight or Obesity: A 3-Period, Crossover, Randomized Controlled Trial. The Journal of Nutrition (Juni 2020). Vol. 150, Issue 6, p 1600–1609, doi.org/10.1093/jn/nxaa063

Hallux: Barnish, M et al.: High-heeled shoes and musculoskeletal injuries: a narrative systematic review. dx.doi.org/10.1136/bmjopen-2015-010053

Ingwer: Bartels, EM et al.: Efficacy and safety of ginger in osteoarthritis patients: a meta-analysis of randomized placebo-controlled trials. Osteoarthritis and Cartilage (2015). 23

Knorpelschwund: Hanna, FS et al.: Women have increased rates of cartilage loss and progression of cartilage defects at the knee than men: a gender study of adults without clinical knee osteoarthritis. Menopause (Juli–August 2009). 16(4):666–70, doi: 10.1097/gme.0b013e318198e30e

Kurkuma: Aggarwal, BB; Gupta, SC; Sung, B: Curcumin: an orally bioavailable blocker of TNF and other pro-inflammatory biomarkers. Br J Pharmacol (2013). 169(8):1672–1

Lauche, R et al.: Efficacy of cabbage leaf wraps in treating symptomatic osteoarthritis of the knee – a randomized controlled trial. Clin J Pain (2016). doi: 10.1097/AJP.0000000000000352

Verstauchungen: Doherty, C et al.: The incidence and prevalence of ankle sprain injury: a systematic review and meta-analysis of prospective epidemiological studies. Sports Med (Januar 2014). 44(1):123–40, doi: 10.1007/s40279-013-0102-5

Wolf, JM et al.: Male and Female Differences in Musculoskeletal Disease. Journal of the American Academy of Orthopaedic Surgeons (Juni 2015). Vol. 23, Issue 6, p 339–347, doi: 10.5435/JAAOS-D-14-00020

Zahlen: Journal of Health Monitoring. Robert Koch-Institut, Berlin (2017). 2(3), doi 10.17886/RKI-GBE-2017-054

Rheumatoide Arthritis

Fasten: Michalsen, A et al.: Mediterranean diet or extended fasting's influence on changing the intestinal microflora, immunoglobulin A secretion and clinical outcome in patients with rheumatoid arthritis and fibromyalgia: an observational study. BMC Complement Altern Med (2005). 5:22

Hagebutte: Willich, SN et al.: Rose hip herbal remedy in patients with rheumatoid arthritis – a randomised controlled trial. Phytomedicine (Februar 2010). 17(2):87–93, doi: 10.1016/j.phymed.2009.09.003

Klassifikation: Arnett, FC; Edworthy, SM; Bloch, DA et al.: The American Rheumatism Association 1987 revised criteria for the classification of rheumatoid arthritis. Arthritis Rheum (1988). 31: 315–324

Radon: Falkenbach, J et al.: Radon therapy for the treatment of rheumatic diseases–review and meta-analysis of controlled clinical trials. in: Rheumatology international. Band 25, Nummer 3, doi: 10.1007/s00296-003-0419-8. PMID 14673618

Rheuma-App: Knitzka, J et al.: German Mobile Apps in Rheumatology: Review and Analysis Using the Mobile Application Rating Scale (MARS), JMIR Mhealth Uhealth (2019). 7(8):e14991, doi: 10.2196/14991

Risiko: Crowson, CS; Matteson, EL; Myasoedova, E et al.: The lifetime risk of adult-onset rheumatoid arthritis and other inflammatory autoimmune rheumatic diseases. Arthritis Rheum. (2011). 63:633–9

Silman, AJ; Hochberg, MC: Descriptive epidemiology of rheumatoid arthritis. (2009). in: Hochberg, MC; Silman, AJ; Smolen, JS et al. (Hrsg.): Rheumatoid Arthritis. Mosby Elsevier, Philadelphia, S. 15–22

Wilhelmi-de Toldeo, F; Michalsen, A et al.: Safety, health improvement and well-being during a 4 to 21-day fasting period in an observational study including 1422 subjects. PLOS One (Published: 2. Januar 2019). doi.org/10.1371/journal.pone.0209353
Zahlen: Zink, A et al.: Gesundheitsberichterstattung des Bundes. Heft 49, Entzündlich-rheumatische Erkrankungen. Herausgeber: Robert Koch-Institut, Berlin (2010)

Fibromyalgie

Autoimmunerkrankung: Fischer, A et al.: Fibromyalgie als Autoimmunerkrankung? – Eine Pilotstudie. Physikalische Medizin, Rehabilitationsmedizin, Kurortmedizin (2018). 28(04): 240, doi: 10.1055/s-0038-1668261
Autosuggestion: Revenstorf, D: Hypnotherapie. Expertise zur Beurteilung der wissenschaftlichen Evidenz des Psychotherapieverfahrens. Tübingen (2003). www.dgh-hypnose.de/wissenschaftliche-anerkennung.html
Behnke, J; Wiesenauer, M: Sicher und unbedenklich: Plädoyer für homöopathische Arzneimittel. Deutsche Apotheker Zeitung (24. November 2016). 156(47), 4695: 32–34
Bell, IR et al.: Improved clinical status in fibromyalgia patients treated with individualized homeopathic remedies versus placebo. Rheumatology (Mai 2004). Vol. 43, Issue 5, p 577–582, doi. rg/10.1093/rheumatology/keh111
Biomarker Hautnerven: Üçeyler, N et al.: A systematic review and meta-analysis of the prevalence of small fiber pathology in fibromyalgia: Implications for a new paradigm in fibromyalgia etiopathogenesis, doi.org/10.1016/j. emarthrit.2018.08.003
De Pascalis, V; Chiaradia, C; Carotenuto, E: The contribution of suggestibility and expectation to placebo analgesia phenomenon in an experimental setting. Pain (2002). 96(3):393–402
Empfindlichkeit: Dellwo, A: Light and Noise Sensitivity in Fibromyalgia & Chronic Fatigue Syndrome. The Causes & Effects (28. November 2019). www.verywellhealth.com
Häufigkeit: Branco, JC et al.: Prevalence of Fibromyalgia: A Survey in Five European Countries. Semin Arthritis Rheum (2010). 39: 448–453
Häuser, W et al.: Fibromyalgia Syndrome – Classification, Diagnosis, and Treatment. Dtsch. Ärztebl. Int. (2009). 106(23): 383–91, doi: 10.3238/arztebl.2009.0383
Homöopathie: Boehm, K et al.: Homeopathy in the treatment of fibromyalgia, A comprehensive literature-review and meta-analysis. Complement Ther Med (2014). 22(4): 731–742, doi. rg/10.1016/j.ctim.2014.06.005
Immunzellen: North, R et al.: Electrophysiological and transcriptomic correlates of neuropathic pain in human dorsal root ganglion neurons. Brain (Mai 2019). Vol. 142, Issue 5, p 1215–1226, doi.org/10.1093/brain/awz063
Wärme: King, B et al.: Oral Communications: Inhibitory interaction between activated TRPV1 and P2X3 receptors. Proc Physiol (2006). Soc 3, C35
Wang, C et al.: Effect of Tai-Chi versus aerobic exercise for fibromyalgia: comparative effectiveness randomized controlled trial. BMJ (2018). 360, doi.org/10.1136/bmj.k851
Wirtschaftliche Auswirkungen: Silverman, S et al.: The economic burden of fibromyalgia: comparative analysis with rheumatoid arthritis. Curr Med Res Opin (2009). 25: 829–840

Schmerzen

Geschlechterunterschiede: North, RY et al.: Electrophysiological and transcriptomic correlates of neuropathic pain in human dorsal root ganglion neurons. Brain (Mai 2019). Vol. 142, Issue 5, p 1215–1226, doi.org/10.1093/brain/awz063
Schmerzempfindlichkeit: Sorge, R et al.: Different immune cells mediate mechanical pain hypersensitivity in male and female mice. Nat Neurosci (2015). 18, 1081–1083, doi.org/10.1038/nn.4053
Zahlen: Barmer GEK (2016)

Demenz

Bewegung: Luck und Heller: Prävention von Alzheimer-Demenz in Deutschland. Der Nervenarzt (2016). doi.org/10.1007/s00115-015-0045-1
Fasten gegen das Vergessen: Zellfrisch Podcast Folge #3, spermidin.health
Loci-Methode: Wagner, IC et al.: Durable memories and efficient neural coding through mnemonic training using the method of loci. Science Advances (sciencemag.org). Science Advances (3. März 2021). Vol. 7, no. 10, eabc7606, doi: 10.1126/sciadv.abc7606
Lourenco et al.: Exercise-linked FNDC5/irisin rescues synaptic plasticity and memory defects in Alzheimer's models. Nature Medicine (2019). doi.org/10.1038/s41591-018-0275-4
MAKS-Therapie: www.maks-therapie.de
Melisse: Akhondzadeh, S et al.: Melissa officinalis extract in the treatment of patients with mild to moderate Alzheimer's disease: a double blind, randomised, placebo controlled trial (nih.gov).

J Neurol Neurosurg Psychiatry (Juli 2003). 74(7): 863–866, doi: 10.1136/jnnp.74.7.863
Östrogen: Lu, Y et al.: Neuron-Derived Estrogen Regulates Synaptic Plasticity and Memory. Journal of Neuroscience (10. April 2019). 39 (15) 2792–2809, doi.org/10.1523/JNEURO-SCI.1970-18.2019
Riechstörungen: Roberts, RO et al.: Association Between Olfactory Dysfunction and Amnestic Mild Cognitive Impairment and Alzheimer Disease Dementia. JAMA Neurol. (2016). 73(1):93–101, doi: 10.1001/jamaneurol.2015.2952
Salbei: Miroddi, M et al.: Systematic review of clinical trials assessing pharmacological properties of Salvia species on memory, cognitive impairment and Alzheimer's disease. NS Neurosci Ther (Juni 2014). 20(6):485–95, doi: 10.1111/cns.12270. Epub 2014 Apr 10
X-Chromosom: Davis, E et al.: A second X chromosome contributes to resilience in a mouse model of Alzheimer's disease. Science Translational Medicine (26. August 2020). Vol. 12, Issue 558, eaaz5677, doi: 10.1126/scitranslmed.aaz5677
Zahlen: Deutsche Alzheimer Gesellschaft (29. Juni 2020)

Psychische Störungen

Allgemeine Infos unter www.psych.mpg.de, Depressionen
Bondarev, D: The role of physical activity in the link between menopausal status and mental well-being. Menopause (April 2020). Vol. 27, Issue 4, p 398–409, doi: 10.1097/GME.0000000000001490
DAK-Gesundheitsreport 2019
EFT: Boath, E et al.: A narrative systematic review of the effectiveness of Emotional Freedoms Technique (EFT). Social Work Education website (2012)
GBE kompakt 2/2013: Müters, S E: Diagnose Depression: Unterschiede bei Frauen und Männern
Jacobi et al.: Prevalence, co-morbidity and correlates of mental disorders in the general population: results from the German Health Interview and Examination Survey (GHS). Psychological Medicine (2004). 34, 597–611
Jacobi et al.: Erratum zu: Psychische Störungen in der Allgemeinbevölkerung. Studie zur Gesundheit Erwachsener in Deutschland und ihr Zusatzmodul »Psychische Gesundheit« (DEGS1-MH). Nervenarzt (2016). 87, 88–90
Köllner, V; Schauenburg, D: Psychotherapie im Dialog – Depression. Thieme
Salk, R; Hyde, J; Abramson, L: Gender differences in depression in representative national samples. Psychological Bulletin (2017). 143(8): 783–822
Zahlen Angst: Wittchen, H; Jacobi, F: Angststörungen. Nachdr. Robert Koch-Institut, Berlin (2007). Gesundheitsberichterstattung des Bundes, Vol. 21

Diabetes

Binge-Eating: Müssig, K: Binge Eating oft unentdeckt – wie helfen? Info Diabetol (2020). 14, 3, doi.org/10.1007/s15034-020-2132-z
Ernährung: Quagliarini, F et al.: Cistromic Reprogramming of the Diurnal Glucocorticoid Hormone Response by High-Fat Diet: Molecular Cell (6. November 2019). doi.org/10.1016/j.molcel.2019.10.007
Hallschmid, M; Oster, H; Schultes, B; Schmid, SM: Kurzer, gestörter und unregelmäßiger Schlaf: Die schädlichen Auswirkungen auf den menschlichen Stoffwechsel. Dtsch. Med. Wochenschr. (2015). 140: 1278–1283
Ingwer: Roufogalis, BD: Zingiber officinale (Ginger): A Future Outlook on Its Potential in Prevention and Treatment of Diabetes and Prediabetic States. New Journal of Science (2014). Article ID 674684
Kurkuma: Dong-Wei, Z et al.: Curcumin and Diabetes: A Systematic Review Evid Based Complement. Alternat Med (24. November 2013). doi: 10.1155/2013/636053
Schlaf: Schmid, SM; Hallschmid, M; Schultes, B: The metabolic burden of sleep loss. Lancet Diabetes Endocrinol (2014). doi.org/10.1016/S2213-8587(14)70012-9
Schwangerschaft: Melchior, H et al.: The prevalence of gestational diabetes – a population-based analysis of a nationwide screening program. Dtsch. Ärztebl. Int. (2017). 114: 412–8, doi: 10.3238/arztebl.2017.0412
Typisch weiblich: Kautzky-Willer, A; Harreiter, J; Abrahamian, H et al.: Geschlechtsspezifische Aspekte bei Prädiabetes und Diabetes mellitus – klinische Empfehlungen (Update 2019). Wien Klin. Wochenschr. (2019). 131, 221–228, doi.org/10.1007/s00508-018-1421-1
Unterleibsbeschwerden: Kirschner-Hermanns, R et al.: How does lower urinary tract dysfunction (LUTD) affect sexual function in men and women? ICI-RS (2015). Part 2, doi.org/10.1002/nau.23088
Urologische Beschwerden: Grzybowska, ME et al.: Predictors of sexual function in women with stress urinary incontinence. Neurourology and Urodynamics (2017). 10.1002/nau.23370, 37, 2, 861–868
Zahlen: Bericht der Nationalen Diabetes Surveillance. www.diabsurv.rki

Schilddrüsenbeschwerden

Gärtner, R: Autoimmune Schilddrüsenerkrankungen – Ätiologie, Epidemiologie und klinische Relevanz in der Frauenheilkunde. Gyne (01/2015)

Selen: Anastasilakis, AD et al.: Selenomethionine treatment in patients with autoimmune thyroiditis: a prospective, quasi-randomised trial. Int J Clin Pract (April 2012). 66(4):378–83, doi 10.1111/j.1742-1241.2011.02879.x

Vitamin D: Botelho, IMB et al.: Vitamin D in Hashimoto's thyroiditis and its relationship with thyroid function and inflammatory status. Endocr J (2018). doi: 10.1507/endocrij.EJ18-0166

Zahlen: Völzke, H et al.: Epidemiologie von Schilddrüsenerkrankungen in Deutschland. Präv. Gesundheitsf. (2007). 2: 149–152, doi: 10.1007/s11553-007-0073-1

Zhao, J et al.: Vitamin D deficiency as a risk factor for thyroid cancer: A meta-analysis of case-control studies. Nutrition, 57:5–11, doi: 10.1016/j.nut.2018.04.015

Blasenbeschwerden

Dannecker, C et al.: Urinary Incontinence in Women – Part 1 of a Series of Articles on Incontinence. Dtsch. Ärztebl. Int. (2010). 107(24): 420–6, doi: 10.3238/arztebl.2010.0420

Hunskaar, S; Lose, G; Sykes, D; Voss, S: The prevalence of urinary incontinence in women in four european countries. BJU international (2004). 93: 324–30, doi: 10.1111/j.1464-410x.2003.04609.x

Milsom, I et al.: How widespread are the symptoms of an overactive bladder and how are they managed? A population-based prevalence study. BJU Int (2001). 87(9): 760–6

Porru, D et al.: Oral D-mannose in recurrent urinary tract infections in women: a pilot study. Journal of Clinical Urology (2014). 7, 208–21

Springer Medizin. Viele Blasenentzündungen heilen ohne Antibiotika. gynäkologie + geburtshilfe 21, 8 (2016). doi.org/10.1007/s15013-016-0855-7

Vahlensieck, W et al.: Rezidivierende Harnwegsinfektionen: Wie vermeiden und behandeln? Dtsch. Ärztebl. (2015). 112(37): [16], doi: 10.3238/PersUro.2015.0911.03

Yoo, ES et al.: The impact of overactive bladder on health-related quality of life, sexual life and psycho- logical health in Korea. Int Neurourol J (2011). 15(3): 143–51

Nierenerkrankungen

Erley, C: Das geht Patientinnen und Ärztinnen an die Nieren: geschlechtsspezifische Unterschiede bei Nierenerkrankungen? in: Gendermedizin: neue Antworten auf alte Fragen?, Berlin: Feministisches Frauen, GesundheitsZentrum (2012). S. 11 f.

Girndt, M et al.: Prävalenz der eingeschränkten Nierenfunktion. Ergebnisse der Studie zur Gesundheit Erwachsener in Deutschland 2008–2011 (DEGS1). Dtsch. Ärztebl. Int. (2016). 113: 85–91, doi: 10.3238/arztebl.2016.0085

Seppi, T et al.: Sex Differences in Renal Proximal Tubular Cell Homeostasis. JASN (Oktober 2016). 27 (10), 3051–62, doi.org/10.1681/ASN.2015080886

www.dgfn.eu: Nierenkrankheiten bei Frauen: Besonderheiten und Risiken. (6. März 2018)

Funktionelle Magen-Darm-Beschwerden

Chang, L et al.: Gender, age, society, culture and the patients perspective in the functional gastrointestinal disorders. Gastroenterology (2006). 130, 1435–46, doi: 10.1053/j.gastro.2005.09.071

Fritscher-Ravens, A et al.: Any Patients With Irritable Bowel Syndrome Have Atypical Food Allergies Not Associated With Immunoglobulin E. Alimentary Tract (1. Juli 2019). Vol. 157, Issue 1, P 109–118. E5, doi.org/10.1053/j.gastro.2019.03.046

Haag, S et al.: A 13-nation population survey of upper gastrointestinal symptoms: prevalence of symptoms and socioeconomic factors. Aliment Pharmacol Ther (März 2011). 33(6):722–9, doi: 10.1111/j.1365-2036.2010.04564.x. Epub 2011 Jan 5

Keller, J; Layer, P: Funktionelle Magen-Darm-Erkrankungen. CME 11 (2014). 63–73, doi.org/10.1007/s11298-014-1199-x

Layer, P; Andresen, V; Pehl, C; Allescher, H; Bischoff, SC; Classen, M et al.: Irritable bowel syndrome: German consensus guidelines on definition, pathophysiology and management. Z Gastroenterol (Februar 2011). 49(2):237–93, doi: 10.1055/s-0029-1245976. Epub 2011 Feb 1

Tack, J; Talley, NJ; Camilleri, M et al.: Functional gastroduodenal disorders. Gastroenterology (2006). 130:1466–79, doi.org/10.1053/j.gastro.2005.11.059

Lebererkrankungen

Brustkrebstherapie: Lee, JI et al.: Aromatase Inhibitors and Newly Developed Nonalcoholic Fatty Liver Disease in Postmenopausal Patients with Early Breast Cancer: A Propensity Score-Matched Cohort Study. Oncologist (August 2019). 24(8):e653-e661, doi: 10.1634/theoncologist.2018-0370. Epub 2019 Jan 24

Epidemiologisches Bulletin des RKI 2018

Ernährung: Trovato, FM et al.: Mediterranean diet and non-alcoholic fatty liver disease: the need of extended and comprehensive interventions. Clin Nutr (Februar 2015). 34(1):86–8, doi: 10.1016/j.clnu.2014.01.018

Fasten: Fuhrmeister, J et al.: Fasting-induced liver GADD45β restrains hepatic fatty acid uptake and improves metabolic health. EMBO Mol Med (2016). 8:654–669, doi.org/10.15252/emmm.201505801

Firneisz, G (2018): Non-alcoholic fatty liver disease and type 2 diabetes mellitus: the liver disease of our age? World J Gastroenterol (21. Juli 2014). 20(27):9072–89, doi: 10.3748/wjg.v20.i27.9072

Kinder: Denzer, C: Nichtalkoholische Fettlebererkrankung bei adipösen Kindern und Jugendlichen. Bundesgesundheitsbl. (2013). 56, 517–527, doi.org/10.1007/s00103-012-1639-4

Naumann, J et al.: Effects of Sulfate-Rich Mineral Water on Functional Constipation: A Double-Blind, Randomized, Placebo-Controlled Study; Forschende Komplementärmedizin (12. Oktober 2016). doi:10.1159/000449436

PCO-Syndrom: Zhang, J; Hu, J; Zhang, C; Jiao, Y; Kong, X; Wang, W: Analyses of risk factors for polycystic ovary syndrome complicated with non-alcoholic fatty liver disease. Exp Ther Med (2018). 15(5):4259–64, doi: 10.3892/etm.2018.5932

Schlafmangel: Rångtell, FH et al.: Morning Enzymatic Activity of DPP-4 Is Differentially Altered by Sleep Loss in Women and Men. Diabetes Care (Februar 2018). 41(2): e10-e11, doi.org/10.2337/dc17-1762

Sulfat: Corradini, SG et al.: Beneficial effect of sulphate-Hydrogencarbonate-calcium water on gallstone risk and weight control. World J Gastroenterol (7. März 2012). 18(9):930–7, doi: 10.3748/wjg.v18.i9.930

Vitamin D: Barrea, L et al.: Low serum vitamin D-status, air pollution and obesity: A dangerous liaison. ev Endocr Metab Disord (Juni 2017). 18(2):207–214, doi: 10.1007/s11154-016-9388-6

Gallensteine

Gewichtsabnahme: Broomfield, PH et al.: Effects of ursodeoxycholic acid and aspirin on the formation of lithogenic bile and gallstones during loss of weight. N Engl J Med (1988). 319:1567–72, doi: 10.1056/NEJM198812153192403

Kaffee: Nordestgaard, AT et al.: Coffee intake protects against symptomatic gallstone disease in the general population: a Mendelian randomization study. J Intern Med (2019). doi: 10.1111/joim.12970

Nüsse: Chung-Jyi, T et al.: Frequent nut consumption and decreased risk of cholecystectomy in women. Am J Clin Nutr (Juli 2004). 80(1):76–81, doi: 10.1093/ajcn/80.1.76

Typ-2-Diabetes, 6-F-Regel: Lenzen, H; Lankisch, T: Cholelithiasis. in: Manns, M; Schneidewind, S (Hrsg.): Praxis der Hepatologie. Springer, Berlin, Heidelberg (2016). doi.org/10.1007/978-3-642-41620-0_32

Zu schnelles Abnehmen, Essenspausen etc.: Lammert, F et al.: Aktualisierte S3-Leitlinie der Deutschen Gesellschaft für Gastroenterologie, Verdauungs- und Stoffwechselkrankheiten (DGVS) und der Deutschen Gesellschaft für Allgemein- und Viszeralchirurgie (DGAV) zur Prävention, Diagnostik und Behandlung von Gallensteinen. DMW – Deutsche Medizinische Wochenschrift (Februar 2019). 144(03):194–200, doi: 10.1055/a-0649-5391

Register

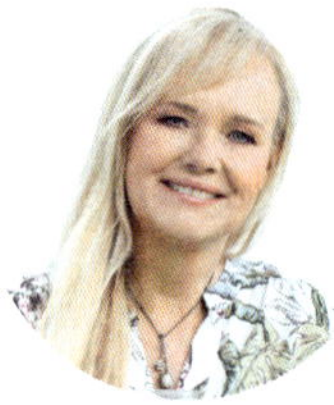

ÜBER DIE AUTORINNEN

Dr. med. Franziska Rubin ist Ärztin, Moderatorin, Medizinjournalistin und Autorin mehrerer Bestseller zum Thema Gesundheit, Hausmittel und gesundes Kochen. Ihr Herz schlägt aus voller Überzeugung und mit viel Begeisterung besonders für die Naturheilkunde. Als TV-Moderatorin präsentierte sie 17 Jahre lang die Gesundheitssendung »Hauptsache Gesund« des MDR, war davor das Gesicht weiterer Wissenschaftsmagazine und Servicesendungen. Die TV-Ärztin setzt auf bewährtes Wissen aus beiden Welten, der Hochschulmedizin und der Komplementärmedizin. Ein besonderes Anliegen ist es ihr, Patienten über die vielfältigen Behandlungsmöglichkeiten aus Medizinsystemen aller Welt aufzuklären. Außerdem findet sie, dass jeder seinen eigenen inneren Arzt mit den richtigen Hausmitteln und Verhaltensänderungen stärken kann. Man muss nur wissen, wie.
Der Kneipp-Bund würdigte ihren Blick für den ganzen Menschen und ihren Einsatz für Naturheilverfahren und Hausmittel mit dem Kneipp-Bund-Gesundheitspreis. Franziska Rubin lebt mit Mann, Töchtern und Hund am bayerischen Ammersee.

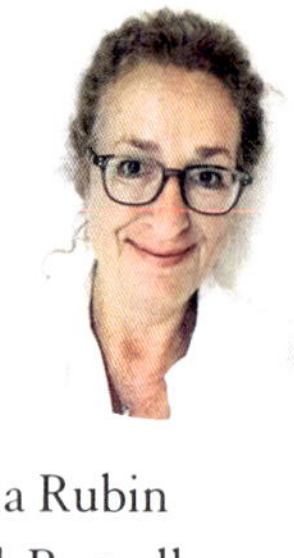

Anna Cavelius ist freie Wissenschaftsautorin, studierte Philosophin (M. A.) und auch gefragte Ghostwriterin. Seit vielen Jahren steht sie namhaften Autoren aus verschiedenen Welten zur Seite und hat zahlreiche Ratgeber und Sachbücher über Gesundheit und Lifestyle verfasstverfasst. Mit Franziska Rubin hat sie den bei KNAUR MensSana erschienenen Spiegel-Bestseller »7 Minuten am Tag – endlich gesünder leben« geschrieben. Sie lebt mit Patchworkfamilie und Katze am Ammersee und kann Franziska vom anderen Seeufer rüberwinken.